胎儿中枢神经系统
MRI扫描规范与临床应用

主　编　许乙凯
副主编　黄婵桃　刘希垚

科　学　出　版　社
北　京

内 容 简 介

本书是编者总结胎儿中枢神经系统产前MRI诊断资料，精选典型病例，参考大量国内外最新文献编写而成。全书共6章，第1～4章详细阐述了胎儿MRI检查时机、适应证、扫描技术及规范，胎儿中枢神经系统胚胎发育及孕中晚期正常影像解剖、相关数据的测量方法及正常参考值，中枢神经系统畸形和疾病的影像表现及预后。第5章介绍了常见累及胎儿中枢神经系统的染色体疾病。第6章分享了关于胎儿中枢神经系统MRI成像方面的新进展及应用。本书附图800余幅，包含胚胎发育和胎儿中枢神经系统示意图、产前MRI和超声图、实体标本照片等，使读者对胎儿中枢神经系统胚胎发育、正常影像特点和中枢神经系统畸形及疾病有较为全面的了解。全书内容新颖、全面详细，适合胎儿MRI检查医师、产前诊断医师、规培住院医师及医学影像专业学生阅读参考。

图书在版编目(CIP)数据

胎儿中枢神经系统MRI扫描规范与临床应用 / 许乙凯主编. —北京：科学出版社，2021.4
　ISBN 978-7-03-068481-3

Ⅰ.①胎… Ⅱ.①许… Ⅲ.①胎儿疾病－中枢神经系统疾病－核磁共振成像－诊断学－技术规范 Ⅳ.① R714.530.4-65

中国版本图书馆 CIP 数据核字（2021）第 053771 号

责任编辑：程晓红 / 责任校对：张　娟
责任印制：赵　博 / 封面设计：吴朝洪

科 学 出 版 社 出版
北京东黄城根北街 16 号
邮政编码：100717
http://www.sciencep.com

三河市春园印刷有限公司　印刷
科学出版社发行　各地新华书店经销
*
2021 年 4 月第 一 版　开本：787×1092　1/16
2021 年 4 月第一次印刷　印张：19 1/4
字数：456 000
定价：176.00 元
（如有印装质量问题，我社负责调换）

编著者名单

主　编　许乙凯

副主编　黄婵桃　刘希垄

编著者（按姓氏笔画排序）

马立超　卢晓丹　冯　婕　乔文俊　刘　香　李晓丹　李慧燕
严承功　肖　翔　吴婉莎　张　静　陈　婴　陈传丽　陈思瑾
陈瑞莹　林炳权　周　芳　郑　欢　郑泽宇　赵茜茜　郝　鹏
黄莲花　理东丽　崔丹婷　端木一博　　　雷李智　熊　伟
谭月发　谭相良

电脑绘图及图像处理　许乙凯　张　静　董妍婧　黄婵桃

前 言

　　人民健康是国家富强、民族昌盛的重要标志，预防是最经济最有效的健康策略。在《"健康中国2030"规划纲要》中，提出了要覆盖全生命周期，实现从胎儿到生命终点的全程健康服务和健康保障的要求，全面维护人民健康。因此，母婴健康是"健康中国"的重要环节。

　　长期以来，产前超声由于无放射性，对胎儿结构与畸形诊断准确率较高，检查方便及价格低廉等优点，一直作为产前胎儿畸形筛查首选的影像学诊断方法。但孕妇过于肥胖、羊水过少、多胎妊娠等因素会造成胎儿超声观察受限。随着MRI快速成像技术的发展，胎儿MRI已经成为重要的产前影像检查之一，是出生缺陷二级防控的重要手段。MRI组织分辨率高，不受含气肠管、体壁厚度、羊水量、胎儿体位及胎儿骨骼骨化与否的影响，可以大范围、多参数成像，尤其是在中枢神经系统方面（胎儿正常解剖、先天性发育疾病及发育变异），能够清晰显示胎儿器官发育及病变的信号特点，为产前诊断、遗传咨询提供更全面的信息和管理决策。

　　目前国内关于胎儿MRI的专著还比较少，不能满足胎儿MRI工作者的需要。本书从胎儿MRI检查时机、适应证及扫描技术规范，到胎儿中枢神经系统胚胎发育及妊娠中晚期正常影像解剖、相关数据的测量方法及正常参考值、中枢神经系统疾病进行了详细的讲解。希望能够提高胎儿中枢神经系统胚胎发育异常和疾病的检出率，更好地满足胎儿医学防控出生缺陷的需求。

　　衷心感谢全体编写人员在编写过程中的全心付出。值得一提的是，本书中大量的胚胎发育图及颅脑发育异常的示意图不仅是MRI图像的再现，更是本书的亮点。绘制胚胎发育图和颅脑发育异常示意图的过程，需要一丝不苟的工作态度，还需要扎实的解剖功底及丰富的空间想象。在此要特别感谢张静医师，高质量地完成了本书中大部分示意图的绘制。

　　本书的编写得到了余艳红校长的关怀指导和大力支持。编者通过阅读和整理大量文献，夯实理论基础，结合临床经验，学习和充实相关专业知识，提升了自身胎儿MRI产前诊断水平，希望能为开展胎儿MRI检查的同道提供一本较好的学习参考资料，少走一些弯路。希望能够为医学影像专业学生、规范化培训住院医师及专科医师提供更为专业的参考资料，也可以为产前诊断医师提供帮助。由于学识和能力有限，书中难免存在不足，欢迎各位读者批评指正，对此我们深表感谢。

南方医科大学南方医院影像中心主任　许乙凯

2021年2月

目　　录

第一章

产前MRI检查总论

从20世纪60年代胎儿超声问世以来，产前超声检查以其无创、实时成像和检查费用低成为重要的产前胎儿畸形筛查手段。然而产前超声检查对胎儿的某些系统疾病并不敏感，存在骨伪影，并且易受孕妇体内脂肪厚度、羊水过少及胎动等影响。胎儿磁共振成像（magnetic resonance imaging，MRI）检查具有较高的安全性和软组织分辨率，当产前超声检查对胎儿疾病无法确切诊断时，MRI检查可提供更多有关胎儿异常的诊断信息，可为胎儿疾病诊断、治疗及分娩方式的选择等提供重要依据，尤其在神经系统疾病方面，胎儿MRI检查可较产前超声检查提供更多有效的信息。最近，*Lancet*发表了一项关于胎儿MRI诊断胎儿脑部异常的多中心、前瞻性队列研究，表明胎儿MRI能够提高胎儿脑部异常的诊断准确性和置信度，并且在很多病例中导致妊娠期管理发生了改变。目前，胎儿MRI也得到了患者的广泛认可。因此，建议超声检查怀疑脑部异常的任何胎儿都应进行胎儿MRI检查，以便获得更好的咨询信息和临床处理决策。

第一节　胎儿MRI检查适应证与时机

一、胎儿MRI检查适应证

胎儿MRI检查不是常规的产前筛查手段，而是产前超声诊断的辅助和补充。因此，对胎儿进行MRI检查前，必须具备有经验的超声科医师出具的相关超声诊断报告。胎儿MRI检查的适应证主要包括神经系统与非神经系统异常。其中，中枢神经系统（central nervous system，CNS）异常是进行胎儿MRI检查的主要适应证。《美国胎儿影像指南（2014）》列出了由于胎儿异常进行胎儿MRI检查的适应证。《国际妇产科超声学会实践指南（2017）》针对部分适应证，采用7分评分量表提示MRI检查的必要性，即0（完全没有必要）～7分（明确需要）。适应证得分从高到低分别是颅后窝异常、胼胝体异常、膈疝、小头畸形、明显单纯性脑室扩张、神经管缺陷、肺部异常、淋巴管瘤、多发畸形、双胎输血综合征、骨骼发育不良、唇腭裂、尿道异常、腹壁缺损、有不良孕产史但本次妊娠超声未见异常、单绒毛膜双胎及先天性心脏病等（图1-1-1）。其中颅后窝异常及胼胝体异常是MRI检查的绝对指征，而对于先天性心脏病，超声的优势更大，但是MRI对

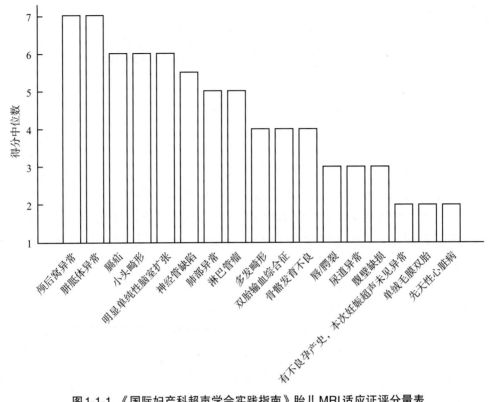

图1-1-1 《国际妇产科超声学会实践指南》胎儿MRI适应证评分量表

大血管的评估仍然具有一定的价值，因此先心病仍具有一定的MRI检查指征。目前，影响进行胎儿MRI检查的决定因素包括但不限于：超声和MRI检查设备和检查经验，MRI检查的可行性，孕产妇状况，胎龄，关于终止妊娠（termination of pregnancy，TOP）的法律考虑，以及父母的意愿。

（一）胎儿神经系统异常

《美国胎儿影像指南（2014）》列出了胎儿神经系统异常进行胎儿MRI检查的适应证，包括但不限于：胎儿脑室扩张、中线部位缺损（胼胝体缺如等）、颅后窝异常、皮质发育畸形及有某些脑部疾病家族史胎儿，并未对这些适应证进行详细阐述。

1.胎儿脑室扩张　是指不明原因的侧脑室增宽，产前影像学检查结果提示胎儿头部横轴位或冠状位侧脑室内径≥10mm。在妊娠中、晚期，胎儿脑室扩张相对常见。正常情况下，人类胎儿双侧脑室具有不对称性，胎儿侧脑室的枕角较额角稍宽，临近分娩期，枕角和额角大小差异将逐渐缩小。胎儿MRI检查的软组织分辨率高，可多方位及多参数成像，除了可测量胎儿脑室宽度外，还可鉴别诊断是否合并中枢神经系统相关的其他畸形，较产前超声诊断提供的有效信息更多。

　　胎儿MRI检查测量侧脑室宽度时，一般采用单次激发快速自旋回波（single-shot fast spin echo，SSFSE）序列或稳态自由进动（steady state free precession，SSFP）序列，选择横轴位或冠状位成像，侧脑室三角区脉络膜丛球状部水平，垂直于侧脑室长轴测量脑室内侧壁间距。同时，胎儿MRI检查也可分别测量侧脑室体部、枕角或颞角的宽度，测量邻近大脑皮质厚度，可观察脉络丛血管球在侧脑室三角区所占比例。

　　胎儿脑室扩张可单独存在，也可能伴发其他脑部、脊髓、脊柱甚至全身畸形；可为原发性脑室扩张，也可能继发于脑出血或感染。胎儿MRI检查的优势在于，在诊断胎儿脑室扩张的同时，可鉴别诊断是否合并其他中枢神经系统异常等，为胎儿疾病的相关治疗提供依据。

　　胎儿MRI检查可识别产前超声检查无法发现的中枢神经系统潜在异常，如神经元移行异常、脑穿通畸形、胼胝体发育不全等先天性畸形。产前超声诊断最常见的漏诊疾病为胼胝体缺如，而胎儿MRI检查对该病的诊断具有很高的临床价值。因此，对产前超声诊断提示脑室扩张的胎儿，建议进行胎儿MRI检查，以除外胎儿可能合并其他潜在的中枢神经系统异常。

　　若胎儿MRI检查诊断为无结构异常的孤立性轻度脑室扩张，则胎儿远期神经系统发育正常的概率较高，建议定期随访即可，无须给予治疗。若胎儿MRI检查发现脑室扩张合并其他中枢神经系统异常，则胎儿娩出后发生神经系统异常，包括发育迟缓及神经、运动与认知功能障碍等并发症的可能性增加。

　　2.胎儿透明隔异常　对于正常胎儿，产前超声筛查可于孕18～37周观察到胎儿透明隔腔，孕16周前或孕37周后则观察不到透明隔腔。如果胎儿透明隔腔过于狭窄，或透明隔缺如，产前超声检查不能显示透明隔腔，提示透明隔腔消失，就可能导致某些疾病被临床漏诊。一般情况下，只要透明隔完整，透明隔腔增宽或变窄的临床诊断意义并不大，但由于透明隔与胼胝体、边缘系统的胚胎起源相同，胎儿透明隔不完整或透明隔缺如常提示胼胝体、边缘系统等更广泛的发育异常。对于此类胎儿，需重点观察胼胝体、小脑蚓部有无异常；观察嗅神经、视交叉及脑垂体等脑中线结构与脑室宽度；观察脑沟、脑回等，评价脑实质发育有无异常。胎儿MRI检查具有极高的软组织分辨率，不受扫描厚度、羊水量、胎儿体位、含气器官和胎儿颅骨骨化等影响。对产前超声检查提示透明隔腔消失的胎儿，进行针对性胎儿脑部MRI多平面、多参数成像，可较为清晰地显示胎儿脑结构，如脑沟、脑回、胼胝体、小脑蚓部等，从而直观地观察脑中线结构，评价脑实质发育进展是否异常。导致透明隔缺如较为常见的原因包括胼胝体发育不全、前脑无裂畸形、Ⅱ型Chiari畸形、严重脑积水及视-隔发育不良等，而不合并其他畸形的单纯性透明隔缺如，则较为罕见。

　　3.胼胝体发育不全　胎儿胼胝体发育不全可分为完全性和部分性两种。产前超声检查对胼胝体发育不全的诊断较难，诊断假阳性率高达20%。胎儿MRI检查可准确诊断胼胝体发育不全及发育不全的类型，并且可发现产前超声检查不能检出的伴发异常，如脑回畸形及神经元移行障碍等。胎儿MRI检查结果，与胼胝体发育不全及前脑无裂畸形的组织病理学诊断结果，或引产、产后的影像学诊断结果的一致性好。胎儿MRI检查对胼胝体发育不全及前脑无裂畸形诊断的准确率可达100%。

4.颅后窝异常　由于颅骨的阻挡，产前超声检查对胎儿颅后窝异常的诊断受限，而胎儿MRI检查对小脑蚓部及脑干疾病的诊断具有明显优势。当产前超声诊断疑似胎儿小脑异常，或枕大池宽度＞10mm时，需进一步进行胎儿MRI检查，以鉴别诊断Dandy-Walker综合征、小脑蚓部发育不全、大枕大池或Blake囊肿等。

5.皮质发育畸形　临床对皮质发育畸形的分类迄今尚不统一，主要包括小头畸形、巨脑畸形、多小脑回畸形、无脑回畸形、灰质异位、脑裂畸形等。对于胎儿皮质发育畸形，产前超声检查结果与产后组织病理学诊断结果的符合率约为70%，而胎儿MRI诊断皮质发育畸形的灵敏度和特异度均较高。若胎儿MRI检查在两个层面均发现皮质发育畸形，则对该病的诊断特异度为100%。

6.有脑部疾病家族史胎儿　对有结节性硬化、胼胝体发育异常或无脑畸形等脑部疾病家族史者进行胎儿MRI检查，可较早期明确诊断胎儿有无相关脑部畸形。因此，对于有脑部疾病家族史的胎儿，可以不经过产前超声检查，而直接进行脑部针对性胎儿MRI检查。

7.脑血管相关异常　胎儿MRI检查在神经系统异常疾病的应用十分广泛，除上述主要神经系统疾病外，还包括脑血管相关异常，如脑血管畸形、脑积水、脑梗死、脑出血及单绒毛膜双胎的脑内并发症等。

（二）胎儿非神经系统异常

胎儿MRI检查在非神经系统异常疾病中的应用相对有限，主要用于诊断可能侵犯气管的颈部包块，在诊断脊柱畸形、胸部包块、腹盆腔异常及不明原因羊水过少时的作用证据较少。由于疾病本身、胎位、孕妇体位、羊水过少或视野较小，产前超声检查受限时，胎儿MRI检查可提供更多有效信息，为胎儿疾病治疗及分娩方式选择提供指导。若胎儿面、颈部包块侵犯范围不清楚，或气管可能受压，胎儿MRI检查有助于评估气管是否受压及其受压程度，并指导选择分娩方式。胎儿MRI检查还有助于诊断胎儿面、颈部淋巴血管畸形、甲状腺肿、畸胎瘤及面裂。在胎儿脊柱相关疾病方面，胎儿MRI检查可用于神经管缺陷、胎儿骶尾部畸胎瘤、脊柱畸形等疾病的诊断。与产前超声诊断相比，胎儿MRI检查可更好地评估胎儿脊髓及脊柱周围软组织异常，为胎儿宫内手术、分娩方式及分娩时机的选择提供参考依据。此外，胎儿MRI检查还可鉴别诊断开放性或闭合性神经管缺陷，有助于预测胎儿神经管缺陷的预后。胎儿MRI检查在胎儿胸部疾病诊断中的适应证包括先天性肺发育畸形、先天性膈疝、胸腔积液、纵隔包块及食管闭锁。文献报道，与产前超声检查相比，胎儿MRI检查用于诊断胎儿胸部疾病时，可为38%胎儿胸部疾病的诊断提供更多有用信息，如胎肺体积及肝脏位置，这些信息可为8%胎儿胸部疾病治疗方案的调整提供依据。此外，胎儿MRI检查还可用于胎儿腹部、盆腔及腹膜后疾病的诊断。当因羊水过少或无羊水，产前超声检查受限时，胎儿MRI检查可提供更多有用诊断信息。胎儿MRI检查还可观察胎儿肾功能，判断羊水过少的原因。当临床确诊胎儿存在异常并计划进行胎儿手术时，胎儿MRI检查有助于疾病的诊断和手术治疗方案的制订，如脑脊髓脊膜膨出、骶尾部畸胎瘤及胸部包块的术前评估。

二、胎儿MRI检查时机

胎龄＜18周时，由于胎儿较小及胎动频繁，胼胝体及小脑蚓部等尚未完全发育，胎儿MRI检查效果并不理想。《美国胎儿影像指南（2014）》推荐胎儿MRI检查时机为胎龄20～22周，可更好地评估和治疗已确诊或疑诊的胎儿异常。《国际妇产科超声学会实践指南》认为在胎龄26～32周时，可以完整地观察大多数的器官异常。但是随着胎龄的增加，孕妇检查的舒适度会降低，必要时可以采用侧卧位检查。胎儿各系统的发育，尤其是神经系统的发育，随着胎龄增加不断变化，因此，胎儿各系统的MRI检查时机和检查结果判断，必须结合胎龄进行。例如，神经元移行约在胎龄为24周时完成，24周后胎儿MRI对灰质异位的诊断灵敏度为77%，而24周前灵敏度仅为44%。妊娠晚期是胎儿MRI检查及评估皮质发育、颈部包块所致气管狭窄的最佳时机。

三、胎儿MRI检查的标准步骤

国际妇产科超声学会（ISUOG）在2017年颁布了《国际妇产科超声学会实践指南：胎儿MRI操作》。该指南制定的标准检查步骤如下：①排除MRI禁忌证；②获得孕妇的知情同意；③注明孕周，最好是按照妊娠早期超声评估，以及相关的先前临床评估和超声检查结果注明；④考虑使用镇静剂减少胎动或运动伪影，以及用于焦虑或幽闭恐惧症患者；⑤将患者以舒适的体位置于检查板上；⑥根据特定机构的安全规定，特殊情况下，考虑在检查室安排陪同人员；⑦获取定位像；⑧保证线圈的正确安放，要将首要感兴趣区置于线圈的中心位置，准备下一个序列；⑨评估主要感兴趣区；⑩当有指征时，进行完整的胎儿和胎儿外结构（包括脐带、胎盘和母体宫颈）的检查；⑪如病情明显需要迅速干预，如怀疑胎盘早剥或缺血缺氧性胎儿脑损伤，应尽快通知转诊医师。

（周　芳　刘希垚）

第二节　胎儿MRI扫描技术及规范

胎儿成像技术依赖于MRI的成像速度和信噪比（signal-noise ratio，SNR），而MRI快速采集技术与图像的SNR密切相关。SNR指的是图像的有效信号与随机噪声的比值，SNR越高，表明图像的有效信号越高和（或）随机噪声越低。SNR是MRI图像的基本质量参数，MRI必须拥有足够的SNR才能用于临床诊断。MRI成像时胎儿区域的每一个质子都要经过反复的射频激发和弛豫过程。用于激发的射频脉冲都是非电离的，虽然不存在辐射损伤，但这些脉冲会产生大量的能量，并引起组织发热。这些热量被量化为比吸收效率（specific absorption rate，SAR），以"W/kg"作为测量单位，指单位质量物体吸收的射频能量，SAR值是衡量释放到组织中能量多少的数值。为避免射频磁场热效应的潜在影响，一般胎儿检查SAR值要控制在3W/kg以下。1.5T超导型MRI扫描系统大部分序列SAR不会过高，被大多数胎儿MRI检查所使用。3.0T MRI扫描系统比较容易出现SAR值过高。SAR值变化与很多参数有关，运用相对小的翻转角度可以降低SAR值，扫描时间也要适当控制。

一、胎儿MRI检查序列的选择

胎儿MRI成像应用的序列必须足够快，才能获得没有胎动的单幅图像。通常的惯例是单层采样每幅图像的扫描时间≤1s，一个序列图像在20s内获得。对于T_1加权像（T_1-weighted imaging），梯度回波序列有非常短的重复时间。为了减少胎儿的运动伪影，需应用快速扫描序列。目前普遍使用单次激发快速自旋回波（single-shot fast spin echo，SS-FSE）和平衡稳态自由进动（balanced steady state free precession，B-SSFP）序列，此外还有单次激发扰相梯度回波T_1WI序列（single-shot spoiled gradient recalled echo）和弥散加权成像（diffusion weighted imaging，DWI）序列、磁敏感加权成像（susceptibility weighting imaging，SWI）技术、并行采集技术（parallel acquisition technique，PAT）、脂肪抑制技术等。

（一）单次激发快速自旋回波序列

SS-FSE序列为T_2加权像（T_2-weighted imaging），是采集速度更快的弛豫增强快速采集（RARE）序列，对磁场均匀性要求不高，图像软组织对比相对较好，可用于胎儿全身各部位。此序列在GE公司称为SS-FSE序列，西门子称为HASTE序列，飞利浦称为SS-TSE序列。该序列可以"冻结"胎儿的运动。保留了与快速自旋回波序列相似的组织信号特征，而且SS-FSE序列中使用了大量180°射频脉冲产生了磁化传递作用和T_2滤过效应，使SS-FSE序列具有亮"水"作用，即富含水的组织与病变会产生信号增强作用，对于含水多的组织显示较好。血管为流空效应，呈低信号。胎儿组织含水较多，SS-FSE序列特别适合胎儿扫描，但此序列脂肪组织信号偏高、SNR较低，可选择适当的回波时间（TE），有利于提高图像的SNR。

（二）平衡稳态自由进动序列

B-SSFP序列是梯度回波脉冲（GRE）序列，不同的公司称谓不同，西门子公司称为真稳态进动快速成像（TrueFISP），GE公司称为稳态采集快速成像（FIESTA），飞利浦公司称为平衡式快速场回波（B-FFE）。B-SSFP是一种完全平衡稳定的成像脉冲序列，该序列成像速度快、SNR较高。液体成分包括流动血液、脑脊液、胆汁等，呈明显高信号。液体和软组织间形成较好的对比，有助于胎儿含液器官的显示。由于羊水与胎儿间良好的对比，三维B-SSFP有助于三维体表成像。调整负间隔扫描方便，可用于全身各部位，包括胎儿心脏［可使用亮血对比平衡稳态进动电影成像（SSFP-CINE）］。SSFP序列可以减轻胎动伪影，区分出血管和周围组织。

（三）单次激发扰相梯度回波T_1WI序列

该序列生成T_1WI，在GE公司称为FSPGR/FIRM序列，西门子公司称为FLASH序列，以反转恢复为准备脉冲的称为TurboFlash序列。该序列主要用于显示胎儿某些组织或液体成分，如脂肪、亚急性出血、蛋白质样物质、肝脏及肠道中的胎粪。胎粪呈特征性高信号。该序列可以清晰显示胎儿结肠和部分小肠形态，并且能够清楚描绘出肝脏边界，可准确判断胎儿先天性膈疝或腹壁缺损时肠管与肝脏的位置，并将肠管和扩张输尿管区分开，对于部分囊性病变及颅内出血也具有一定鉴别诊断作用。该序列还可描述脂肪组织的多少，可评估胎儿宫内的发育情况，诊断胎儿的含脂类肿瘤。该序列扫描速度较快，但分辨率较低，对胎动较为敏感。

（四）弥散加权成像技术

DWI技术的重要参数是扩散敏感因子（b-value），简称b值，与施加的扩散敏感梯度场强、持续时间及间隔有关，是对扩散运动能力检测的指标。随着b值增加，水分子的扩散敏感性增加，但是图像SNR会相应下降。因此胎儿MRI一般选择的b值为$700 \sim 800 s/mm^2$，可以反映是否有扩散受限的情况，有助于判断肿物内成分、寻找异位肾位置、协助诊断胎盘植入等。在DWI上，胎儿脑实质普遍呈高信号，脑室系统呈低信号，能提供T_1WI和T_2WI以外的诊断信息。表观扩散系数（ADC）主要根据DWI上的信号强度变化计算，用于描述DWI中不同方向水分子扩散运动的速度和范围，能够区分DWI的高信号是由弥散受限引起，还是组织具有非常长的T_2衰减时间所致（T_2穿透效应）。

（五）磁敏感加权成像技术

SWI技术是一种利用组织间内在的磁敏感特性差异进行成像的一种磁共振技术，是一种三维采集的，具有完全流动补偿的梯度回波序列，能够比常规梯度回波序列更好地显示静脉血、出血及铁离子沉积情况，目前较多应用于中枢神经系统方面，在脑外伤、脑肿瘤、脑血管病等方面有着较高的应用价值。SWI技术对于局部磁场不均十分敏感，因此在扫描脊柱等磁化率差异较大的组织时，会形成局部较强的相位伪影。近年发展的完全去除相位伪影的磁化率图（susceptibility map）等技术为SWI在脊柱方面的成像提供了可能。

（六）并行采集技术

PAT是近年来出现的快速采集技术，很大程度上加快了MRI成像采集速度，为胎儿MRI的快速发展提供了技术支持。该技术在GE公司称为ASSET，西门子公司称为iPAT，飞利浦公司称为SENSE。此技术使图像采集时间减少，可以通过调节并行采集因子提高采集速度、时间分辨率；当采集时间不变时，该技术可以提高图像质量及空间分辨率、增加三维采集范围；减少单次激发平面回波成像（EPI）序列的磁敏感伪影、提高图像质量。但该技术也有一定的缺陷，如图像SNR降低，加速因子大或线圈分布不合理时可能出现ASSET伪影。

（七）脂肪抑制技术

胎儿MRI中常用的脂肪抑制技术为频率选择饱和法（fat saturation，FS），又称化学位移选择饱和技术（chemical shift selective saturation，CHESS），是利用脂肪和水的化学位移效应，脂肪组织因为饱和而不能接受真正成像射频脉冲的能量，在图像中呈低信号。优点在于选择性、特异性高，对脂肪外的组织影响小，可用于自旋回波（SE）、梯度回波脉冲（GRE）等多种序列的T_1WI和T_2WI。缺点在于场强依赖性大，适用于1.0T以上脂肪与水的进动频率差距大的MRI系统；对场强均匀度要求高；视野（FOV）大时磁场周围均匀度降低，效果差；增加了射频能量，占据重复时间（TR）。其他脂肪抑制技术如短反转时间反转恢复序列（short T_1 inversion recovery，STIR）和Dixion技术则不常用于胎儿MRI成像，原因在于其成像时间长，对运动较敏感，容易影响图像质量。

（八）其他技术

其他MRI功能成像，如磁共振波谱成像（MRS）、弥散张量成像（DTI）等，不仅能从形态学上评价胎儿的结构，还能评价胎儿的生理功能。MRS可在妊娠晚期胎头位置相对固定时使用，可以检测肌酸含量，用于评估胎儿缺氧的风险。DTI可用于胎儿颅脑MRI检查，但扫描时间长，限制了其在临床中的应用。三维序列可以用于显示唇裂、面部畸形等，但扫描时间过长，成功率较低。

通常情况下，胎儿MRI检查层厚为3～5mm，T_2WI层间距使用负间隔扫描，GE和飞利浦公司可直接输入数值，西门子公司则通过"距离因子"进行调整，为层厚的百分比。若不能改为负间隔，需要通过使用两个重叠扫描组来实现。T_1WI层间隔为0。胎儿头部和体部成像中，应该有3个正交方位的T_2WI，1～2个方位的T_1WI和GRE-EP序列，最好是矢状位和冠状位。由于胎儿运动的不确定性，定位时一定要三平面实时定位，随时调整定位扫描。既往胎儿MRI操作过程中，提倡的是"四不"原则，即检查中不使用各种附加门控装置、不使用镇静剂、不屏气、不使用对比剂。但2017年国际妇产科超声学会颁布了《国际妇产科超声学会实践指南：胎儿MRI操作》中指出，可以使用镇静剂减少胎动或运动伪影，或将其用于幽闭恐惧症患者，而且T_1WI的采集可在孕妇屏气期间完成。但在实际操作过程中，对于胎动所致运动伪影较严重的，可通过减少激励次数缩短单个序列扫描时间，尽量不用镇静剂；T_1WI扫描时，如果孕妇能够配合屏气，扫描所获得图像较不屏气更符合诊断要求。整个胎儿MRI扫描时间建议控制在30min以内，包括由于胎动需要重复扫描的序列。扫描前，孕妇需排空膀胱，自由呼吸，基本采用仰卧位，足先进，如有不适可采用侧卧位。

二、胎儿MRI检查的标准平面

（一）胎儿头部MRI检查的标准平面

扫描范围包括整个胎儿头颅，相位编码方向一般选择层面内胎儿头颅的短轴方向。扫描方位包括矢状位、冠状位及横断位。其中矢状位扫描基线平行于头颅正中矢状位。冠状位扫描基线平行于脑干。横断位扫描基线垂直于脑干长轴。

胎儿头颅MRI检查常规序列包括：①T_2WI，扫描方位为横轴位、冠状位及矢状位，可以选择SSFSE、SSFP序列。②T_1WI，扫描方位为横断位，可以选FSPGR/FIRM或FLASH序列，可鉴别亚急性出血、钙化、腺体和胎粪中的高铁血红蛋白。③DWI图像，扫描方位为横断位。DWI的b值在1.5T上使用600～700s/mm²，3.0T使用800s/mm²。

（二）胎儿体部检查的标准平面

由于胎位的影响，胎儿体部成像很难获得标准的3个方位图像。

1.矢状位　正中矢状位包括胸椎和脐带。

2.冠状位　必须根据脊柱的走向调整，平行于胸椎和腹前壁。

3.横断位　垂直于脊柱的长轴。例如，测量肺容量时，横断位应垂直于胸椎。

虽然超声检查时已经对胎儿的结构进行过测量，但是某些特定部位的MRI

测量更有意义。值得注意的是,MRI测量含液体的结构时,通常比超声测量值大10%左右。胎儿肺容量测量与正常胎龄有关,被认为可以预测肺的病理情况。

三、多胎妊娠

(一)多胎妊娠的系统性标记

在评估多胎妊娠时,必须使用相同的标准术语,以确保整个随访检查中胎儿结果的一致性和正确分配。因为双胞胎间膜的插入决定了胎儿的稳定排列。基于这些膜的插入,胎儿处于横向(左或右)或垂直(上或下)方向(图1-2-1)。

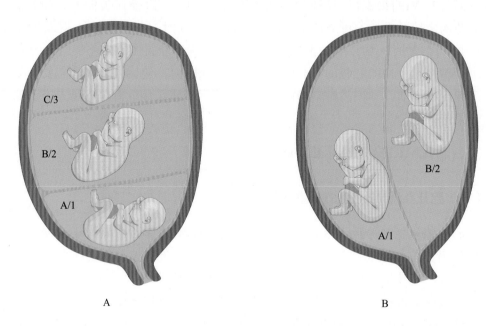

图1-2-1 三胎及双胎标记示意图

A.三胎标记;B.双胎标记

按照惯例,在第一次检查时,最靠近子宫颈的胎儿被标记为"双胎A"或"胎儿1",而距离较远的胎儿则被连续标记。该报告应包括对子宫内胎儿方向的描述,以母体的右侧与左侧或以母体的头侧与足侧作为参照来标记胎儿。在随后的检查中,基于先前描述的子宫内方向使用相同的命名法,而不管当时的胎儿是哪个。

该方法唯一需要注意的是它不能用于单羊膜妊娠。因为在这种情况下,多胎之间没有分隔膜,胎儿没有固定的排列。胎盘脐带的位置也用途有限,因为经常会发生脐带缠结。在这种少见的多胎妊娠类型中,应注意可能有助于区分每个胎儿的任何解剖学不对称性,如胎儿大小或脐带粗细不一,肾盂扩张或任何特定的畸形。

（二）多胎妊娠MRI检查

MRI检查应先从子宫的3个解剖平面开始。初始评估应包括5mm层厚且无间隔的SSFP序列。该序列允许根据产妇的解剖学参考（右与左或上与下）对每个胎儿进行识别，并参考孕妇的腹部象限和每个胎儿的位置来评估宫颈、胎盘和胎盘脐带的插入位置。

随后，所有3个解剖平面成像都聚焦在胎儿。根据临床表现指导应该首先对哪个胎儿成像及对哪个解剖区域进行优先排序。当存在畸形或肿瘤时，这是显而易见的。在其他情况下，每个胎儿都有可能存在问题，并且影像对所有胎儿都同样重要。单绒毛膜双胎输血综合征就是这种情况。在此类患者中，大脑成像是主要目标，并且首先应成像具有较大运动概率的胎儿。

在对每个胎儿进行成像时，应尽可能使用小视野提高分辨率，但这时常会丧失孕产妇的解剖标志。尽管在单胎妊娠中这不是问题，但在多胎妊娠中可能发生上述问题。因此，如果不清楚扫描是否为目标胎儿时，则可以通过重复定位或通过获得子宫较大视野的冠状位或矢状位SSFP序列，从而根据目标胎儿在子宫内的位置进行识别。

（刘希垄　黄婵桃）

第三节　胎儿MRI检查安全性及人员资质

《美国胎儿影像指南（2014）》推荐胎儿MRI检查采用1.5T MRI扫描仪，并未提及胎儿MRI检查安全性的问题。迄今为止，尚无临床使用3.0T及以下MRI检查对母体或胎儿带来不良后果的相关文献报道。最新的一项"母体和胎儿MRI在3.0T上的安全性"的研究结果表明，在临床母体和胎儿适应证下，无论任何胎龄在MRI检查期间暴露于3.0T下，均不会对新生儿听力和胎儿生长产生不利影响。虽然，2017年《国际妇产科超声学会实践指南》不推荐高场强MRI（如3.0T）应用于体内胎儿影像学。但是，加拿大妇产科医师协会（SOGC）实际上是支持使用3.0T MRI，他们认为在妊娠中、晚期，3.0T及以下胎儿MRI是安全的。该加拿大指南也已被美国卫生健康研究与质量管理署（AHRQ）认可为循证指南。因此，我们认为3.0T及以下MRI检查对胎儿是安全的。最新研究结果表明，1.5T MRI检查在妊娠早期的应用也是安全的。此外，文献还报道，采用1.5T及3.0T MRI进行胎儿MRI检查的SAR值均在安全范围内，对于评估胎儿解剖结构，3.0T MRI检查技术的图像质量更好，但其SAR值高于前者。理论上，胎儿最大的风险来自于胚胎形成期。正在分化中的细胞极易受许多生理因素的干扰而遭破坏，胎龄在3个月内的胎儿正处于这个敏感阶段。2016年美国妇产科学会（ACOG）妊娠及哺乳期影像诊断指南中提到，基于现有的证据及致畸风险可能，美国放射学会认为MRI检查在妊娠早期无特殊的要求。美国食品药品监督管理局（FDA）至今未对孕妇（含胎儿）因接受MRI检查的安全性予以肯定，英国国家放射防护局（NRPB）也建议妊娠3个月内的孕妇谨慎应用MRI检查。因此，我们不建议在妊娠3个月以内进行MRI扫描。就目前的技术而言，妊娠3个月内的胚胎MRI成像没有诊断价值。早于13周的发育期胚胎或胎儿很小，很难充分显示，该时期异常情况的发现超声优于MRI。但前3个月如果需要对母体进行MRI诊断，应该执行MRI检查。妊娠3个月以内的MRI检查需要有知情同意书才可执行。对于妊娠早期胎儿MRI检查安全性的研究结果表明，妊娠早期胎儿MRI检查并不会增加胎儿及其出生后至儿童早期的疾病与死亡风险。妊娠的任何时期进行胎儿增强MRI检查，可增加胎儿风湿、炎性或浸润性皮肤疾病及滞产、新生儿死亡风险。

目前，对于妊娠期MRI对比剂钆的使用尚存争议。对于钆剂安全性的担忧主要源于其水溶性及可以穿透胎盘进入胎儿循环及羊水的特性。游离的钆具有毒性，因此临床上使用时采用的是其螯合物。动物研究表明，高剂量及重复剂量的钆剂具有致畸性，推测可能原因是钆从螯合剂中游离。由于胎儿吞咽羊水后，其内的钆剂可进入胎儿循环，因此胎儿暴露于钆剂的确切时间难以确定。显然，钆剂在羊水中持续的时间越长，胎儿的风险也就越大。美国放射学会MRI安全白皮书2004版及2016版、美国妇产科学会妊娠及哺乳期影像诊断指南建议，MRI对比剂钆在使用的益处明显大于风险时才考虑使用。然而，欧洲放射学会发布的指南指出在妊娠期间使用钆剂可能是安全的，因为预计不会有过多的钆剂穿过胎盘或对胎儿有毒。因此，不推荐在妊娠期间使用MRI对比剂，除非已决定终止妊娠或权衡病情依据需要而定。

MRI一般不作为胎儿系统性筛查方法，当超声发现或怀疑异常但不能准确诊断时，针对胎儿的MRI检查可以提供超声以外的诊断信息，对明确诊断有重要的价值。对于如结节性硬化、胼胝体发育不全及无脑回畸形等有家族风险的胎儿，胎儿MRI筛查也有重要的临床意义。

胎儿MRI检查操作技师应该接受过系统培训，取得MRI使用人员业务能力考评合格证，能够熟练掌握MRI扫描技术，并结合MRI制造商的推荐手册进行经常性的质量控制测试。为确保受检孕妇的舒适及安全，应该做好检查前的准备和定位，选择合适的扫描序列和参数以获得最优的MRI图像供诊断医师做出最准确的诊断。扫描范围除针对胎儿某个部位之外，应尽可能完全包括母体的子宫。

从事胎儿MRI诊断的医师，必须取得执业医师资格、MRI使用人员业务能力考评合格证，且具有中级以上技术职称，接受过系统培训，从事产科影像诊断、新生儿影像诊断或儿科影像诊断工作5年以上。专业上要求能够熟练掌握妊娠中晚期胎儿发育特点，组织器官正常与异常的影像表现，以及严重体表畸形和器官畸形的诊断和鉴别诊断，图像阅读范围除了胎儿针对性部位之外，还应包括母体的子宫、胎盘及脐带插入等内容的评估。为保证诊断质量，建议建立集体阅片制度、胎儿MRI三级医师会诊制度、报告审核制度、双签制度及追踪随访制度。定期举行多学科联合讨论，参与人员建议包括轮诊医师、产科专家、胎儿MRI专家、新生儿专家或新生儿影像专家、小儿外科专家，必要时邀请MRI技术专家参加。

（刘希垄 黄婵桃）

第二章

胚胎发育

第一节 正常胚胎发育概述

一、胚前期

胚前期为受精后前2周，包括受精、胚泡形成和植入、胚层形成。

（一）受精

受精（fertilization）指精子与卵子结合形成受精卵的过程，一般发生在输卵管壶腹部。

（二）胚泡形成和植入

1.卵裂和胚泡形成 受精卵形成后，便向子宫方向移行，并进行细胞分裂，这种特殊的有丝分裂过程称卵裂（cleavage），卵裂产生的子细胞称卵裂球（blastomere）。到第3天，卵裂球数达12～16个，共同组成一个实心胚，外观如桑葚胚（morula）（图2-1-1）。

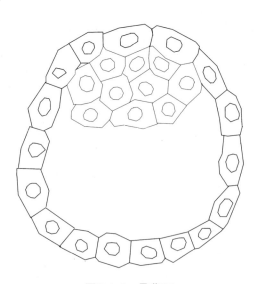

图2-1-1 桑葚胚

于第4天，桑葚胚进入子宫腔，当卵裂球数达100个左右时，细胞间出现若干小的腔隙，它们逐渐汇合成一个腔，腔内充满来自子宫腔内的液体。此时透明带溶解，胚呈现为囊泡状，故称胚泡（blastocyst）。胚泡中心为胚泡腔（blastocoele）。胚泡壁由单层细胞构成，与吸收营养有关，称滋养层（trophoblast）。位于胚泡腔内一侧的一群细胞，称内细胞群（inner cell mass），细胞具有多种分化潜能。位于内细胞群一端的滋养层称极端滋养层（polar trophoblast），又称胚端滋养层，其覆盖于内细胞群的表面，细胞胞体略大于其他部位的滋养层细胞。极端滋养层与胚泡植入有关。

2.植入　胚泡进入子宫内膜的过程称植入，又称着床。植入于受精后第5～6天开始，第11～12天完成。植入时，内细胞群一侧的极端滋养层首先与子宫内膜上皮接触并黏附，分泌蛋白水解酶，在内膜溶蚀出一个缺口，逐渐被包埋其中。在植入过程中，与内膜接触的滋养层细胞迅速增殖，滋养层增厚，并分化为内、外两层。外层细胞互相融合，细胞间界线（即细胞膜）消失，称合体滋养层（syncytiotrophoblast）；内层细胞界线清楚，由单层立方细胞组成，称细胞滋养层（cytotrophoblast）。后者的细胞通过分裂使细胞数目不断增多，并补充，融入合体滋养层。

胚胎全部植入子宫内膜后，缺口修复，植入完成。这时胚泡的整个滋养层均分化为两层，并迅速增厚。在合体滋养层内出现一些小的腔隙，称滋养层陷窝（trophoblastic lacunae），不久其与子宫内膜的小血管相通而充满母体血液（图2-1-2）。

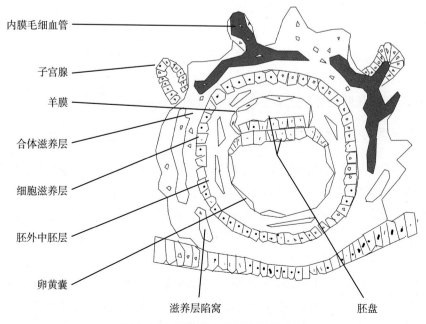

图2-1-2　胚泡植入子宫内膜模式图

植入时的子宫内膜正处于分泌期，植入后血液供应更丰富，腺体分泌更旺盛，基质细胞变得十分肥大，富含糖原和脂滴，内膜进一步增厚。子宫内膜的这些变化称蜕膜反应（decidua reaction），此时的子宫内膜称蜕膜（decidua），基质细胞称蜕膜细胞（decidua cell）。根据蜕膜与胚的位置关系，将其分为3部分：底蜕膜（decidua basalis），位于胚深面；包蜕膜（decidua capsularis），覆盖在胚的子宫腔侧；壁蜕膜（decidua parietalis），是子宫其余部分的蜕膜（图2-1-3）。

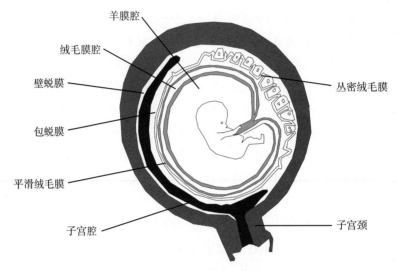

图2-1-3　胎膜、蜕膜与胎盘模式图

胚泡的植入部位通常在子宫的体部和底部，最多见于后壁。若植入位于近子宫颈处，在此形成的胎盘，称前置胎盘（placenta previa），自然分娩时堵塞产道，导致胎儿娩出困难，需行剖宫产。若植入在子宫以外部位，称异位妊娠（ectopic pregnancy），常发生于输卵管，偶见于子宫阔韧带、肠系膜、直肠子宫陷凹，甚至卵巢表面。异位妊娠胚胎多因营养供应不足，早期死亡，被吸收；少数植入输卵管的胚胎发育到较大后，引起输卵管破裂和大出血。

（三）胚层形成

二胚层胚盘及其结构的形成：在第2周胚泡植入过程中，内细胞群增殖分化，逐渐形成圆盘状的胚盘（embryonic disc），由两个胚层组成，也称二胚层胚盘。邻近滋养层的一层柱状细胞为上胚层（epiblast），靠近胚泡腔侧的一层立方细胞为下胚层（hypoblast）。两个胚层紧贴，中间隔以基膜。胚盘是人体发生的原基。

而后，由于上胚层细胞增殖，其内出现一个充满液体的小腔隙，称羊膜腔（amniotic cavity），腔内液体为羊水。贴靠细胞滋养层的一层上胚层细胞形状扁平，称成羊膜细胞，它们形成最早的羊膜，并与上胚层的其余部分共同包裹羊膜腔，其所形成的囊称羊膜囊。上胚层构成羊膜囊的底。

下胚层周缘的细胞向腹侧生长延伸，形成由单层扁平上皮细胞围成的另一个囊，即卵黄囊。下胚层构成卵黄囊的顶。羊膜囊和卵黄囊对胚盘起保护和营养作用。

此时胚泡腔内出现松散分布的星状细胞和细胞外基质，充填于细胞滋养层和卵黄囊、羊膜囊之间形成胚外中胚层（extraembryonic mesoderm）。继而胚外中胚层细胞间出现腔隙，腔隙逐渐汇合增大，在胚外中胚层内形成一个大腔，称胚外体腔。胚外中胚层则分别附着于滋养层内面及卵黄囊和羊膜囊的外面。随着胚外体腔扩大，二胚层胚盘及其背腹两侧的羊膜囊、卵黄囊仅由少部分胚外中胚层与滋养层直接相连，这部分胚外中胚层称体蒂（body stalk）。体蒂将发育为脐带的主要成分（图2-1-4）。

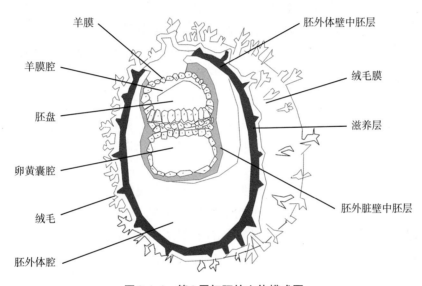

图2-1-4 第3周初胚的立体模式图

二、胚期

胚期为受精后第3～8周末期，先后出现以下外形特征。

1.第3周，出现梨形三胚层胚盘，神经板和神经褶出现，体节初现；第3周，一部分细胞在上胚层及下胚层之间形成一个夹层，称胚内中胚层，即中胚层（mesoderm），它在胚盘边缘与胚外中胚层续连。另一部分细胞进入下胚层，并逐渐全部置换了下胚层的细胞，形成一层新的细胞，称内胚层（endoderm）。在内胚层和中胚层出现之后，原上胚层改称外胚层（ectoderm）。

2.第4周，胚体逐渐形成，神经管形成，体节3～29对，鳃弓1～2对，眼鼻耳原基初现，脐带与胎盘形成；第3周时，在内胚层、外胚层之间形成一条单独的中胚层细胞索，称脊索（notochord），它在早期胚胎起一定支架作用。第4周，脊索形成后，诱导其背侧中线的外胚层增厚呈板状，称神经板（neural plate）。构成神经板的这部分外胚层也称神经外胚层（neural ectoderm），而其余部分常称表面外胚层。神经板随脊索生长而增长，且头侧宽于尾侧。继而神经板中央沿长轴向脊索方向凹陷，形成神经沟（neural groove），沟两侧边缘隆起称神经褶（neural fold）。两侧神经褶在神经沟中段靠拢而融合，并向头尾两端进展，最后在头尾两端各有一开口，分别称前神经孔和后神经孔，它们在第4周闭合，神经沟完全闭合为神经管（neural tube）。紧邻脊索两侧的中胚层细胞迅速增殖，形成一对纵行的细胞索，即轴旁中胚层（paraxial mesoderm）。它随即裂为块状细胞团，称体节（somite）。体节左右成对，从颈部向尾部依次形成，并逐渐增多。第4周时，胚盘已向腹侧卷折成柱状。神经管头端迅速膨大，形成脑的原基，即脑泡。脑泡腹侧的间充质局部增生，使胚体头部外观呈较大的圆形突起，称额鼻突（frontonasal process）。同时，口咽膜尾侧的原始心脏发育增大并突起，称心隆起（heart bulge）。体蒂和卵黄囊于胚体腹侧中心合并，外包羊膜，形成脐带。

3.第5周，胚体屈向腹侧，鳃弓5对，肢芽出现，手板明显，体节30～44对；第4～5周，伴随额鼻突与心隆起出现，胚体头部两侧的间充质增生，逐渐形成左右对称，背腹走向的6对柱状弓形隆起，称鳃弓。第4周末，胚体左右外侧体壁先后出现上下两小突起，即上肢芽与下肢芽。肢芽（limb bud）由深部增殖的中胚层组织和表面的外胚层组成。手和足起初为扁平的桨板状，分别称手板（hand plate）和足板（foot plate）。

4.第6周，肢芽分为两节，足板明显，视网膜出现色素，耳廓突出现。

5.第7周，手足板相继出现指趾初形，体节不见，颜面形成，乳腺嵴出现；颜面形成和鼻的发生密切相关。在额鼻突的下部两侧，局部表面外胚层增生，形成左右一对鼻板（nasal placode）。鼻板中央凹陷为鼻窝（nasal pit），其下缘以一条细沟与口凹相通。鼻窝周缘的间充质增生突起，其内侧和外侧的突起分别称内侧鼻突（median nasal prominence）和外侧鼻突（lateral nasal prominence），两个突起的上部相连续。

6.第8周，指（趾）明显，指（趾）出现分节，眼睑出现，尿生殖膜和肛膜先后破裂，外阴可见，性别不分，脐疝明显。第3周末，泄殖腔膜周围的间充质细胞增生，形成头尾走向的两条弧形皱褶，称泄殖腔褶。第6周时，伴随泄殖腔和泄殖腔膜的分隔，泄殖腔褶被分隔为腹侧较大的尿生殖褶和背侧较小的肛褶。尿生殖褶之间的凹陷为尿生殖沟，沟底为尿生殖窦膜。尿生殖褶的头端靠拢，增殖隆起为生殖结节。与此同时，左右尿生殖褶外侧的间充质增生，形成一对大的纵行隆起，称阴唇阴囊隆起。

至第8周末，胚体外表已可见眼、耳、鼻及四肢，初具人形。

三、胎儿期

胎儿期为受精后第9～38周末期，在原来初具人形的胚体上，各个器官及组织进一步形成，先后出现以下外形特征。

1.第9周，外形特征上眼睑闭合，外阴性别不可辨，身长50mm，足长7mm，体重8g。

2.第10周，外形特征上肠祥退回腹腔，指甲开始发生，眼睑闭合，身长61mm，足长9mm，体重14g。

3.第12周，外形特征上外阴可辨性别，颈明显，身长87mm，足长14mm，体重45g。

4.第14周，外形特征上头竖直，下肢发育好，趾甲开始发生，身长120mm，足长20mm，体重110g。

5.第16周，外形特征上耳竖起，身长140mm，足长27mm，体重200g。

6.第18周，外形特征上胎脂出现，身长160mm，足长33mm，体重320g。

7.第20周，外形特征上头与躯干出现胎毛，身长190mm，足长39mm，体重460g。

8.第22周，外形特征上皮肤红、皱；身长210mm，足长45mm，体重630g。

9.第24周，外形特征上指甲全出现，胎体瘦，身长230mm，足长50mm，体重820g。

10.第26周，外形特征上眼睑部分打开，睫毛出现，身长250mm，足长55mm，体重1000g。

11.第28周，外形特征上眼重新打开，头发出现，皮肤略皱，身长270mm，足长59mm，体重1300g。

12.第30周，外形特征上趾甲全出现，胎体平滑，睾丸开始下降，身长280mm，足长63mm，体重1700g。

13.第32周，外形特征上指甲平齐指尖，皮肤浅红，光滑，身长300mm，足长68mm，体重2100g。

14.第36周，外形特征上胎体丰满，胎毛基本消失，趾甲平齐趾尖，肢体弯曲，身长340mm，足长79mm，体重2900g。

15.第38周，外形特征上胸部发育好，乳房略隆起，睾丸位于阴囊或腹股沟管，指甲超过指尖，身长360mm，足长83mm，体重3400g。

（陈瑞莹 刘希垄）

第二节　部分产科常用术语（妊娠分期与胎龄的推算）

有些术语在产科、超声或MRI检查时常易混淆，在实际使用过程中应注意区别，避免误用，主要如下。

妊娠是胚胎和胎儿在母体子宫内生长发育的过程。卵子受精是妊娠的开始，胎儿及附属物自母体排出是妊娠终止，此为受精龄，约38周。临床上孕龄一般以月经龄计算，妊娠全过程为40周，分为3个时期，早期妊娠为孕13周末以前，中期妊娠为孕14周至孕27周末，晚期妊娠为孕28周后。

胎龄的推算如下。

1.受精龄是胚胎发育的确切时间，在胚胎学中，胎儿的胎龄按受精龄推算，即根据卵子与精子的结合时间推算，一个正常成熟胎儿的受精龄为38周（266d）。

2.胎龄即受精龄。确切的受精龄一般来说是不可知的，除非人工受精。粗略估计是按末次月经推算的月经龄减2周即为胎龄或受精龄。

3.性交龄根据性交时间计算，比受精龄多0.5～1d。

4.月经龄根据受孕前末次月经的时间推算，从月经的第1天算起，比胚胎实际发育时间（即受精龄）一般多14d左右，一个正常成熟胎儿的月经龄约为40周（280d）。

5.妊娠龄与月经龄是同义词，临床上可通用。在胚胎学中，胎龄是受精龄，在产科与超声中，孕龄一般采用月经龄。

6.胚指受精后前8周（即月经龄的前10周）的胚，此时期也称为胚期，在第10周以前的早期妊娠超声检查时使用这一术语。

7.胎儿指受精8周末即第9周开始至38周（月经龄10周末即第11周开始至40周），是各器官组织进一步生长与分化阶段，称为胎儿期。月经龄第10周末后即第11周0d开始的胚胎称为胎儿。

但由于妇女的月经周期常受环境变化的影响，故胎龄的推算难免有误差。胚胎学者则常用受精龄，即从受精之日为起点推算胎龄。受精一般发生在末次月经第1天之后的2周左右，故从受精到胎儿娩出约经38周。但是，获得的人胚胎标本大多缺乏产妇月经时间的准确记录，造成胎龄推算的困难。因此胚胎学家根据大量胚胎标本的观察研究，总结归纳出各期胚胎的外形特征和平均长度，以此作为推算胎龄的依据。如第1～3周，主要根据胚的发育状况和胚盘的结构；第4～5周，常利用体节数即鳃弓与眼耳鼻等原基的出现情况；第6～8周，则依据四肢与颜面的发育特征（可参照上节内容）。胎龄的推算，主要根据颜面、皮肤、毛发、四肢、外生殖器等的发育状况，并参照身长、足长和体重等。

（陈瑞莹　刘希垄）

第三节　胎儿附属物及其功能

胎膜和胎盘对胚胎具有保护、营养、物质交换及内分泌等功能。胎儿娩出后，胎膜、胎盘与子宫蜕膜一并排出。胎膜包括绒毛膜、羊膜、卵黄囊、尿囊和脐带。

一、绒毛膜

在胚胎完成植入后，滋养层细胞迅速增生并分化为外层的合体滋养层与内层的细胞滋养层，而细胞滋养层的细胞局部迅速增殖形成许多伸入合体滋养层内的隆起。这些表面有许多隆起的滋养层及其内面的胚外中胚层合称为绒毛膜。绒毛膜直接与子宫蜕膜相接，包在胚胎及其附属物的最外面，受精第2周末的绒毛由外部的合体滋养层和内部的细胞滋养层构成，称为初级绒毛干，第3周时，胚外中胚层渐渐伸入绒毛干内，此时其称为次级绒毛干。绒毛干内间质分化为结缔组织和血管时则形成三级绒毛干，绒毛干发出的分支形成许多细小的绒毛，使得绒毛膜与子宫蜕膜的接触面增大，利于物质交换。绒毛干末端的细胞滋养层细胞增殖，穿出合体滋养层，伸抵蜕膜组织，并沿蜕膜扩展，彼此连接，将绒毛干牢牢固定于蜕膜上，绒毛干之间的间隙为绒毛间隙，其内充满自子宫螺旋动脉而来的母体血。胚胎借绒毛的半透膜吸取母血中的营养物质和排出代谢产物，并进行氧气和二氧化碳的交换，正式建立母儿交换（图2-3-1）。

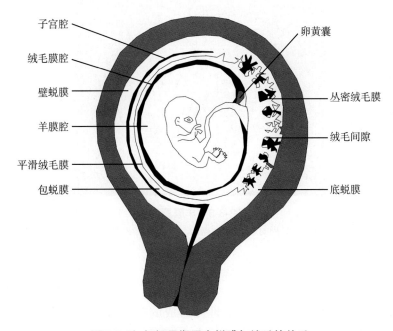

图2-3-1 妊娠早期子宫蜕膜与绒毛的关系

二、羊膜

羊膜为半透明的光滑薄膜，无血管、神经及淋巴，最初附着于胚胎的边缘，因为胚体形成、羊膜腔迅速扩大及胚体凸入羊膜腔内，羊膜在胚胎的腹侧包裹在体蒂的表面，形成原始脐带。羊膜腔内充满羊水，胚胎在羊水中生长发育，随着羊膜腔扩大，羊膜与绒毛膜相贴，一般在妊娠14~20周胚外体腔消失，妊娠14周后羊膜与绒毛膜完全融合，绒毛膜腔消失（图2-3-2，图2-3-3）。

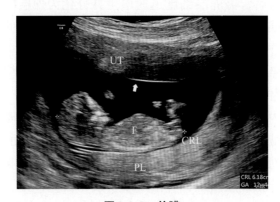

图2-3-2　羊膜

孕12周行胎儿颈后透明层厚度（NT）检查时，可见未融合的羊膜（白箭）

UT.子宫；F.胎儿；PL.胎盘；CRL.头臂径

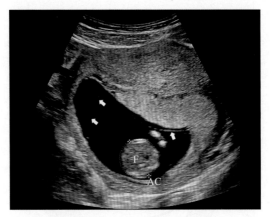

图2-3-3　羊膜囊腔

孕13周的羊膜腔（白箭）。F.胎儿；AC.腹围

三、卵黄囊

卵黄囊是胚胎内胚层的周缘向下延伸形成的囊。人类的造血干细胞和原始生殖细胞就分别来自卵黄囊的胚外中胚层和内胚层。当羊膜腔增大时，原始卵黄囊受挤压，部分被裹入胎体形成原肠的一部分，余下的则形成继发卵黄囊与卵黄管（继发卵黄囊是超声所能见到的，也是通常所称的卵黄囊）。继发卵黄囊被挤于胎盘与羊膜囊之间的胚外体腔中，一般在妊娠第12周后逐渐被吸收而消失，偶尔也可持续存在至足月，在产后胎盘的胎儿面脐带附着处附近，可见卵黄囊的残迹，呈一直径约0.5cm的黄白色小结节（图2-3-4）。

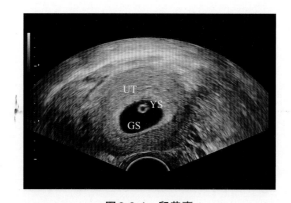

图2-3-4 卵黄囊

孕7周时阴道超声检查，孕囊内可见卵黄囊回声。UT.子宫；GS.孕囊；YS.卵黄囊

四、尿囊

卵黄囊尾侧向体蒂内伸出的一个盲管，称为尿囊，其随着胚体的形成而开口于原始消化管尾段的腹侧，即与后来的膀胱连通，仅存数周即退化，闭锁后则形成脐正中韧带。其壁的胚外中胚层形成了脐血管。

五、脐带

脐带是胚胎早期胚盘向腹侧卷折的同时，羊膜与羊膜腔不断扩大，并向胚体的腹侧生长，形成原始脐环，进而羊膜逐渐将卵黄囊推向体蒂，最终将体蒂及卵黄囊包裹而形成的圆柱状结构，附着于胚胎脐部与胎盘间。脐带外被羊膜，内含体蒂分化的黏液性结缔组织，黏液性结缔组织间有闭锁的卵黄蒂、尿囊和脐动脉、脐静脉（图2-3-5～图2-3-7）。

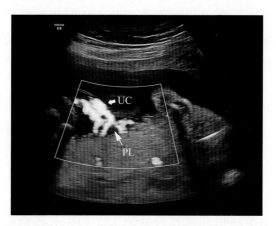

图2-3-5 脐带正常脐带附着于胎盘，彩色多普勒血流成像（CDFI）显示的彩色血流信号为脐动静脉

UC.脐带；PL.胎盘

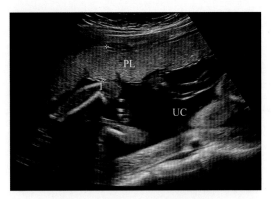

图2-3-6 脐带近胎盘的游离段

UC.脐带；PL.胎盘

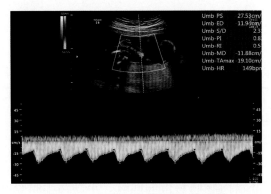

图2-3-7 正常妊娠晚期脐血流频谱

六、羊水

羊膜腔内充满羊水，胚胎在羊水中生长发育。羊水在妊娠早期主要由羊膜上皮细胞分泌产生，又不断地被羊膜吸收和被胎儿吞饮，妊娠12周胎儿肾脏开始产生尿液，尿液排入羊水。随着妊娠进展，胎儿排尿增加，第20周后，羊水主要来自胎儿尿液，呈弱碱性，含有脱落的上皮细胞和一些胎儿的代谢产物，穿刺抽取羊水行细胞染色体检查或测定羊水中某些物质的含量，可早期诊断某些先天性异常。

羊水量随着孕周不同而异，孕8周为5～10ml，孕10周约为30ml，孕20周约为400ml，孕38周为1000ml，此后羊水量逐渐减少。孕40周约为800ml，过期妊娠羊水量明显减少，可至300ml以下。妊娠期间羊水量超过2000ml，称为羊水过多，发生率为0.5%～1%。羊水过多的原因很多，主要分为以下4类：①特发性羊水过多，没有胎儿畸形和母体并发症，其羊水过多的原因不明；②胎儿因素，胎儿畸形（主要为消化道畸形和神经管缺陷），如先天性食管闭锁、十二指肠闭锁，以及双胎、巨大儿、胎儿贫血、胎儿吞咽功能减退、胎儿宫内感染、胎儿水肿、双胎输血综合征等；③母体因素，糖尿病、Rh血型不合、高龄、母亲吸烟、滥用毒品等；④胎盘因素，胎盘增大、胎盘绒毛血管瘤等。妊娠晚期羊水量少于300ml者称为羊水过少。羊水少时，羊水常较混浊、黏稠，呈暗绿色。发生率为0.4%～4%。羊水量过少主要与羊水产生减少或羊水吸收、外漏增加有关。部分羊水过少原因不明。常见原因如下：①特发性羊水过少，原因不明，可能与羊膜本身病变有关；②胎儿因素，主要为泌尿系统畸形，如双肾重度畸形、肾发育不全或缺如、多囊肾、泌尿道闭锁、膀胱出口梗阻，胎儿重度生长受限；③母亲因素，过期妊娠、妊娠高血压疾病等；④胎儿附属物因素，胎盘功能减退、羊膜病变、胎膜早破。

羊水量的影像学测定，最为常用的有Manning等提出的超声测量羊水法，即超声扫描时在宫内找出一个最大的羊水囊袋，其中不含胎儿肢体及脐带，测量从子宫前内壁至后内壁之间的最大垂直距离，即MVP。他们提出羊水过少的标准为MVP＜1cm，MVP 1～2cm则为羊水减少。Chamberlain等则提出正常羊水MVP为2～8cm，MVP＜2cm提示羊水过少，MVP＞8cm则考虑羊水过多。测量MVP的方法是判断羊水量最简便、最广为应用的方法（图2-3-8，图2-3-9）。

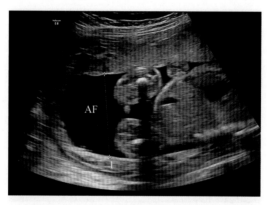

图2-3-8　最大羊水池垂直羊水深度（MVP）为5.4cm，正常

AF.羊水

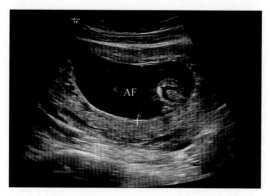

图2-3-9　MVP为3.18cm，正常

AF.羊水

七、胎盘

胚胎植入时的子宫内膜处于分泌期，植入后内膜出现蜕膜反应，腺体分泌更旺盛，血液供应更丰富。基质细胞肥大并充满糖原与脂滴。此时的内膜称为蜕膜。位于胚胎深部的蜕膜，称为底蜕膜，又称基蜕膜。覆盖在胚胎宫腔侧的蜕膜为包蜕膜。子宫其余部分的蜕膜则是壁蜕膜，又称真蜕膜。在胚胎早期，整个绒毛膜表面的绒毛分布均匀，之后，与底蜕膜相接触的绒毛，因营养丰富发育良好，称为叶状绒毛膜，又称丛密绒毛膜。而包蜕膜侧的绒毛，因血供少，绒毛逐渐退化、消失，形成表面无绒毛的平滑绒毛膜。随着胚胎的发育增长及羊膜腔的不断扩大，羊膜、平滑绒毛膜和包蜕膜进一步凸向子宫腔，与壁蜕膜融合。胎盘是由丛密绒毛膜与底蜕膜一起形成的圆盘形结构。胎盘的胎儿面光滑，表面覆有羊膜；胎盘的母体面粗糙，为剥离后的底蜕膜。底蜕膜表面覆盖的一层来自固体绒毛的滋养层细胞与底蜕膜共同形成的绒毛间隙的底，称为蜕膜板，向绒毛膜方向伸出一些蜕膜间隔，将胎盘母体面分为肉眼可见的母体叶，约20个（图2-3-10，图2-3-11）。

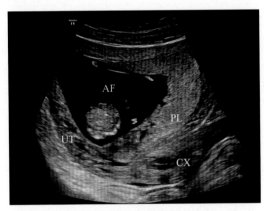

图2-3-10　妊娠早期正常胎盘
PL.胎盘；AF.羊水；UT.子宫；CX.宫颈

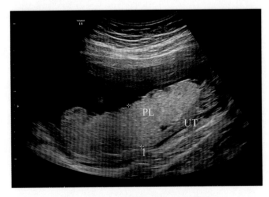

图2-3-11　妊娠中期正常胎盘
PL.胎盘；UT.子宫

正常胎盘MRI表现：妊娠早、中期，胎盘胎儿面绒毛膜板为线状低信号，随着孕周增长，胎儿绒毛膜板切迹增多、加深，呈锯齿状；胎盘实质内胎盘小叶数量增加，组织成分发生变化，T_2WI信号表现为类圆形高信号结节；胎盘母体面的基底膜自基底部向胎儿面的T_2低信号分隔（未达绒毛膜板），同时，相邻绒毛间隙融合，出现局灶性纤维化及钙化斑点，在T_2WI上表现为低信号斑。此外胎盘小叶增多，以及引发的基底部的明显凹凸不平，使之与子宫肌层的分界更加清晰（图2-3-12）。

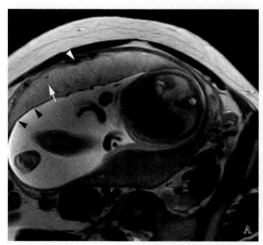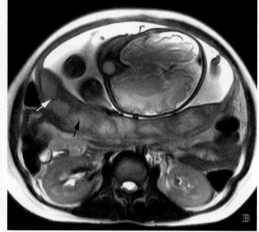

图2-3-12　妊娠中晚期正常胎盘MRI显示

A.孕28^{+6}周，胎盘胎儿面绒毛膜板为线状低信号（黑箭头），胎盘实质信号均匀（白箭），并可见螺旋小动脉（白箭头）；B.孕36^{+3}周，胎盘小叶间隔（白箭）、胎盘实质内小叶数量增加（黑箭）

八、异常胎盘MRI表现

（一）前置胎盘

正常妊娠时胎盘附着于子宫体部的前壁、后壁或侧壁。孕28周后，若胎盘附着于子宫下段，下缘达或覆盖宫颈内口，位置低于胎先露部，称为前置胎盘。前置胎盘是妊娠晚期严重并发症之一，也是妊娠晚期阴道出血最为常见的原因。其发病率国外报道为0.5%，国内报道为0.24%～1.57%。病因尚不清楚。多次流产及刮宫、高龄初产妇（＞35岁）、产褥感染、剖宫产史、多次孕产史、孕妇不良生活习惯（吸烟或吸毒妇女）、辅助生殖技术受孕、子宫形态异常、妊娠中期B超检查提示胎盘前置状态等为高危因素。

根据胎盘下缘与宫颈内口的关系，将前置胎盘分为3类（图2-3-13，图2-3-14）。

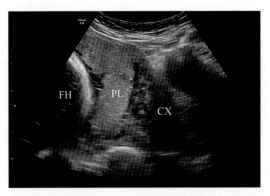

图2-3-13　完全性前置胎盘

胎盘下缘完全覆盖宫颈内口。FH.胎头；PL.胎盘；CX.宫颈

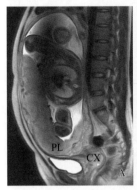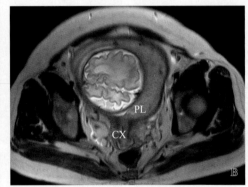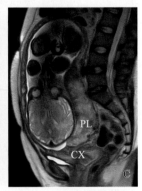

图2-3-14　前置胎盘的MRI表现

A.完全性前置胎盘；B.部分性前置胎盘；C.边缘性前置胎盘

PL.胎盘；CX.宫颈

（1）完全性前置胎盘：或称中央性前置胎盘，胎盘组织完全覆盖宫颈内口。

（2）部分性前置胎盘：胎盘组织部分覆盖宫颈内口。

（3）边缘性前置胎盘：胎盘下缘附着于子宫下段，下缘达宫颈内口，但未超越宫颈内口。

胎盘位于子宫下段，胎盘边缘极为接近但未达到宫颈内口，称为低置胎盘。胎盘下缘与宫颈内口的关系可因宫颈管消失、宫口扩张而改变。通常按处理前最后一次检查结果确定分类。根据疾病的凶险程度，前置胎盘又可分为凶险性和非凶险性。凶险性前置胎盘指前次有剖宫产史，此次妊娠为前置胎盘，发生胎盘植入的危险约为50%。

超声声像图上，前置胎盘显示胎盘完全覆盖宫颈内口，或覆盖部分宫颈内口，或达宫颈内口无覆盖，或距宫颈内口≤2cm，其诊断标准与临床一致。但若妊娠中期疑有胎盘前置或低置，一定要随访至妊娠末期才能做出明确诊断。经腹壁、经会阴、经阴道超声都可用来诊断前置胎盘，MRI因对软组织分辨率高而有优越性，可全面、立体观察，全方位显示解剖结构，而且不依赖操作者的技巧，也不需要充盈膀胱，综合评价有利于对病变定性，尤其是对于胎盘位于子宫后壁及羊水较少的孕妇。

（二）胎盘植入

根据绒毛膜侵入子宫肌层的程度，胎盘植入分为3种类型。

（1）胎盘粘连：胎盘绒毛植入较浅，穿透底蜕膜，与宫壁肌层接触。

（2）胎盘植入：胎盘绒毛侵入子宫肌层但未达浆膜层。

（3）穿透性胎盘植入：胎盘绒毛穿透子宫肌层，达到或者穿透子宫浆膜层。

临床上，胎盘粘连约占75%，胎盘植入占15%～20%，穿透性胎盘植入占5%～10%。然而因为在分娩之前多无法明确分类，我们通常将这3种情况统称为胎盘植入。胎盘植入被认为是底蜕膜部分或全部缺失及纤维蛋白或尼塔布赫层发育不全所致（细胞滋养层壳与子宫蜕膜之间出现一层纤维蛋白物质沉淀称尼塔布赫层）。累及整个胎盘称为完全胎盘植入，累及部分胎盘小叶则称为部分或局部胎盘植入。在分娩时胎盘不能正常剥离会导致产妇产后出血的发病率显著增加。严重出血时可危及产妇生命。因此，为了尽量降低孕产妇和新生儿发病率与死亡率，产前检查对及时协调多学科监护和安排孕产妇转诊到资源及经验充足的中心非常重要。

胎盘植入妊娠中晚期超声诊断标准包括以下内容。

（1）多发胎盘陷窝：胎盘实质多发不规则低回声，呈"奶酪"样改变，彩色多普勒超声显示内部血流信号紊乱呈湍流。

（2）胎盘后子宫肌层变薄：矢状面上胎盘后子宫肌层最薄处小于1mm。

（3）灰阶图像显示子宫浆膜层与膀胱壁之间的回声线-膀胱-子宫浆膜层界面不规则或中断。

（4）彩色多普勒成像显示膀胱壁与子宫浆膜层界面的血管分布明显增加，可见桥接血管走行于胎盘与膀胱-子宫浆膜层界面间的区域，严重时可见血管侵入膀胱。

（5）胎盘后间隙，即胎盘与子宫肌壁之间的带状低回声区消失（图2-3-15，图2-3-16）。

胎盘植入的MRI诊断，虽然超声为产前检查的首选，但近些年一些学者提出胎盘后壁植入超声诊断不明确时，MRI可以予以明确诊断。甚至一些学者认为，MRI可以清晰地观察胎盘边界，确定侵入肌层的深度、范围，对指导手术有重要作用，应该作为常规检查方法。胎盘植入产前诊断并非易事，很多学者推荐两步诊断，首先对高危人群进行超声筛查，然后对诊断不清的孕妇进行MRI检查。2020年美国腹部放射学会/欧洲泌尿生殖放射学会（SAR/ESUR）联合共识声明指出胎盘植入性疾病的确定性MRI征象有以下几条：T_2WI胎盘内低信号带、胎盘/子宫局限性膨出、T_2WI胎盘后低信号线消失、子宫肌层变薄、胎盘床异生血管、膀胱壁中断、局灶性外生肿块（图2-3-17）。

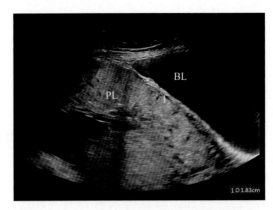

图2-3-15 完全性前置胎盘并部分胎盘植入

胎盘下缘完全覆盖宫颈内口,胎盘后方与子宫肌层之间低回声带局部消失,胎盘实质内可见多个无回声腔隙。PL.胎盘;BL.膀胱

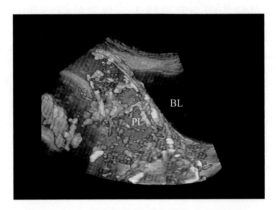

图2-3-16 完全性前置胎盘并部分胎盘植入

CDFI显示子宫前壁下段与胎盘周围血管分布明显增多且粗、不规则。PL.胎盘;BL.膀胱

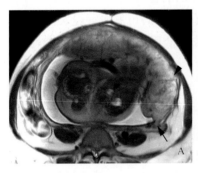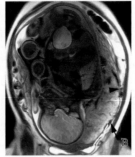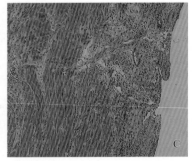

图2-3-17 胎盘植入

孕39^{+3}周,G$_3$P$_2$。A、B.横断位及冠状位T$_2$WI示,子宫左侧壁与胎盘交界面之间的低信号带显示不清,胎盘内信号不均匀,胎盘局部向外侧膨隆(黑箭头),子宫左侧壁与胎盘交界面可见纤曲增粗的流空血管影(黑箭);C.术后病理示子宫平滑肌组织内见少量退变的蜕膜组织,胎盘绒毛进入平滑肌浅层

（三）胎盘早剥

孕20周后或分娩期，正常位置的胎盘在胎儿娩出前部分或全部从子宫壁剥离，称胎盘早剥，发病率在国外为1%～2%，国内为0.46%～2.1%。其属于妊娠晚期严重并发症，起病急、发展快，若处理不及时可危及母儿生命。

本病病因不明。重度子痫前期、慢性高血压及慢性肾脏疾病或全身血管病变的孕妇，由于底蜕膜螺旋小动脉痉挛，可发生远端毛细血管缺血坏死以致破裂出血，在底蜕膜层形成血肿，造成胎盘与子宫壁剥离。腹部外伤等机械因素也可引起胎盘早剥。羊水过多破膜时，羊水骤然大量流出，双胎的第一胎娩出过快，子宫内压力急剧下降，子宫突然收缩，均可引起胎盘早剥。病理上，胎盘早剥的主要变化是底蜕膜层出血，形成血肿，胎盘自宫壁剥离，临床上可出现阴道出血。根据胎盘早剥血液外流情况，临床上将其划分为显性剥离、隐性剥离和混合性剥离3种。显性剥离是指剥离面出血大部分都经宫颈流出，胎盘后方血肿较小；隐性剥离是指血液都聚集在胎盘后方，无明显阴道出血；混合性剥离是指即有阴道出血又有胎盘后较大血肿。其中，以混合性剥离最为常见。

在超声图像上，一般很难看到胎盘后方明显血肿回声，而是发现"胎盘"异常增厚变大。有时"胎盘"几乎占据大部分宫腔，胎儿被挤压在一边；"胎盘"内回声紊乱，强回声、低回声或无回声团块交杂，但内部无彩色血流显示。如出血不止，"胎盘"则继续增大。胎儿血流动力学观察可见缺氧表现，一旦发生严重缺氧，则会出现胎心不规则或心率减慢，甚至胎死宫内。MRI具有良好的空间分辨率，能更好地评价血肿范围，根据血肿的信号改变判断出血时间及是否有新发出血，为临床处理提供更丰富的信息（图2-3-18，图2-3-19）。

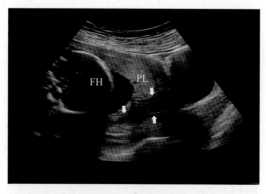

图2-3-18　胎盘早剥（1）

胎盘位于宫体前壁，胎盘下段与宫壁之间可探及液性弱回声，内见密集光点。FH.胎头；PL.胎盘

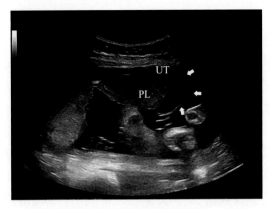

图2-3-19 胎盘早剥（2）

胎盘位于宫底部，胎盘上缘向宫体左前方延伸处可见液性弱回声，边界尚清，其内可见细密光点。UT.子宫；PL.胎盘

（四）胎盘残留

胎盘一般是在胎儿从产道娩出以后5～15min，最晚不超过30min娩出体外，此时如果出现胎盘没有完全排出，而有一部分留存于子宫内部的现象，称为胎盘残留。临床表现为腹痛、发热、产后持续出血。胎盘残留的超声影像学特征主要如下：子宫增大，宫腔内肿块，子宫内膜内的混杂信号团，子宫内膜异常增厚等，肿块内探测到血流信号更有诊断意义（图2-3-20，图2-3-21）。

MRI通常不作为胎盘残留的首选检查方法，在超声诊断不明确时可以做进一步检查。MRI作为补充手段有其独特的优越性，MRI全方位、多序列图像结合，能清晰显示及区分子宫肌层、胎盘、结合带，尤其是对胎盘植入的诊断。影像学表现无特异性，表现为宫腔内混杂信号肿块，增强扫描呈不均匀强化，可类似妊娠滋养层细胞疾病。

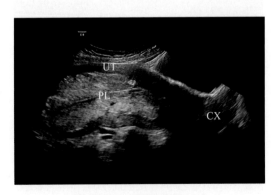

图2-3-20 胎盘残留（1）

子宫增大，宫腔内强回声团（胎盘残留）。PL.胎盘；UT.子宫；CX.宫颈

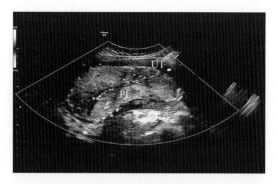

图2-3-21 胎盘残留（2）

子宫增大，宫腔内强回声团（胎盘残留），CDFI显示光团周边及内部均可探及彩色血流信号。UT.子宫；PL.胎盘

（陈思瑾 刘希垄）

第三章

正常妊娠中晚期胎儿神经系统 MRI解剖与测量

第一节　脑的胚胎发育和生长

一、神经管的形成

人胚第3周初，位于胚中轴线的脊索及其两侧的轴旁中胚层共同构成脊索-中胚层野，诱导胚体背侧中线的外胚层增厚呈板状，称神经板。随着脊索延长，神经板也逐渐长大，且头侧宽于尾侧。继而神经板中央沿长轴下陷形成神经沟，神经沟两侧边缘隆起形成神经褶，与外胚层相延续。在神经沟中段两侧神经褶靠拢并愈合成管，愈合过程向头、尾两端延伸，最后形成一条中空的管，其头尾两端各有一开口，分别称前神经孔和后神经孔。前神经孔和后神经孔分别在胚胎第25天和第27天左右闭合，形成完整的神经管。神经管前端发育为脑，后部发育为脊髓（图3-1-1）。

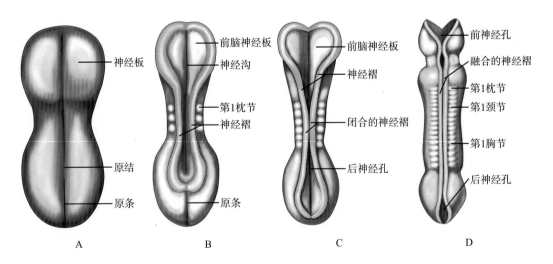

图3-1-1　神经管的形成（均为胚胎背面观）

A.神经板出现（受精后第18天）；B.神经褶及神经沟正在形成（受精后第20天）；C.神经褶中部闭合（受精后第21天）；D.神经管仍留有前神经孔、后神经孔（受精后第23天）

二、脑泡及脑曲的形成和演变

脑由神经管的头端演变而来。人胚第4周末，神经管头端膨大形成3个脑泡（brain vesicle），由头向尾依次为前脑泡、中脑泡和菱脑泡。至第5周时，前脑泡的头端向两侧膨大，形成左右两个端脑（telencephalon），以后演变为大脑两半球，而前脑泡的尾端则形成间脑（diencephalon）。中脑泡变化不大，演变为中脑（mesencephalon）。菱脑泡演变为头侧的后脑（metencephalon）和尾侧的末脑（myelencephalon），后脑演变为脑桥和小脑，末脑演变为延髓。

随着脑泡的形成和演变，神经管的管腔也演变为各部位的脑室。前脑泡的腔演变为左右两个侧脑室和间脑中的第三脑室；中脑泡的腔很小，形成狭窄的中脑导水管；菱脑泡的腔演变为宽大的第四脑室（表3-1-1）。

表3-1-1　神经管分化

神经管	分化	分化完成	管腔
前脑泡	端脑	双侧大脑半球	侧脑室及第三脑室前部
	间脑	丘脑（下丘脑/背侧丘脑/后丘脑等）/松果体	第三脑室大部
中脑泡	中脑	大脑脚/被盖/四叠体	中脑导水管
菱脑泡	后脑	脑桥/小脑	第四脑室
	末脑	延髓	
脊髓	脊髓	脊髓	脊髓中央管

在脑泡的形成和演变过程中，同时出现了几个不同方向的弯曲。首先出现的是凸向背侧的颈曲（cervical flexure）和头曲（cephalic flexure）。前者位于脑与脊髓之间，后者位于中脑部，又称中脑曲。之后，在脑桥和端脑处又出现了两个凸向腹侧的弯曲，分别称脑桥曲（pontine flexure）和端脑曲（telencephalic flexure）（图3-1-2）。

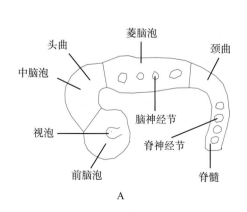

A

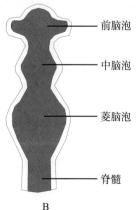

B

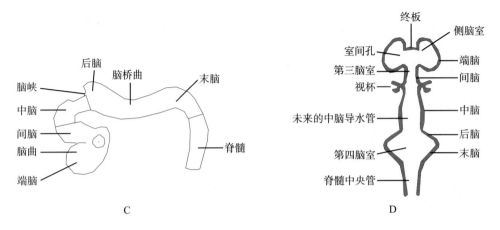

图3-1-2 脑泡的发生和演变模式图

A、C.侧面观；B、D.冠状切面。在脑泡演变的同时，其中央的管腔则演变为各部位的脑室。前脑泡的腔演变为左右两个侧脑室和间脑中的第三脑室；中脑泡的腔形成狭窄的中脑导水管；菱脑泡的腔演变为宽大的第四脑室

三、脑的发生和生长

胎龄约6周时，端脑泡扩大成两个大脑半球，并在间脑两侧向后、向上及向前3个方向扩展，向上与向前的扩展超过间脑的背侧壁和头端，使两半球的内面在间脑背面上方互相贴近，接触面变扁平，两者间的间充质形成大脑镰。两半球的前下端各出现一小的嗅球，下外侧面相对凹陷，称为岛叶区。岛叶区后方的脑壁生长迅速，并向前下方扩展到岛叶区的下外侧，形成颞叶。约9周时，颞叶发展到位于间脑底壁下方两侧，间脑底壁形成下丘脑，岛叶上前方的部分形成额叶。大脑半球继续向后扩展，形成枕叶。

大脑半球各部形成时，其表面是光滑的。胎龄21～24周时，大脑半球皮质迅速增生，表面出现皱褶，成为脑沟与脑裂，最先出现的是侧裂。岛叶周围脑区继续扩展、突出，形成额叶、颞叶、顶叶3个岛盖，并逐渐覆盖岛叶。3个岛盖之间的深沟即侧裂。侧裂出现之后，两大脑半球外侧面出现中央沟，内侧面出现海马沟，继之为顶枕沟、距状沟和嗅球沟。其他第二级脑沟（如颞下沟和额上沟）开始出现于胎龄28周。直到胎儿后期，第三级脑沟才陆续形成。

小脑起源于后脑翼板背侧部的菱唇。左右两菱唇在中线融合，形成小脑板，这就是小脑的始基（图3-1-3）。胚胎第12周时，小脑板的两外侧部膨大，形成小脑半球；板的中部变细，形成小脑蚓。之后，由一条横裂从小脑蚓分出了小结，从小脑半球分出了绒球。由绒球和小结组成的绒球小结叶是小脑种系发生中最早出现的部分，故称原小脑，仍然保持着与前庭系统的联系。

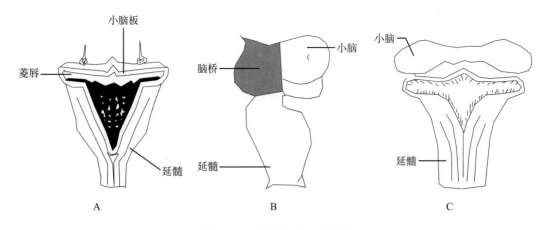

图3-1-3　小脑的发生模式图

A、B.第8周中脑和菱脑背面观及侧面观；C.第4个月的中脑背面观

四、神经外胚层和皮肤外胚层的分离

神经管形成的过程中，两侧浅层的皮肤外胚层和深层的神经外胚层（神经管）分离。两侧皮肤外胚层融合后将形成以后的皮肤。皮肤外胚层和神经外胚层分离后，间叶组织将迁移到两者之间，之后演变为脑脊膜、神经弓和椎旁肌肉等。神经嵴是从神经管分离出来的，神经嵴细胞沿两条路径迁移，并最后定位于胚体某一部位。一条路径是向两侧，在外胚层下面移动，这些细胞大部分形成黑色素细胞。另一条路径是向腹侧，到达神经管与体节下方，形成脑（脊）神经节和自主神经节。

神经外胚层和皮肤外胚层（皮肤的前身）过早分离及未分离均造成神经系统的先天性疾病。如果分离过早，邻近的间叶组织可能进入神经沟。这些间叶组织细胞就可能发展为脊髓脂肪瘤或参与脑膜膨出较大范围未分离可形成神经管开放，与皮肤外胚层相连，形成脊膜膨出或脊髓脊膜膨出。较小范围的或局限性未分离，可形成皮肤与神经外胚层间一有上皮内衬的管道，即所谓的上皮窦。

五、神经元的形成、分化和迁移

神经板由单层柱状上皮构成，称神经上皮（neuroepithelium）。当神经管形成后，管壁变为假复层柱状上皮，上皮的基底膜较厚，称外界膜。神经上皮细胞不断分裂增殖，部分细胞迁至神经上皮的外周，形成成神经细胞（neuroblast）。之后，神经上皮细胞又分化出成胶质细胞（glioblast），也迁至神经上皮的外周。于是，在神经上皮的外周由成神经细胞和成胶质细胞构成一层新细胞层，称套层（mantle layer）。原来的神经上皮停止分化，变成一层立方形或矮柱状细胞，称室管膜层（ependymal layer）。套层的成神经细胞起初为圆球形，很快长出突起，突起逐渐增长并伸至套层外周，形成一层新的结构，称边缘层（marginal layer）。随着成神经细胞分化，套层中的成胶质细胞也分化为星形胶质细胞和少突胶质细胞，并有部分细胞进入边缘层。

成神经细胞属分裂后细胞，一般不再分裂增殖，起初为圆形，称无极成神经细胞，以后发生两个突起，成为双极成神经细胞。双极成神经细胞向神经管一侧的突起退化消失，成为单极成神经细胞；伸向边缘层的一个突起迅速增长，形成原始轴突。单极成神经细胞内侧端又形成若干短突起，成为原始树突，于是形成多极成神经细胞（图3-1-4）。

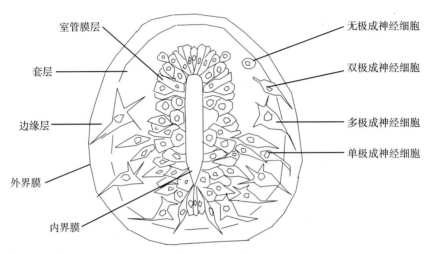

图3-1-4　神经管上皮的早期分化模式图

中枢神经系统的神经元来源于神经上皮。胚胎20周，大脑皮质内神经元胞体和树突内可见成层排列的粗面内质网及大量的微丝、微管和溶酶体。周围神经系统的神经元主要来源于神经嵴。脑、脊神经节中，神经嵴细胞首先分化为成神经细胞，成神经细胞再分化为感觉神经元。在神经元的发生过程中，最初生成的神经细胞的数目远比以后存留的数目多，那些未能与靶细胞或靶组织建立连接的神经元都在一定时间死亡。这说明神经元的存活与其靶细胞或靶组织密切相关。

胶质细胞的发生晚于神经细胞。在中枢神经系统中，来自神经管的成胶质细胞首先分化为各类胶质细胞的前体细胞，即成星形胶质细胞和成少突胶质细胞。然后，成星形胶质细胞分化为原浆性和纤维性星形胶质细胞，成少突胶质细胞分化为少突胶质细胞。神经胶质细胞始终保持分裂增殖能力。在周围神经系统中，所有神经胶质细胞均由神经嵴细胞分化而成。其中施万细胞随神经元轴突或周围突延长而同步增殖和迁移；而卫星细胞则包绕在脑神经节、脊神经节及交感神经节的节细胞周围。

神经上皮细胞不断增生并向外侧迁移，分化为成神经细胞和成胶质细胞，套层不断增厚，腹侧部增厚形成左、右两个基板（basal plate），背侧部增厚形成左、右两个翼板（alar plate）。由于基板和翼板增厚，两者在神经管的内表面出现了左右相对的两条纵沟，称界沟（sulcus limitans）。端脑套层中的大部分细胞都迁至外表面，形成大脑皮质；少部分细胞聚集成团，形成神经核。中脑、后脑和末脑中的套层细胞多聚集成细胞团或细胞柱，形成各种神经核。翼板中的神经核多为感觉中继核，基板中的神经核多为运动核。

大脑皮质的发生分3个阶段，依次为古皮质、旧皮质和新皮质。人类大脑皮质的发生过程重演了皮质的种系发生。海马和齿状回是最早出现的皮质结构，相当于种系发生中的原皮质，与嗅觉传导有关。胚胎第7周时，在纹状体的外侧，大量成神经细胞聚集并分化，形成梨状皮质，相当于种系发生中的旧皮质，也与嗅觉传导有关。旧皮质出现不久，神经上皮细胞分裂增殖、分批分期地迁至表层并分化为神经细胞，形成了新皮质，这是大脑皮质中出现最晚、面积最大的部分（图3-1-5）。由于端脑套层产生的成神经细胞是分批分期地产生和迁移，从而皮质中

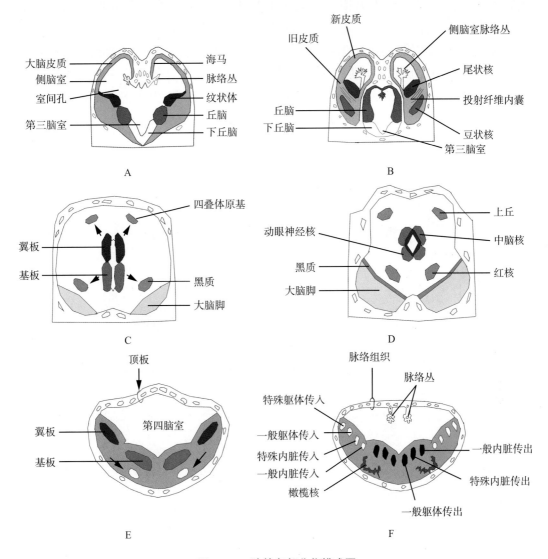

图3-1-5　脑的各部分化模式图

A、B.端脑和间脑（冠状切面）；C、D.中脑（横切面）；E、F.末脑（横切面）；A、C、E.第7周胚；B、D、F.第10周胚

的神经细胞呈层状排列。越早产生和迁移的细胞，其位置越深，越晚产生和迁移的细胞，其位置越表浅，即越靠近皮质表层。胎儿出生时，新皮质已形成6层结构。古皮质和旧皮质的分层无一定规律性，有的分层不明显，有的分为3层。

在大脑皮质内，随着神经元不断形成，突触也形成。早在第8周，皮质内即已出现突触。突触的形成过程包括轴突生长终止、树突和树突棘发育、突触部位选择和最后的突触形成。

起初，小脑板由神经上皮、套层和边缘层组成。之后，小脑板增厚，神经上皮细胞增殖并通过套层迁至边缘层表面，形成一薄的细胞层，称浅层皮质或外颗粒层。这层细胞仍然保持分裂增殖的能力，在小脑表面形成一个细胞增殖区，使小脑表面迅速扩大并产生皱褶，形成小脑叶片。至第6个月，外颗粒层细胞开始分化出不同的细胞类型，部分细胞向内迁移，分化为颗粒细胞，位于浦肯野细胞层的深面，构成内颗粒层。套层的外层成神经细胞分化为浦肯野细胞和高尔基细胞，构成浦肯野细胞层；内层的成神经细胞则聚集成团，分化为小脑白质中的核团，如齿状核。外颗粒层因大量细胞迁出而变得较少，这些细胞分化为篮状细胞和星形细胞，形成了小脑皮质的分子层，原来的内颗粒层则改称颗粒层（图3-1-6）。此种外颗粒层细胞的内迁一直持续到出生后第7个月。

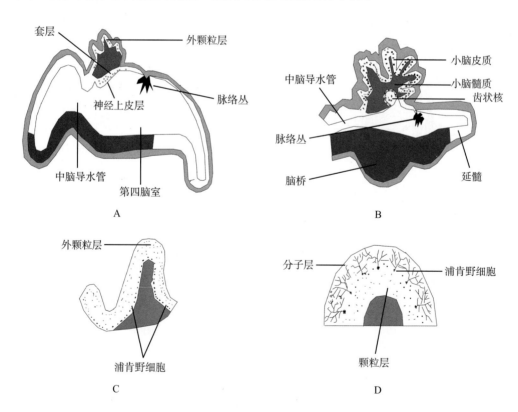

图3-1-6　小脑神经元的形成、分化和迁移

A.第8周中脑和菱脑的矢状切面；B.第4个月中脑的矢状切面；C.胚胎期的小脑皮质；D.出生后的小脑皮质

六、神经系统相关内分泌腺的发生

（一）垂体的发生

垂体包括腺垂体和神经垂体，分别来源于胚胎时期口凹的表面外胚层和脑泡的神经外胚层。胚胎第4周，口凹背侧顶部的外胚层上皮向深部凹陷，形成一囊状突起，称拉特克囊（Rathke pouch）（图3-1-7）。稍后，间脑底部的神经外胚层向腹侧朝拉特克囊方向形成一漏斗状突起，即神经垂体芽。拉特克囊和神经垂体芽逐渐增大并相互接近。至第2个月末，囊的根部退化消失，其远端长大并与神经垂体芽相贴。神经垂体芽的远端膨大，形成神经垂体，其起始部变细，形成漏斗柄。而囊的前壁迅速增厚，形成垂体的远侧部。由远侧部再向上长出一结节状突起包绕漏斗柄，形成结节部，囊的后壁生长缓慢，形成中间部。囊腔大部分消失，只残留小的裂隙。此裂隙偶尔下延，于咽的顶壁内形成咽垂体。腺垂体中分化出多种腺细胞；神经垂体主要由神经纤维和神经胶质细胞构成。

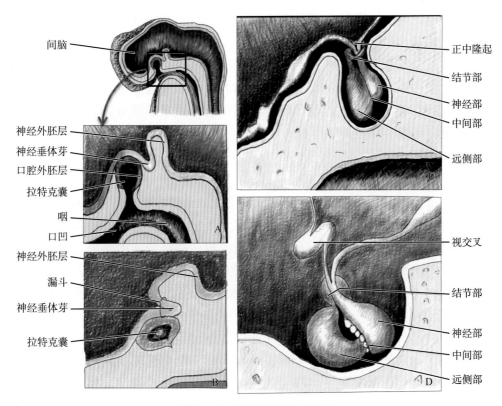

图3-1-7　垂体的发生示意图

A.第3周，拉特克囊和神经垂体芽形成；B.第2个月末，拉特克囊与咽顶；C.胎儿期，垂体前部、后部形成；D.新生儿期垂体

（二）松果体的发生

第5周，间脑顶板的室管膜上皮增厚，形成松果体板。第7周，松果体板发生外突，构成松果体囊。第8周，松果体囊壁细胞增生，囊腔消失，形成一实质性松果样器官，即松果体。松果体细胞和神经胶质细胞均由神经上皮分化而来。其中松果体细胞出现早，胚胎第8周即开始出现，第5个月增生明显，第6个月分化明显，细胞器逐渐增多，第8个月已近似成年。神经胶质细胞出现较晚，胚胎第12周左右开始出现，属于星形胶质细胞。胚胎第3个月初，交感神经分支长入松果体。

七、神经节和周围神经的发生

（一）神经节的发生

神经节起源于神经嵴。神经嵴细胞向两侧迁移，分列于神经管背外侧并聚集成细胞团，分化为脑神经节和脊神经节。这些神经节均属感觉神经节。神经嵴细胞首先分化为成神经细胞和卫星细胞，成神经细胞再分化为感觉神经元，卫星细胞包绕在神经元胞体的周围。神经节周围的间充质分化为结缔组织被膜。

位于胸段的神经嵴，有部分细胞迁至背主动脉的背外侧，形成两列节段性排列的神经节，即交感神经节或椎旁神经节。这些神经节借纵行的交感神经纤维彼此相连，形成左右两条纵行的交感链。节内的部分细胞迁至主动脉腹侧，形成主动脉前的交感神经节或椎前神经节。神经节中的神经嵴细胞分别分化为交感神经节细胞和卫星细胞，神经节外也有间充质分化为结缔组织被膜。

（二）周围神经的发生

周围神经由感觉神经纤维和运动神经纤维构成，构成神经纤维的是神经细胞的突起和施万细胞。感觉神经纤维中的突起，是感觉神经节细胞的周围突；躯体运动神经纤维中的突起，是脑干及脊髓灰质前角运动神经元的轴突；内脏运动神经的节前纤维中的突起，是脑干内脏运动核及脊髓灰质侧角中神经元的轴突，节后纤维则是自主神经节细胞的轴突。神经嵴细胞分化形成的施万细胞，在随神经元轴突或周围突延长同步增殖迁移过程中，逐渐形成有髓神经纤维和无髓神经纤维。在有髓神经纤维的形成过程中，施万细胞与轴突相贴处凹陷成一条纵沟，轴突陷入沟内，沟两侧的细胞膜贴合形成轴突系膜。轴突系膜不断增长并旋转包绕轴突，于是在轴突外周形成了由多层施万细胞胞膜包绕而成的髓鞘。在无髓神经纤维，一个施万细胞可与多条轴突相贴，并形成多条深沟包裹轴突，但不形成髓鞘。

（理东丽　陈瑞莹）

八、小儿正常脑髓鞘发育

（一）髓鞘的结构、成分及其生理作用

髓鞘是由少突胶质细胞的胞膜沿轴突以螺旋形缠绕而成的一种特殊的细胞膜结构，它由双层类脂质构成，其主要成分为神经磷脂（78%）和蛋白质（22%）（图3-1-8）。它是一种电绝缘物，主要功能在于增加轴突膜的电阻抗并减小电容。髓鞘对保持轴突整体膜结构和保证神经冲动快速传递具有决定性意义。离子通道的位置被限定在郎飞结的少数未被髓鞘包裹的特殊区域，而动作电位只在这个范围内重新产生。这就保证了动作电位在髓鞘包裹的轴突中是在郎飞结之间跳跃前进的，从而保证了神经冲动的传递速度。对于髓鞘化的轴突，神经冲动传递速度与轴突直径成正比，因而在同样传递速度的前提下大大节约了神经纤维的体积。由此可见，髓鞘对保证神经冲动传递速度前提下节约体积与能量具有至关重要的意义。

除了加快神经冲动传递，髓鞘还具有调节轴突运输、维持轴突完整性、调节pH值及调节离子成分等作用。这说明了髓鞘与轴突之间具有密切的联系。

髓鞘化是脑成熟过程中的重要组成部分，因为它促进了神经冲动在中枢神经系统中的传递。神经髓鞘成熟过程中的组织学和生物化学改变主要是髓鞘成分及

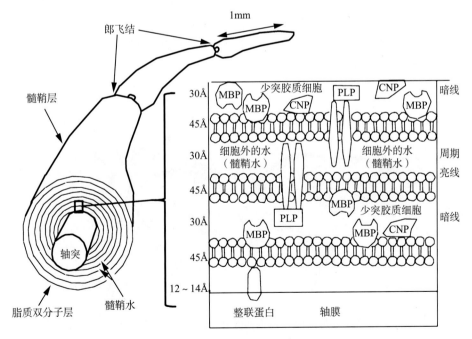

图3-1-8　髓鞘的结构示意图

CNP.cyclic nucleotide phosphodiesterase，环核苷酸磷酸二酯酶；MBP.myelin basic protein，髓鞘碱性蛋白；PLP. proteolipid protein，蛋白脂质蛋白

磷脂含量的变化。因此MRI可以显示神经髓鞘的成熟过程，对白质髓鞘的显示远胜于其他神经影像学检查。神经髓鞘的形成过程被认为是评估正常脑发育及成熟的有用指标。

（二）正常脑白质髓鞘化

脑白质的髓鞘化始于妊娠第5个月并持续终身，2岁时髓鞘化程度与成年人接近。脑白质髓鞘形成根据MRI所见可以分为4个阶段。①新生儿阶段：出生至出生后1个月；②早期婴儿阶段：出生后1~6个月；③后期婴儿阶段：出生后6~12个月；④早期儿童阶段：出生后1~3年。小儿脑MRI信号强度主要取决于脑白质和灰质的含水量，以及脑白质神经纤维的髓鞘形成和成熟。出生时脑白质的含水量为87%，脑灰质为89%。2岁以上小儿脑白质和灰质的含水量与成年人大致相仿，并且脑白质的神经纤维大多数已有髓鞘形成。髓鞘形成的脑白质含水量少于脑灰质，故T_1WI髓鞘化的白质呈相对高信号，出生后6个月以前显示清楚，T_2WI未髓鞘化白质呈高信号，随着髓鞘化进程发展，脑白质含水量减少，脂质增加转变为低信号。T_1WI显示髓鞘化信号改变早于T_2WI，而T_2WI能更好地反映髓鞘化的完成。因此，出生后6个月以前以T_1WI观察为主，6~18个月以T_2WI观察为主。T_2WI对小脑和脑干早期髓鞘化更敏感。髓鞘的形成是一个动态的过程，脑白质各部分的成熟和髓鞘形成是有先后顺序的，脑白质髓鞘化的顺序是从脑的尾侧向头侧，从背侧向腹侧，先中央后外周，感觉纤维早于运动纤维（图3-1-9）。熟悉小儿同月龄阶段性髓鞘形成情况对小儿脑发育评估是非常重要的。

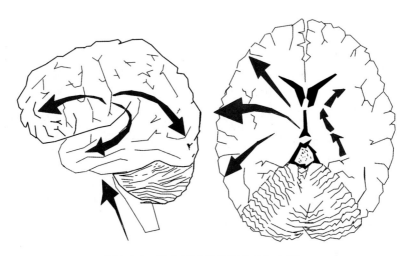

图3-1-9　脑白质髓鞘化顺序的示意图

（三）正常脑髓鞘发育的磁共振表现

利用出生后的解剖MRI图像（T_1WI和T_2WI）能够观察婴幼儿髓鞘化过程磁共

振信号强度的变化。不同场强及成像序列会对磁共振的信号强度产生影响。一般采用自旋回波成像观察婴幼儿脑白质的髓鞘形成。

（1）T$_1$WI表现：新生儿T$_1$WI脑白质信号比灰质信号低，随着白质的成熟，T$_1$信号逐渐升高，最终高于灰质。出生时颅后窝呈高信号的结构包括内侧丘系、外侧丘系、内侧纵束、下丘臂和小脑上下脚。出生第1个月末，小脑深部白质信号升高，3个月时小脑皮质下白质呈高信号，与成年人基本相同。脑桥腹侧白质髓鞘化稍晚，3～6个月时信号逐渐升高。出生时幕上呈高信号的结构包括小脑上脚、丘脑腹外侧、苍白球、内囊后肢后部、半卵圆中心中央部分。皮质脊髓束高信号从脑桥开始逐渐向大脑脚、内囊后肢、半卵圆中心延伸。出生后1个月，中央前后回脑白质信号升高，3个月时皮质下运动传导束基本完成髓鞘化呈高信号。视神经和视束在不足1个月时即可呈高信号，3个月时距状沟周围白质也呈高信号。出生时内囊后肢后部呈高信号，出生2～3个月时内囊前肢信号增高。出生后4个月，胼胝体压部呈高信号，并逐渐向前发展，至6个月胼胝体膝也呈高信号。除视觉和运动区外，皮质下白质在出生后3个月开始髓鞘化。深部白质的髓鞘化从后向前发展，枕叶最早，其次为额叶，颞叶最晚。脑白质髓鞘化从中央向外周延伸，枕叶皮质下白质7个月时完成髓鞘化，额颞叶在8～11个月完成。

（2）T$_2$WI表现：新生儿脑白质T$_2$WI信号比灰质高，随着脑白质的成熟，T$_2$WI信号逐渐减低。在新生儿早期评价脑干和小脑白质的髓鞘化，T$_2$WI优于T$_1$WI。出生时，幕下小脑上脚和下脚及脑神经核（尤其是展神经、面神经、前庭蜗神经）表现为低信号。小脑蚓部及小脑绒球呈低信号。5个月时，脑干腹侧呈低信号，与背侧相同。出生后2个月，小脑中脚信号开始减低，3个月表现为均匀低信号。出生后4个月，大脑脚呈低信号，5个月红核信号减低。5～8个月小脑皮质下白质出现低信号，至18个月小脑白质髓鞘化与成年人接近。出生时幕上呈低信号的结构包括小脑上脚、内外侧膝状体、底丘脑核、丘脑腹外侧区、内囊后肢后部的小部分。在第1个月内，中央前后回白质信号即可低于周围皮质。2个月，半卵圆中心可见片状低信号，而邻近脑回和皮质下白质分界模糊，中央旁回不易分辨。4个月，中央旁回信号可与邻近脑回相区别。出生时视束即可呈低信号，1个月时大多数呈低信号。随后2个月低信号沿视放射向后延伸，到4个月时距状沟周围脑白质呈低信号。大脑深部白质束在6～12个月信号减低。内囊的髓鞘化从后向前发展，7个月时，内囊后肢前部出现细带样低信号，至10个月带状低信号逐渐增粗。内囊前肢11个月时呈低信号。胼胝体的髓鞘化从后向前发展，压部在出生后6个月即呈低信号，膝部8个月呈低信号。与皮质下白质相比较，5～7个月基底节信号开始减低，至周围脑组织髓鞘化信号减低时，其信号减低表现不再明显。到10个月，基底节信号与皮质下白质基本相等。苍白球信号减低持续至出生后10年，为铁质沉积所致。皮质下白质髓鞘化的顺序是从枕叶向前至前额和颞叶。9～12个月从枕叶开始，11～14个月为额叶，颞叶最后。皮质下白质髓鞘化从1岁开始，至22~24个月基本完成。除终末带外，白质髓鞘化在2岁末完成（图3-1-10～图3-1-17）。

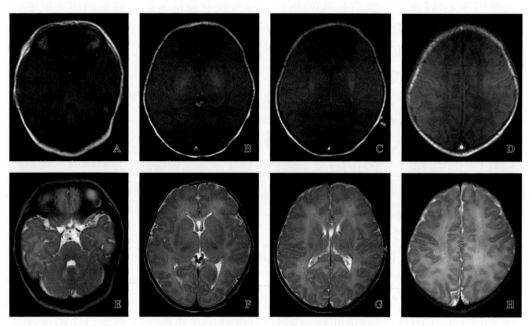

图3-1-10　出生3d小儿正常脑白质髓鞘化

　　足月儿，3d。A～D.横断位T₁WI显示小脑上脚、脑干背侧、丘脑腹外侧、苍白球、内囊后肢后部、罗兰多区皮质呈高信号；E～H.横断位T₂WI显示脑干背侧、内囊后肢后部、丘脑腹外侧、罗兰多区皮质呈低信号

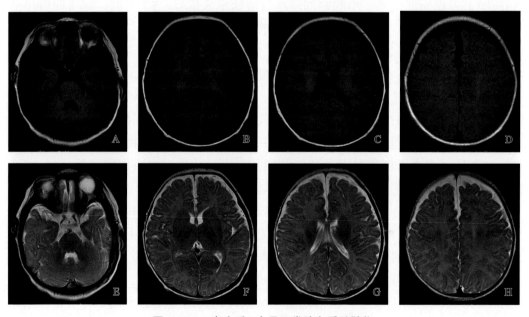

图3-1-11　出生后3个月正常脑白质髓鞘化

　　男，3月龄。A～D.横断位T₁WI显示内囊前肢、胼胝体压部、中央前后回呈高信号；E～H.横断位T₂WI显示小脑中脚、视放射、中央前后回呈低信号

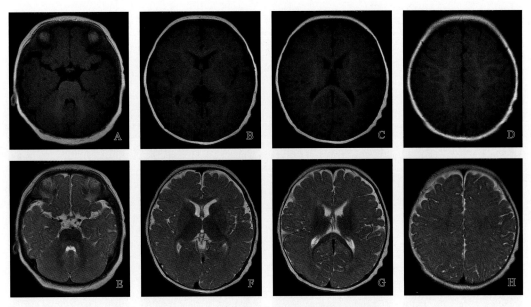

图3-1-12　出生后6个月正常脑白质髓鞘化

男，6月龄。A ～ D.横断位T_1WI显示胼胝体膝部、压部呈高信号，半卵圆中心髓鞘化进展；E ～ H，横断位T_2WI显示胼胝体压部呈低信号，胼胝体膝部信号减低，基底节区与周围脑组织相比信号减低，半卵圆中心信号减低

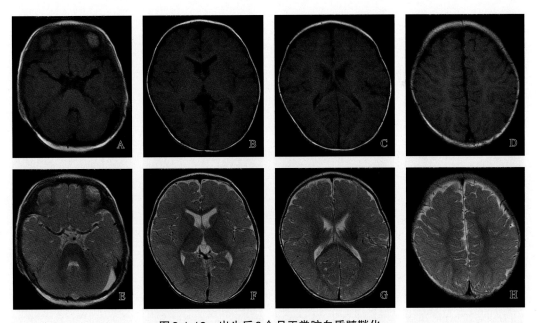

图3-1-13　出生后9个月正常脑白质髓鞘化

男，9月龄。A ～ D.横断位T_1WI显示脑白质髓鞘化已接近成年人，额叶、顶叶、枕叶皮质下白质均呈高信号，颞叶皮质下白质未完全髓鞘化；E ～ H.横断位T_2WI显示内囊前肢信号减低，胼胝体膝部、压部均呈低信号，枕叶白质信号减低

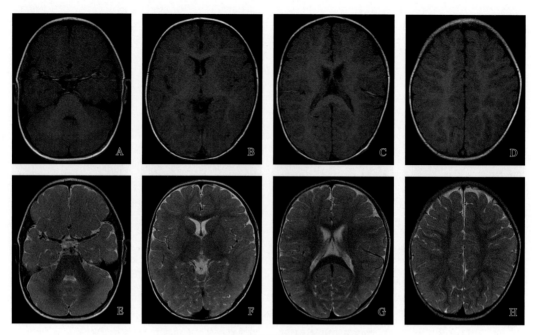

图3-1-14　出生后1岁正常脑白质髓鞘化

男，1岁。A～D.横断位T₁WI显示脑白质髓鞘化与成年人基本相同；E～H.横断位T₂WI显示小脑白质呈低信号，枕叶皮质下白质呈低信号，额叶、颞叶、顶叶皮质下白质信号减低

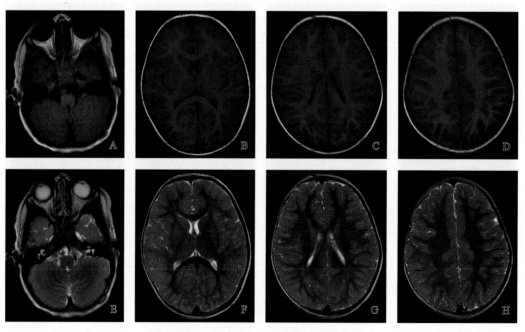

图3-1-15　出生后2岁正常脑白质髓鞘化

男，2岁。A～D.横断位T₁WI显示脑白质髓鞘化与成年人基本相同；E～H.横断位T₂WI显示脑白质髓鞘化与成年人接近，侧脑室三角区周围白质见片状稍长T₂信号影，为终末带

足月儿3d　　　　　2月龄　　　　　5月龄

7月龄　　　　　10月龄　　　　　2岁

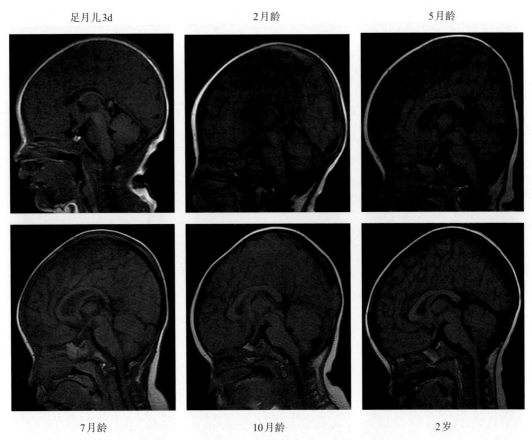

图3-1-16　矢状位T$_1$WI显示胼胝体的正常髓鞘化

1月龄　　　　　3月龄　　　　　6月龄

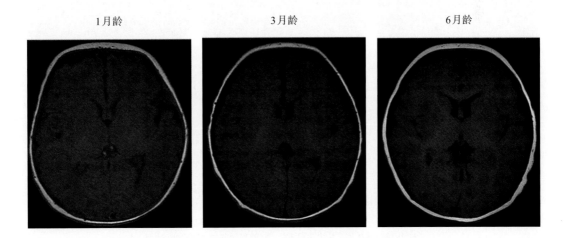

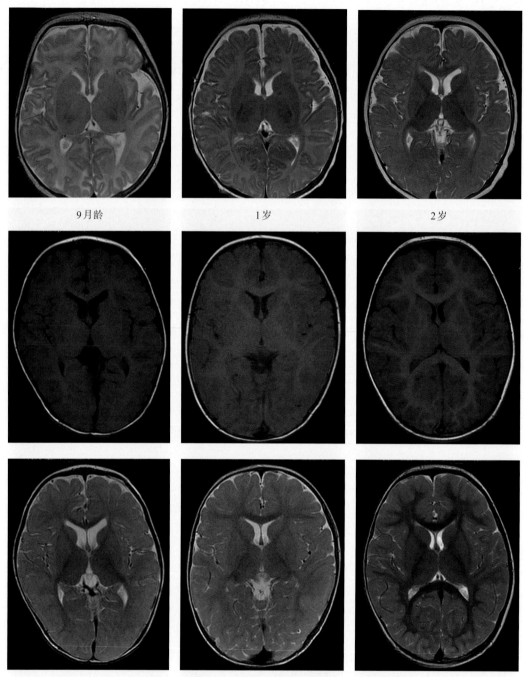

9月龄   1岁   2岁

图3-1-17 正常髓鞘化的进程

在T_1WI和T_2WI上，从出生到2岁，MRI显示正常髓鞘形成过程

（3）终末带（terminal zone）：在T_2WI上几乎所有的婴幼儿均表现为侧脑室体部旁白质持续高信号，以侧脑室三角区背侧和上方为著。多数呈均匀高信号，部分可为斑片状高信号。T_2WI高信号的主要原因是顶叶后下部和颞叶后部皮质相关的纤维束髓鞘化延迟。侧脑室三角区周围宽大的血管周围间隙也是高信号的原

因之一。终末带高信号可持续到10岁，甚至20岁，少数人达40岁。有时在侧脑室额角周围也可存在帽状高信号，为正常白质纤维相对较少的缘故。

（4）标志区：由于MRI显示髓鞘形成的时间表较烦琐和复杂，且只能作为较粗略的参考，从而在判断小儿髓鞘形成延迟时，可用小脑白质、胼胝体、内囊前肢和额叶前部白质是否已有髓鞘形成作为标记。Barkovich等将T_1WI和T_2WI显示髓鞘化的年龄段绘制成表格（表3-1-2），这些年龄段成为正常脑髓鞘化的MRI影像标志区。在出生后6个月内，T_1WI评价正常脑发育最有价值。在T_1WI上，3个月时，内囊前肢应可见高信号，同时，从小脑深部白质高信号向远处延伸到小脑小叶。第4个月时，胼胝体压部应为中等高信号，而在第6个月时，胼胝体膝部也应为高信号。约8个月时，除了一些最靠前的皮层下白质纤维束（特别是前额叶和前颞叶）仍未显示高信号外，脑表现基本与成年人相同。6个月后，T_2WI评价正常脑发育更有价值。在T_2WI上，胼胝体压部在6个月时、胼胝体在8个月时及内囊前肢在11个月时应显示为低信号。在第14个月时，额叶深部白质应为低信号，到第18个月时，全脑表现与成年人相同。

表3-1-2　髓鞘化表现改变的年龄段

解剖部位	T_1WI	T_2WI
小脑上脚	孕28周	孕27周
内侧纵束	孕25周	孕29周
内侧丘系	孕27周	孕30周
外侧丘系	孕26周	孕27周
大脑白质	出生时至4个月	出生后3～5个月
小脑中脚	出生时	出生时至2个月
内囊后肢		
前部	出生第1个月	出生第4～7个月
后部	孕36周	孕40周
内囊前肢	出生第2～3个月	出生第7～11个月
胼胝体膝部	出生第4～6个月	出生第5～8个月
胼胝体压部	出生第3～4个月	出生第4～6个月
枕叶白质		
中央	出生第3～5个月	出生第9～14个月
周边	出生第4～7个月	出生第11～15个月
额叶白质		
中央	出生第3～6个月	出生第11～16个月
周边	出生第7～11个月	出生第14～18个月
半卵圆中心	出生第2～4个月	出生第7～11个月

（四）磁共振新技术在脑髓鞘发育中的应用

1.弥散张量成像（diffusion tensor imaging，DTI） 是弥散加权成像技术改进和发展的一项新技术，利用组织中水分子弥散的各向异性来探测组织微观结构的成像方法。相比常规磁共振序列，DTI可以更加清楚地区分脑白质及灰质的结构层次，更量化、更直观地反映脑组织在生理和病理状态下的结构特性及发育变化，在儿童颅脑影像检查中有较好的应用前景。DTI最常用的参量有表观弥散系数（apparent diffusion coefficient，ADC）和各向异性分数（fractional anisotropy，FA）。ADC是水分子的平均弥散能力，与脑组织的细胞密度、髓鞘化程度、水分子含量相关。FA是水分子弥散的各向异性程度，包含方向信息。此外，分析的参量还有平均弥散率（mean diffusivity，MD）、轴向扩散张量（axial diffusivity，AD）、垂直扩散张量（radial diffusivity，RD）等。

DTI可反映婴幼儿脑组织的发育规律，特别有助于更加精确地呈现白质纤维束的发育变化。随着神经系统的成熟，脑组织中纤维间结合更加紧密，含水量逐渐减少，并不断髓鞘化，DTI上表现为白质纤维FA值增大、MD值减小、ADC值减小。另外，由于髓鞘化程度不同，同一时期不同组织的FA值有所不同，同一组织不同时期的FA值及其变化速率也不相同，一些主要纤维束在出生第1年DTI参考值的变化较第2年快，近皮质区域相对中心区域变化较慢，如皮质脊髓束较胼胝体更早成熟、胼胝体后部较前部更早成熟，这些均可在DTI中得到反映。

2.磁化转移成像（magnetization transfer imaging） 是评价脑发育的另一项技术。在髓鞘化过程中，脑内磁化转移量逐渐增加。另外，组织学证明磁化转移与髓鞘化过程平行。脑内几乎所有的磁化转移均由下列因素造成，即自由水与髓磷脂成分的相互作用，特别是胆固醇中羟基和胺的部分、髓磷脂表面的甘油脑苷脂。髓磷脂破坏可造成磁化转移率降低。进一步而言，T_1WI上髓鞘化早期所见的T_1缩短与磁化转移相关。因此，SE图像上T_1缩短是髓磷脂分子表面的甘油脑苷脂和胆固醇与脑内自由水之间磁化转移作用的结果。应用磁化转移序列可计算磁化转移率，故完全可以应用磁化转移的增加对脑发育进行量化研究。

3.磁共振波谱成像（MRI spectroscopy，MRS） 是目前唯一能够无创地观察活体组织代谢及生化变化的技术。MRS也在认识人脑发育早期中发挥着作用。简单地说，在出生后1年内代谢物浓度经历了巨大的变化，特别是在出生前和出生后的时期内。出生前胎儿脑内具有高浓度的肌醇（mI）和胆碱（Cho），并随着年龄增长而减少。相比之下，N-乙酰天冬氨酸（NAA）和肌酸（Cr）最初呈极低浓度，并随着年龄增长而增加。对于作为损伤的标志物乳酸则存在相互矛盾的报道，有报道在健康的早产婴儿脑内可观察到少量乳酸，并存在微小的变化。根据儿童的多项研究显示，MRS所观察到的大多数脑内代谢物在出生后1～4年达到了稳定的浓度值。

（刘希垄）

第二节 脊髓胚胎发育及生长

在脑泡形成的同时，神经管尾段仍保持较细的直管状，分化为脊髓。该段神经管的管腔演化为脊髓中央管，套层分化为脊髓的灰质，边缘层分化为脊髓的白质。神经管的两侧壁由于套层中成神经细胞和成神经胶质细胞的增生而迅速增厚，腹侧部增厚形成左、右两个基板，背侧部增厚形成左、右两个翼板。神经管的顶壁和底壁则相对薄而窄，分别形成顶板（roof plate）和底板（floor plate）。由于基板和翼板增厚，两者在神经管的内表面也出现了左右相对的两条纵行的界沟（图3-2-1）。

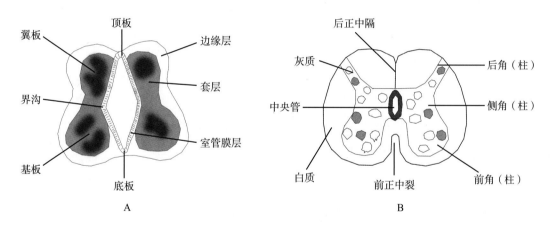

图3-2-1 脊髓的发生模式图

A.胚胎第6周；B.胚胎第9周

胚胎第4～5周时，整个脊髓区为等粗的圆柱形管状。脊髓前根发生于第4周末，稍后出现了神经嵴迁移而成的脊神经节的脊髓后根。第4个月，出现脊髓颈膨大和腰膨大，分出颈、胸、腰、骶区和马尾。

胚胎第3个月之前，脊髓与脊柱等长，其下端可达脊柱的尾骨。此时，所有脊神经的起始处与它们相对应的椎间孔处于同一平面。第3个月后，由于脊柱和硬脊膜增长比脊髓快，脊柱逐渐超越脊髓向尾端延伸，脊髓的位置相对上移。至出生前，脊髓下端与第3腰椎平齐，仅以终丝与尾骨相连。由于呈节段分布的脊神经均在胚胎早期形成，并从相应节段的椎间孔穿出，当脊髓位置相对上移后，脊髓颈段以下的脊神经根便越来越向尾侧斜行，再穿过其相应的椎间孔离开椎管。腰、骶和尾段的脊神经根则在椎管内垂直下行，与终丝共同组成马尾（图3-2-2）。

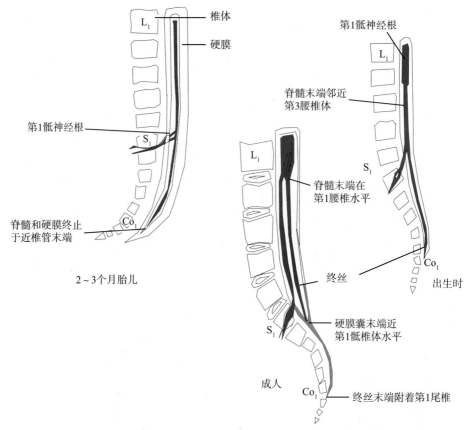

图3-2-2　在胚胎发育中脊髓与脊柱的变化示意图

L₁.第1腰椎；S₁.第1骶椎；Co₁.第1尾椎

（陈瑞莹）

第三节　胎儿正常脑发育MRI解剖、观察内容与测量

一、胎儿正常脑发育MRI解剖

　　胎儿大脑皮质随孕龄增加由平滑变得有皱褶，并逐渐形成复杂的脑沟裂和脑回，其形成机制至今仍不完全清楚。MRI能显示胎儿正常脑发育、髓鞘形成过程，不仅可以直接显示发育过程及一过性结构的出现和消失过程，还可以通过信号强度的不同描述各组织器官的成分，以评价其成熟过程。MRI显示的胎儿脑发育的解剖特征较组织学晚2周左右出现。可能与胎动伪影、胎儿与线圈的距离、层厚、信噪比及MRI的机型等因素限制了MRI的分辨率有关。因为获得高质量的胎儿颅脑T₁WI图像有一定的困难，而且组织对比差，所以胎儿颅脑MRI以T₂WI为主（图3-3-1）。颅内部分囊性病变、颅内出血、脂肪瘤在T₁WI上可表现为特征性高信号，具有一定的鉴别诊断作用（图3-3-2）。

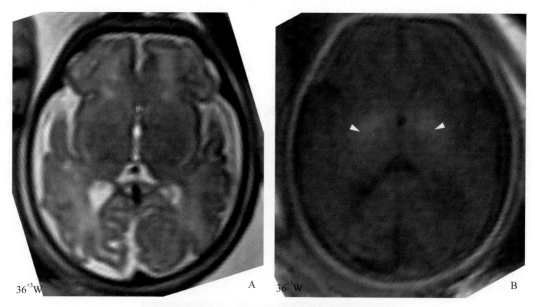

图3-3-1　胎儿正常颅脑MRI表现

孕36^{+3}周（36^{+3}W）A.T$_2$WI，组织对比度良好；B.T$_1$WI，组织对比度差。但双侧内囊后肢、壳核及苍白球区域可见高信号髓鞘形成（白箭头）

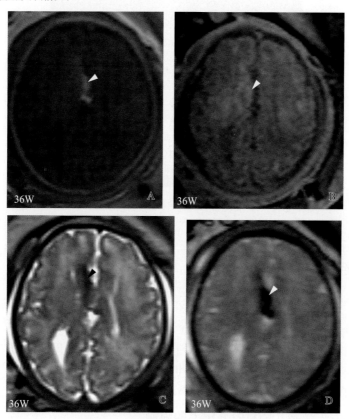

图3-3-2　胎儿脑内脂肪瘤MRI表现

孕36周（36W）A～D.分别为T$_1$WI，T$_1$WI压脂，T$_2$WI及T$_2$Trufi，大脑中线可见条片状异常信号，T$_1$WI呈高信号，T$_1$WI压脂相应区域信号减低，T$_2$WI（黑箭头）和T$_2$Trufi相应区域均呈低信号（白箭头）

孕7～8周时，在MRI矢状切面上可见胚胎头端内的原始脑泡，前脑泡位于胚胎的最前方，菱脑泡位于最后边，中脑泡则位于两者之间。第8周末，脑中央出现大脑镰，此时双顶径约8mm；且此时小脑开始从菱脑后部分向两侧形成小脑半球，两者在中线处分离。不久以后脉络丛几乎充满侧脑室。第10周，两侧小脑半球在中线处联合，呈两端略大，中间略窄的结构。颅骨骨化开始于第10周，第11～12周，颅骨骨化明显，脑内的基本结构已基本形成，如丘脑、第三脑室、中脑、脑干、小脑半球等。但孕初前12周原则上不进行MRI检查，因此胎儿脑MRI研究主要集中在孕12周以后（图3-3-3）。MRI对于胎儿各器官结构的显示与孕龄有直接关系，最佳成像时间为孕4～9个月，且随着孕龄增长，各器官结构显示越来越好。在孕4～6个月，来自端脑、中脑及菱脑的结构已可清晰分辨。胎儿未髓鞘化的脑白质的T_1和T_2弛豫时间明显长于灰质的T_1和T_2弛豫时间，T_2WI上白质的信号高于灰质。

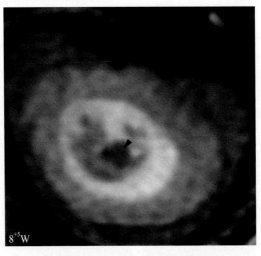

图3-3-3　胎儿孕早期MRI表现

孕8^{+5}周（8^{+5}W），初具人形，可见胎头、胎体和脐带，颅内解剖结构难以辨认；可见生理性脐疝（黑箭头）

（一）神经元移行

MRI在妊娠中期约孕23周时能够显示典型的神经元移行过程，这时T_2WI上脑实质表现灰白相间的5层结构，由内向外分别如下。①生发层：呈低信号；②深层白质：较薄，与生发层相比呈稍高信号；③脑室下层和中间迁移细胞带：呈稍低信号；④皮层下白质：呈高信号；⑤皮层板：低信号（图3-3-4）。其中的第1、3、5层是细胞密集层，但部分研究显示2～4层在MRI上难以区别，仅能显示3层结构，这可能是由于受胎儿脑MRI分辨率的限制。

生发基质（germinal matrix，GM）是神经元和神经胶质细胞的起源，是衍生大脑皮质和基底节的基础。在前脑泡形成时，生发基质分布在整个脑室系统的

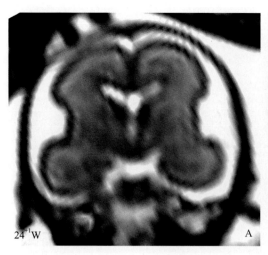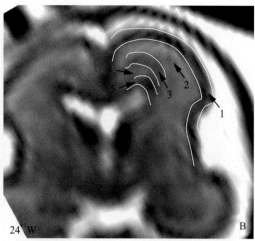

图3-3-4　胎儿神经移行过程MRI表现

　　孕24⁺¹周（24⁺¹ W），大脑灰白质分5层。A.冠状面全面观；B.局部放大图，由外向内分别如下。1.皮层板；2.皮层下白质；3.脑室下层和中间迁移细胞带；4.深层白质；5.生发层

脑室壁上，所在区域存在大量增殖细胞聚集。另外，生发基质也是发育中的大脑内血流灌注最丰富的区域，这一区域的血管均由不成熟的毛细血管网构成，当出现缺血缺氧状况时，这些脆弱的血管容易发生破裂出血，这一现象称为生发基质出血。超声不能显示生发基质，目前MRI是显示生发基质的唯一方式。T_2WI上其表现为沿脑室壁分布的线状低信号影，与脑脊液和脑室旁白质形成鲜明对比，T_1WI、DWI均呈稍高信号。另外，早期生发基质较厚，随着胎龄增长而变薄。生发基质在孕8～28周最为活跃，神经元呈层状向大脑皮质移行。而生发基质的退化从孕12周以后开始，首先退化的是第三脑室周边，然后是颞角、枕角及三角区域。到孕24～28周，生发基质只残留于尾状核头部、部分体部区域。到孕36周以后，生发基质基本消失，该区域的毛细血管至孕36周时已为成熟形态，因此很少出现出血。基底节核团在孕26～27周可以分辨，T_2WI呈低信号（图3-3-5～图3-3-7）。

　　影像上生发基质需要与生发基质出血、结节性硬化鉴别。三者信号类似，T_2WI呈低信号，T_1WI呈高信号。正常生发基质表现为沿侧脑室、第三脑室壁均匀线条状影，脑室壁始终光滑。生发层出血则表现为局限性团块状，常引起相邻脑室形态变化。结节性硬化病变多呈结节状，局灶性向脑室内突出。

　　神经元移行这一过程一直持续到出生后的第1年。神经元移行到皮质板有两个主要的高峰，孕7～10周和孕11～15周，这个过程受损，可导致神经元移行障碍方面的疾病，如灰质异位、脑裂畸形和部分多小脑回等，但这类疾病超声很难发现，MRI对这类疾病能够提供准确的诊断。

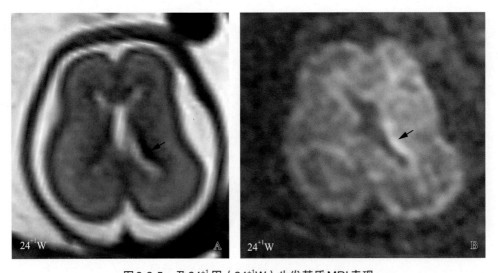

图3-3-5　孕24⁺¹周（24⁺¹W）生发基质MRI表现

A.T₂WI，沿双侧侧脑室壁分布可见呈低信号的生发基质（黑箭）；B.DWI，相应区域呈稍高信号（黑箭）

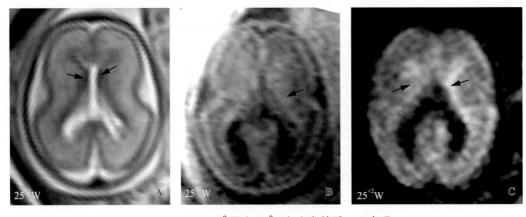

图3-3-6　孕25⁺²周（25⁺²W）生发基质MRI表现

A.T₂WI图像，沿双侧侧脑室壁分布可见呈低信号的生发基质（黑箭）；B、C.分别为T₁WI、DWI，相应区域均呈稍高信号（黑箭）

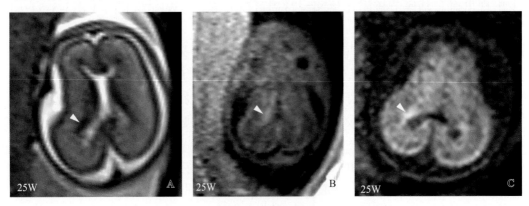

图3-3-7　孕25周（25W）生发基质MRI表现

A.T₂WI图像，沿双侧侧脑室壁分布可见呈低信号的生发基质（白箭头）；B、C.分别为T₁WI、DWI，相应区域均呈稍高信号（白箭头）

（二）脑回、脑沟、脑裂的形成

脑沟、脑裂的发育对于判断有无严重的脑沟发育异常、预测胎龄有重要的意义，也是评价皮质成熟度最可靠的标志。脑沟的意义在于它可以在有限的容积内装下足够多的皮质。目前脑沟形成的具体机制还不明确，但其发育却有一定的顺序和模式，75%的胎儿会按规律在一定的孕龄形成特定的脑裂和脑沟，少部分胎儿脑沟和脑裂的发育可能延迟1～2周。因而通过脑沟发育评估判断胎龄或根据胎龄判断脑发育情况是一种比较准确的方法。目前，MRI是显示脑沟发育细节的最佳影像学检查方法，需注意有文献报道，MRI影像观察到的脑沟比实际的脑沟出现时间晚2周左右。可能与以下因素有关：①神经学解剖研究是在薄的切片上直接观察，MRI的层厚为3～5mm，远远大于解剖研究所用的厚度（15～30μm）；②胎儿MRI图像质量的问题，如信噪比相对较低、空间分辨率有限。

随着最初形成的脑沟（一级脑沟）的不断加深折曲，到妊娠晚期时会不断形成一些分支（二级脑沟）。胎儿足月时，二级脑沟又开始分化出各自的分支（三级脑沟），使脑皮质表面变得更为错综复杂。产前MRI影像表现上，一级脑沟表现为一个浅浅的切迹，随后切迹逐渐加深，形成"V"形，最后脑沟深度随孕周增加而增加，邻近脑回也由宽变窄。孕20周前大脑表面平滑，不应误认为无脑回。脑沟的发育出现在孕20周以后。

1.不同孕周脑沟、脑回出现的顺序

（1）孕14～15周：MRI可以显示大脑纵裂，双侧大脑半球为平滑脑，侧脑室占据大脑半球的大部分，其内可见脉络丛，脑实质呈薄带状，T_2WI上呈低信号。矢状位上，可观察到小脑幕、颅后窝池、第四脑室、小脑蚓部及脑桥等结构（图3-3-8）。

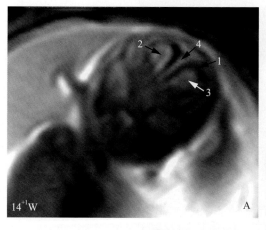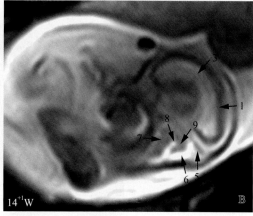

图3-3-8　孕14～15周胎儿颅脑MRI表现

T_2WI的冠状位、矢状位扫描，孕14[+1]周（14[+1]W）脑实质呈薄带状（1），侧脑室（3）占据大脑半球的大部分，其内见稍低信号的脉络丛（2）充填，大脑半球表面光滑，大脑纵裂（4）可见，其中图B为矢状位，可见小脑幕（5）、颅后窝池（6）、脑桥（7）、第四脑室（8）、小脑蚓部（9）

（2）孕16～21周：仅大脑镰及外侧裂可见，孕18周之前脑实质体积较小，呈薄带状，双侧大脑半球表面依旧平滑，双侧侧脑室仍然占据大部分大脑半球，其内见条状低信号脉络丛影，侧脑室前角及后角均较宽，但前角相对窄于后角（图3-3-9）；孕18周后脑实质明显增厚，双侧侧脑室形态发生变化，T₂WI沿侧脑室壁可见低信号生发层（图3-3-10）。孕16周，外侧裂开始出现，最初的外侧裂仅表现为大脑前外侧表面的一个浅凹，孕17～21周，逐渐加深，变得明显，成为MRI判断孕龄和皮质发育情况的一个重要影像解剖标志。

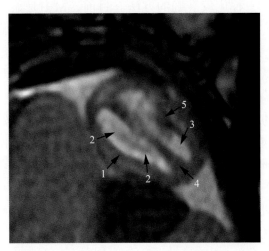

图3-3-9　孕16⁺¹周（16⁺¹W）胎儿颅脑MRI表现

脑实质呈薄带状（1），侧脑室（3）占据大脑半球的大部分，其内见稍低信号的脉络丛（2）充填，大脑半球表面光滑，大脑纵裂（4）、外侧裂（5）可见

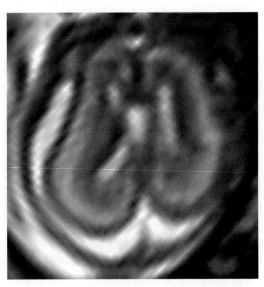

图3-3-10　孕21周胎儿颅脑MRI表现

脑实质明显增厚，侧脑室相对脑实质变小，沿侧脑室壁可见低信号生发层

（3）孕22～23周：孕23周，75%的胎儿出现胼胝体沟、顶枕沟和海马沟。冠状位有利于显示胼胝体沟和海马沟；矢状位有助于显示顶枕沟。脑实质明显增厚，侧脑室相对脑实质体积变小（图3-3-11）。这期间，外侧裂形态已由弧形变为梯形。

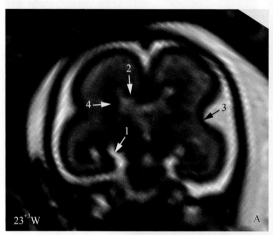
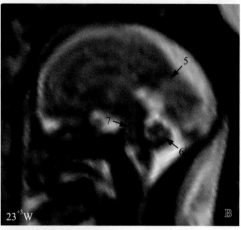
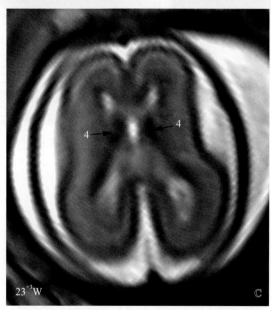

图3-3-11　孕23⁺³周（23⁺³W）胎儿颅脑MRI表现

A、B.T₂WI冠状面、矢状面：1.海马沟；2.胼胝体沟；3.外侧沟；4.生发层；5.顶枕沟；6.小脑蚓部；7.脑桥；C.轴位，脑实质明显增厚，侧脑室相对脑实质体积变小，沿双侧侧脑室壁可见细条状低信号生发基质

（4）孕24～25周：冠状位上距状沟和扣带沟可显示，但沟回表现为浅小切迹。矢状位上距状沟可见，起自枕叶前下缘，呈"鱼嘴"样切迹（图3-3-12）。

（5）孕25～26周：中央沟在大脑侧面形成浅的切迹，矢状位和横断位观察为佳。孕26周，75%的胎儿出现中央沟，扣带沟较前略有加深，但仍浅小。至此，

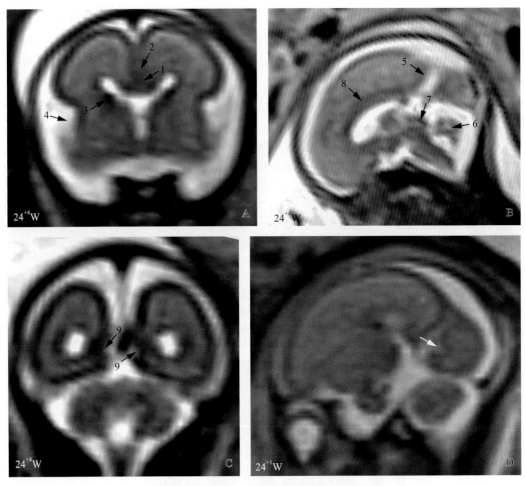

图 3-3-12   孕24～25周胎儿颅脑MRI表现

A～C.孕24+4周（24+4W），T2WI图像。1.胼胝体沟；2.扣带沟；3.生发层；4.外侧沟；5.顶枕沟；6.小脑蚓部；7.岛盖；8.胼胝体；9.距状沟（沟回浅小）。D.孕24+1周（24+1W），距状沟起自枕叶前下缘，呈"鱼嘴"样切迹（白箭）

大脑的额叶、顶叶、颞叶及枕叶已可分辨。胼胝体沟清晰可认。距状沟较前加深，显示清晰（图3-3-13）。同期，冠状面上，颞叶下部出现侧副沟。

（6）孕27周：中央前沟开始在中央沟前方形成浅的切迹。在确定中央沟后，中央前沟可在轴位或矢状位上辨认。扣带沟、距状沟及胼胝体沟增宽加深，清晰可认。于旁矢状位上，扣带沟后部见其边缘沟分支形成。冠状面上约孕27+3周后，颞上沟可见，右侧早于左侧（图3-3-14）。

（7）孕28周：中央后沟位于顶内沟和中央沟之间，中央沟在轴位和矢状位上较易显示，顶内沟在冠状位和横断位上观察为佳（图3-3-15）。

（8）孕29周：额上沟和额下沟出现，在冠状位上清晰显示（图3-3-16）。

（9）孕30～32周：中央沟内端向内侧延伸，接近大脑纵裂（图3-3-17）。一些早期出现的一级脑沟已逐渐分出二级脑沟。

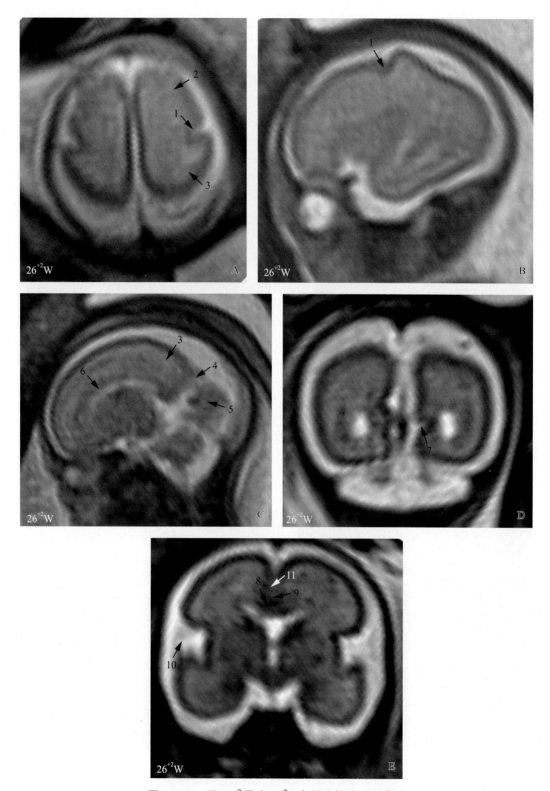

图3-3-13　孕26⁺²周（26⁺²W）胎儿颅脑MRI表现

1.中央沟；2.额叶；3.顶叶；4.顶枕沟；5.枕叶；6.胼胝体；7.距状沟（较前加深）；8.胼胝体沟；9.扣带回；10.外侧沟；11.扣带沟

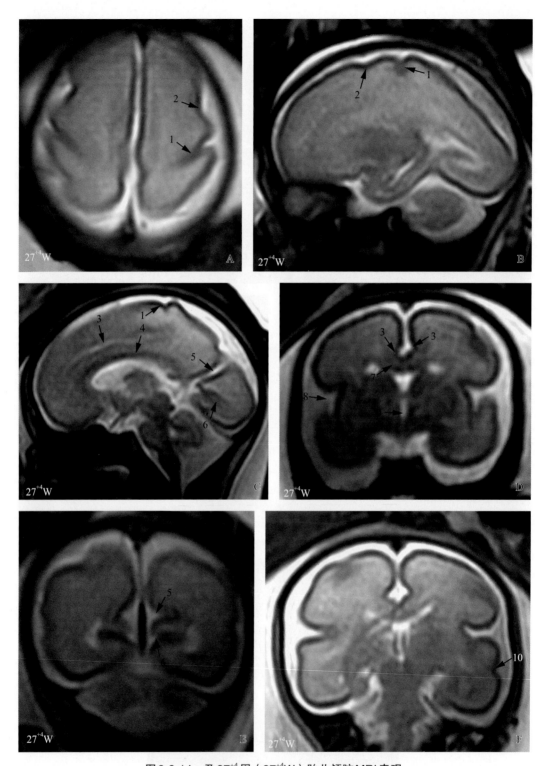

图3-3-14 孕27⁺⁴周（27⁺⁴W）胎儿颅脑MRI表现

1.中央沟；2.中央前沟；3.扣带沟；4.胼胝体；5.顶枕沟；6.距状沟；7.胼胝体沟；8.外侧沟；9.第三脑室；10.颞上沟

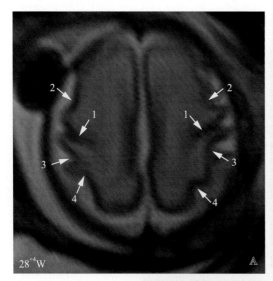
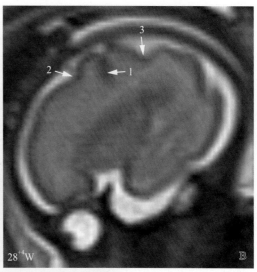
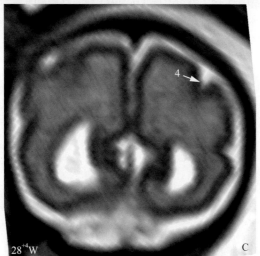

图3-3-15 孕28⁺⁴周（28⁺⁴W）胎儿颅脑MRI表现

1.中央沟；2.中央前沟；3.中央后沟；4.顶内沟

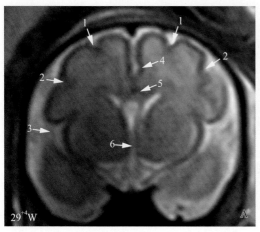
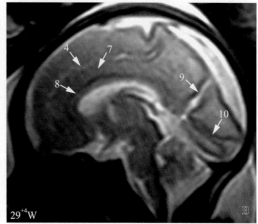

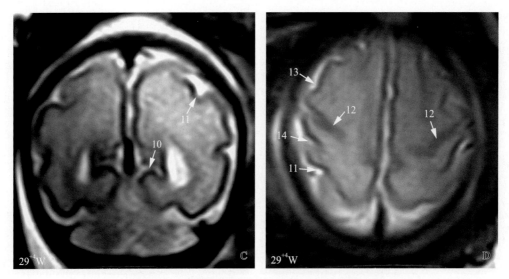

图3-3-16 孕29⁺⁴周（29⁺⁴W）胎儿颅脑MRI表现

1.额上沟；2.额下沟；3.外侧沟；4.扣带沟；5.胼胝体沟；6.第三脑室；7.扣带回；8.胼胝体；9.顶枕沟；10.距状沟；11.顶内沟；12.中央沟；13.中央前沟；14.中央后沟

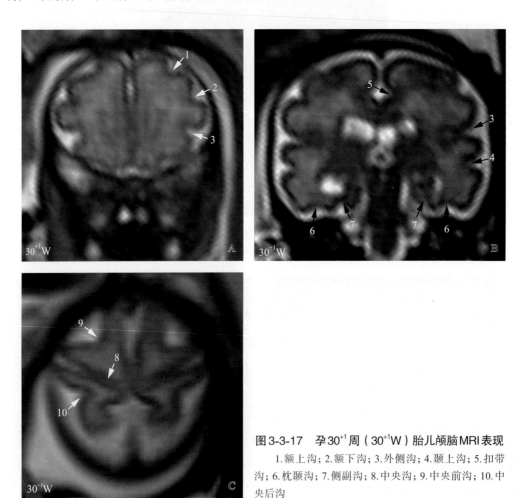

图3-3-17 孕30⁺¹周（30⁺¹W）胎儿颅脑MRI表现

1.额上沟；2.额下沟；3.外侧沟；4.颞上沟；5.扣带沟；6.枕颞沟；7.侧副沟；8.中央沟；9.中央前沟；10.中央后沟

（10）孕33～34周：颞下沟及位于颞下沟与侧副沟之间的枕颞沟出现。至孕34周，所有的一级脑沟和大部分二级脑沟均已出现（图3-3-18）。

（11）孕35～40周：孕35周至胎儿足月，脑沟继续加深，三级脑沟开始出现。胎儿大脑表面表现出类似足月儿外观（图3-3-19）。

两侧大脑半球脑沟的发育可以是非对称的，如右侧颞上沟的形成一般要先于左侧，不可认为是异常或畸形。如果这个过程发育受到损害，可引起脑沟回畸形，如无脑回畸形、小脑回畸形、多小脑回畸形等。产前MRI若发现脑沟发育与孕龄不符，如果小于孕25周，建议3～4周后复查，以明确是否存在发育异常；孕26～28周，产前MRI已至少可以明确是否存在无脑回畸形这一最为严重的皮质发育异常。

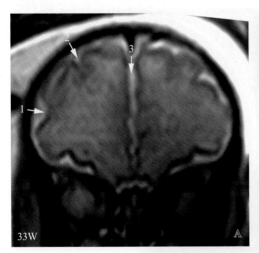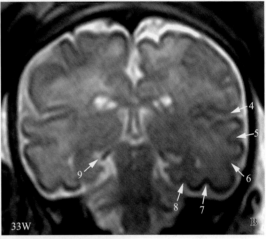

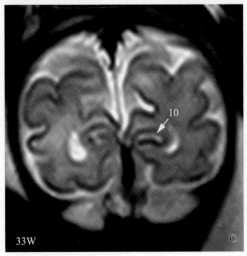

图3-3-18　孕33周（33W）胎儿颅脑MRI表现

1.额下沟；2.额上沟；3.大脑纵裂；4.外侧裂；5.颞上沟；6.颞下沟；7.枕颞沟；8.侧副沟；9.海马沟；10.距状沟

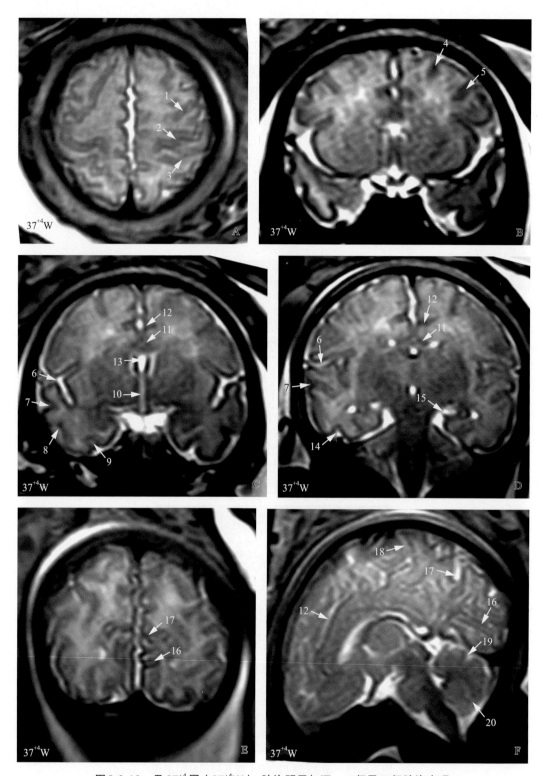

图3-3-19 孕37+4周（37+4W），脑沟明显加深，二级及三级脑沟出现

1.中央前沟；2.中央沟；3.中央后沟；4.额上沟；5.额下沟；6.外侧沟；7.颞上沟；8.颞下沟；9.侧副沟；10.第三脑室；11.胼胝体沟；12.扣带沟；13.透明隔间腔；14.枕颞沟；15.海马沟；16.距状沟；17.顶枕沟；18.扣带沟缘支；19.蚓部原裂；20.次裂

2.不同孕周脑沟的形态和变化　脑沟包含脑深面及脑表面脑沟。

（1）深面脑沟：包括顶枕沟、距状沟及扣带沟等。

1）顶枕沟：位于双侧大脑半球内侧面后部，自前下向后上方走行，分隔顶叶和枕叶，大部分位于脑中线内侧面，小部分位于大脑外侧面。孕18～19周可见显示，其在MRI矢状面上显示位于胼胝体压部后方，斜向后上走行。孕23周前顶枕沟宽而浅，随着孕周增加，逐渐清晰可辨认，于孕36周后，随着脑实质发育，脑沟变窄（图3-3-20）。

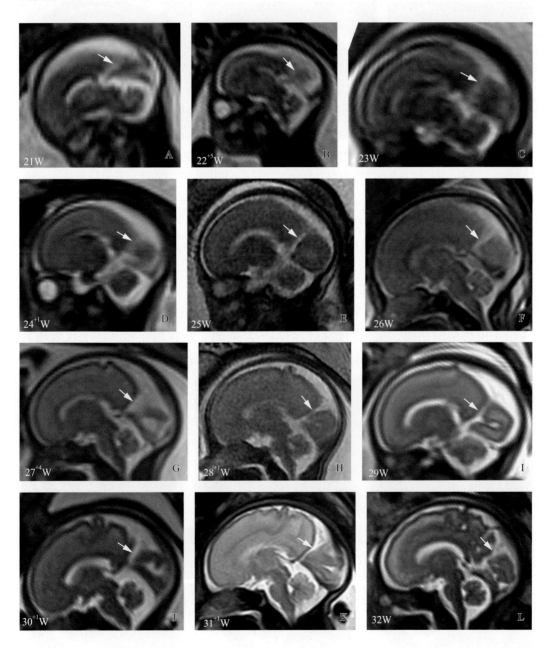

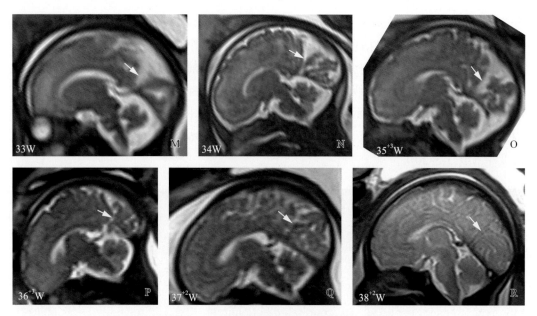

图3-3-20 不同孕周顶枕沟形态及其变化

A～C.孕21～23周,顶枕沟浅而宽;D～O.孕24～35周,顶枕沟逐渐加深;P～R.孕36～38周,顶枕沟逐渐变窄

2）距状沟:是自顶枕沟前下向枕极延伸的弓形沟,其上方为楔叶,下方为舌回。距状沟在MRI冠状面及中央旁矢状面均可清晰显示,矢状面上更易观察。距状沟在孕24～25周可见显示,矢状面上表现为起自枕叶前下见"鱼嘴样"切迹,随着孕周增加,距状沟加深,向枕极呈略向后下走行,孕26～35周,清晰可辨,最有利于距状沟的观察,孕36周后距状沟变窄、加深(图3-3-21)。冠状面上距状沟位于偏后部的层面,呈横向走行,孕24～25周时,距状沟在冠状面上仅表现为浅的切迹,其形态变化规律与矢状面上的改变相同(图3-3-22)。

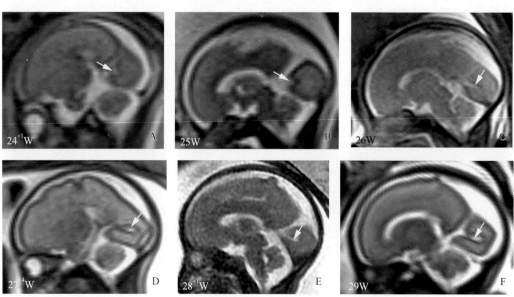

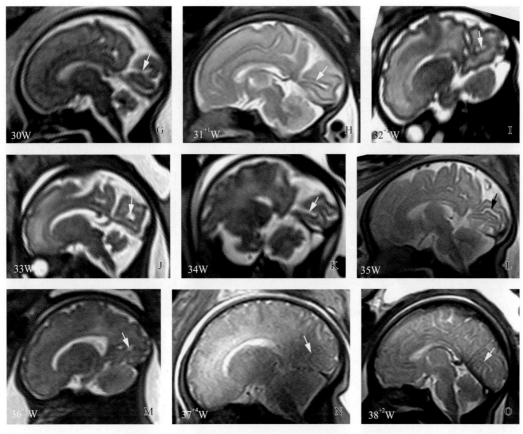

图3-3-21 不同孕周矢状面上距状沟的形态及其变化

A、B.孕24～25周，距状沟位于枕叶前下，呈"鱼嘴样"切迹；C～L.孕26～35周，距状沟逐渐向枕极加深、增宽；M～O.孕36～38周，因脑组织发育、二级及三级脑沟出现，距状沟逐渐变窄

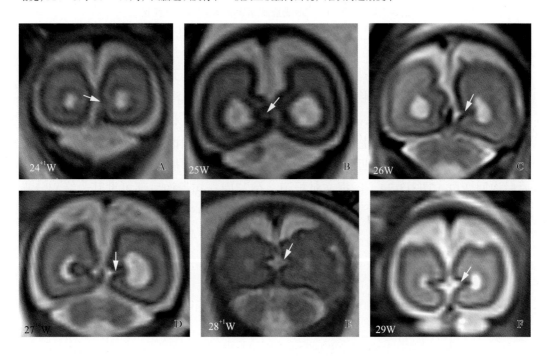

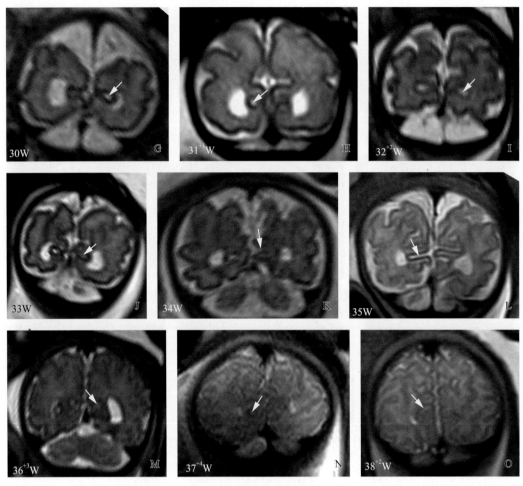

图 3-3-22　孕 24 ～ 38 周冠状面距状沟的形态及变化

A～C.孕24～26周，沟回浅小；D～L.孕27～35周，沟回加深；M～O.孕36周以后，沟回变窄

　　3）扣带沟：扣带回与胼胝体走向平行，扣带沟位于扣带回上方，沿扣带回走行，略呈凹面向下的弓形。MRI在冠状面上显示扣带沟早于矢状面，孕24～25周其即可在冠状面上显示，呈短条状横向走行的沟回（图3-3-23）。由于沟回较浅小，其在中央旁矢状面上孕26周后可清晰显示，矢状面上扣带沟位于扣带回上方，沿扣带回走行，略呈凹面向下的弧形，随着孕周增加，沟回增宽加深，孕37周后沟回变窄（图3-3-24）。据文献报道，孕27周，扣带沟后部可见其边缘沟分支形成。

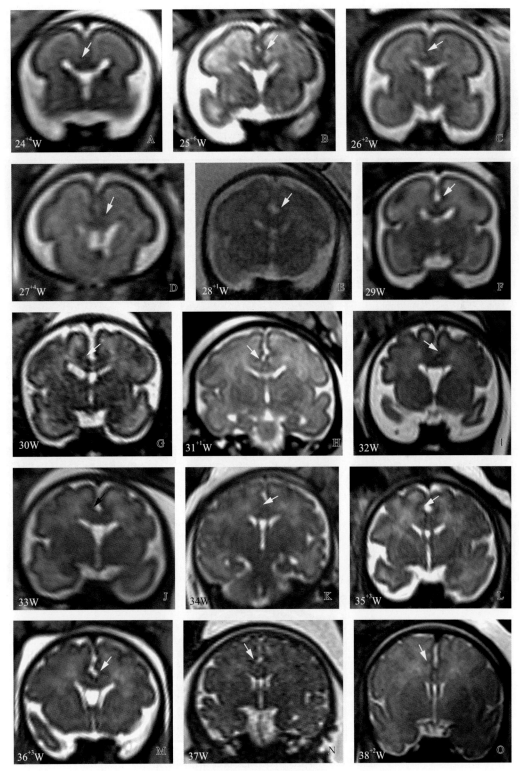

图3-3-23　孕24～38周扣带沟形态变化

孕24～25周，冠状面上可见扣带沟显示，随着孕周增加，沟回增宽加深，孕37周后沟回变窄

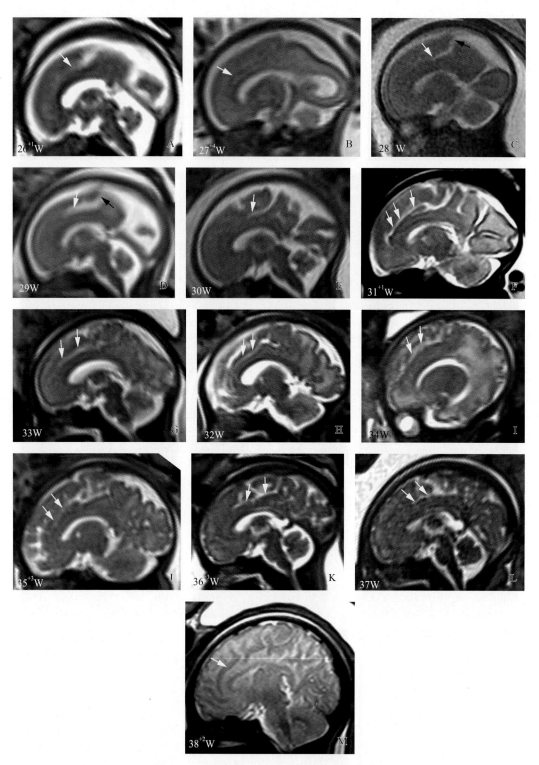

图3-3-24　孕26～38周矢状面扣带沟变化

孕26周可见扣带沟清晰显示（白箭），随着孕周增加，沟回加深增宽（白箭），孕37周后沟回变窄（白箭）。其中图C、D中黑箭所示为扣带沟缘支

（2）脑表面脑沟：包括中央沟、中央前沟、中央后沟、额上沟、额下沟、颞上沟及颞下沟等。正常胎儿，MRI在孕25周部分胎儿可见浅小的中央沟，孕26～27周，大部分胎儿可见中央沟显示，孕27周中央前沟可见，孕27～28周，中央后沟出现，这些沟回在横断面（图3-3-25）及矢状面（图3-3-26）上清晰可辨，随着孕周增加，孕30周后沟回明显加深、变窄。由于中央沟、中央前沟及中央后沟位置较高，超声被颅骨声影遮挡显示不清，MRI可避免颅骨干扰，较好地显示上述各结构。额上沟、额下沟、颞上沟及颞下沟在MRI冠状面上易于观察（图3-3-27，图3-3-28）。孕28～29周可见额上沟，孕29周后额下沟出现。部分胎儿在孕27⁺³周后可见颞上沟，右侧较左侧先形成。孕26周，颞叶下部侧副沟形成，孕33～34周，颞下沟及枕颞沟可见。

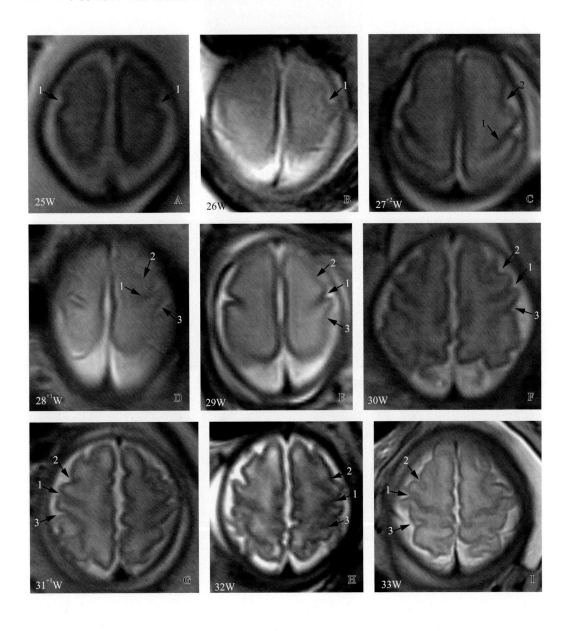

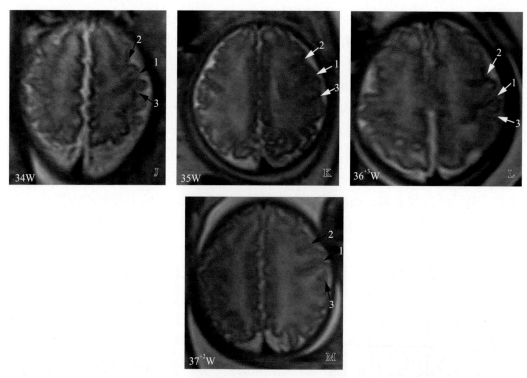

图3-3-25 孕25～37周横断面中央沟、中央前沟及中央后沟的变化

孕25周后可见中央沟出现，孕27周可见中央前沟，孕28周出现中央后沟，孕30周后沟回明显加深、变窄。
1.中央沟；2.中央前沟；3.中央后沟

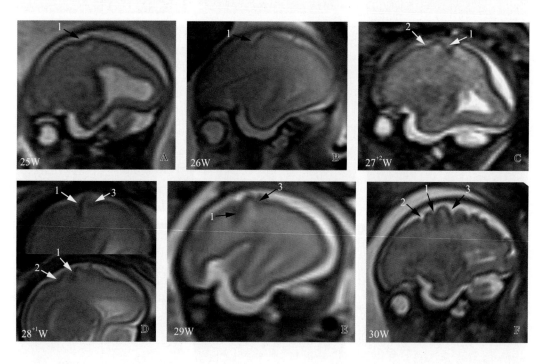

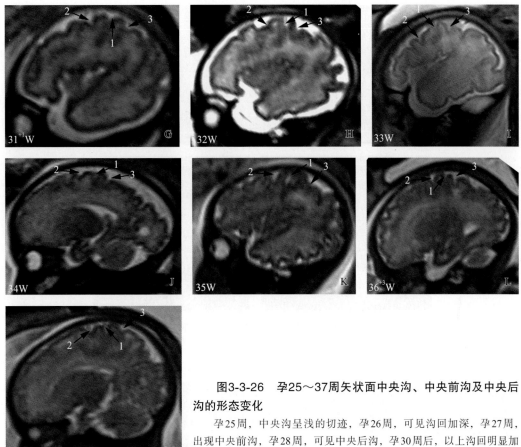

图3-3-26 孕25～37周矢状面中央沟、中央前沟及中央后沟的形态变化

孕25周，中央沟呈浅的切迹，孕26周，可见沟回加深，孕27周，出现中央前沟，孕28周，可见中央后沟，孕30周后，以上沟回明显加深。1.中央沟；2.中央前沟；3.中央后沟

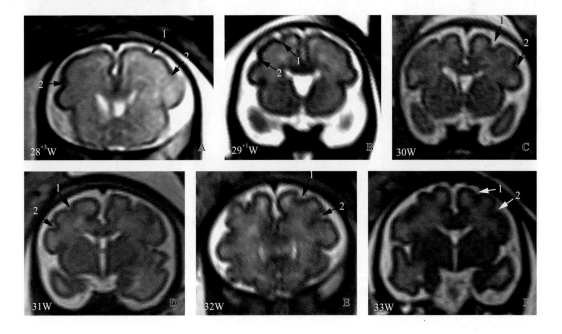

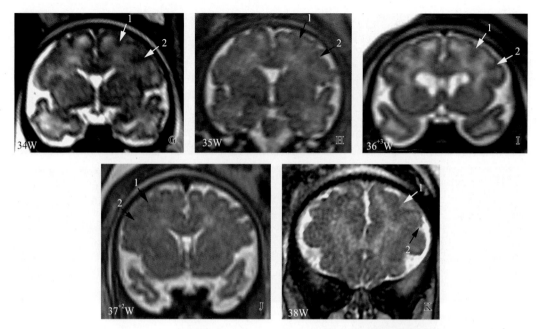

图3-3-27　冠状面孕28～38周额上沟及额下沟形态及变化

孕28～33周，脑沟逐渐加深，孕34周后，脑沟加深变窄，二级和三级脑沟出现。1.额上沟；2.额下沟

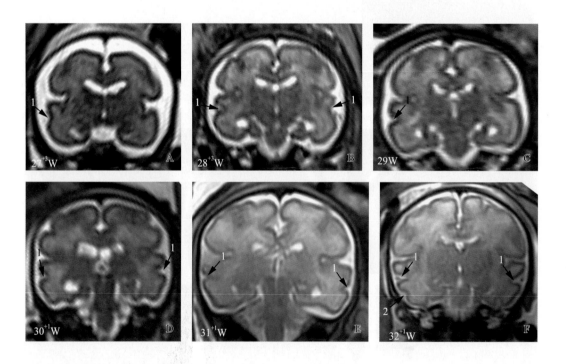

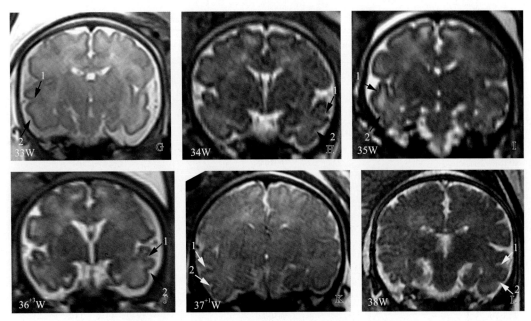

图3-3-28　孕27～38周颞上沟及颞下沟的形态及变化

孕27^{+3}周以后，颞上沟（1）可见，右侧形成早于左侧。孕32周，部分颞下沟可见，随着孕周增加逐渐清晰，孕34周，颞下沟（2）可清晰显示，随胎儿孕周增加逐渐加深

（3）外侧裂和岛叶：其发育具有特征性。妊娠早期，外侧裂窝呈一平滑的浅压迹位于大脑外侧面，孕17周后，随着岛状环沟发育，外侧裂窝形态逐渐发生变化。此时，岛叶位于额叶、顶叶、颞叶之间，呈顶部较平、边缘成角（岛状环沟）状。由于岛叶的生长速度较周围脑组织慢，岛盖逐渐覆盖岛叶，随着孕周增加，裂-岛盖角逐渐由钝角变为锐角。

一般来说，任何器官在胚胎发育过程中，细胞高分化期即为最易受致畸物损害时期。对于人胚而言，胚胎5～11周是最易受损时期，但不同的组织器官有其特定的易损期，如人胚脑部，虽然整个妊娠期都对致畸物敏感，但最易受损的时间为胚胎5～18周，在10周前受致畸物损害后可能出现主要结构的畸形，而10周后受损时主要出现功能上的异常或微小结构畸形。致畸物可以是化学性的，如某些药物，如苯妥英钠可导致小头畸形、脑发育延迟，乙醇除可导致小头畸形、脑发育延迟外，还可导致眼畸形。其也可以是环境性的，如感染或辐射。感染主要是母体感染后经胎盘再感染胎儿，主要为病毒感染，可导致小头畸形、眼畸形（如小眼、视网膜发育不良、青光眼、白内障）、脑内钙化、脑发育延迟等。大量辐射可导致小头畸形和脑发育延迟等。

如果检查发现脑沟发育存在异常，建议4～6周进行随访，重新评估其发育情况（表3-3-1）。在胎儿超过25～28周的时间进行MRI检查，以排除大脑皮质发育问题（表3-3-2，表3-3-3）。

表3-3-1　常见脑沟开始出现时间

脑沟裂	神经解剖	MRI（＞75%的胎儿显示）
外侧裂	孕14周	孕16～17周
扣带沟	孕18周	孕24～25周
第二扣带沟	孕32周	孕33周
顶枕沟	孕16周	孕18～19周
距状沟	孕16周	孕24～25周
中央沟	孕20周	孕26～27周
中央前沟	孕24周	孕26～27周
中央后沟	孕25周	孕28～29周
额上沟	孕25周	孕29周
额下沟	孕28周	孕29周
颞上沟	孕23周	孕27周（28～29周[a]）
颞下沟	孕30周	孕32～33周（33周[a]）
胼胝体沟	—	孕18周（24～25周[a]）
顶内沟	孕26周	孕28周
侧副沟	孕23周	孕27周
枕颞沟	孕30周	孕33周
岛沟	孕34周	孕34周
枕上沟	孕34周	孕36～37周
枕下沟	孕34周	孕34～35周[c]
额叶二级脑沟	孕32周	孕34～35周
顶叶二级脑沟	孕33周	孕34～35周
颞叶二级脑沟	孕36周	*孕34～35周*[b]

　　a.部分数据不同文献报道也有所不同，用括号进行标记，结合在实际工作中所见，更支持括号内数据；b.黑色斜体为文献内所给时间，但早于神经解剖时间，仅供参考；c.枕下沟MRI显示时间为25% ～ 75%胎儿可显示时间

表3-3-2　脑、脊髓和脊柱的先天性畸形

发育时期	孕期时间	正常发育表现	异常发育表现
背诱导			
初期神经胚形成	3～4周	脊索、脊索中胚层诱导神经板形成 神经板向背侧闭合形成神经管 神经管自延髓部开始向头侧及尾侧闭合	神经管缺陷所致畸形 颅脊柱裂畸形 无脑畸形 脑膨出 脊髓脊膜膨出 Chiari畸形 脊髓积水

续表

发育时期	孕期时间	正常发育表现	异常发育表现
二期神经胚形成	4～5周	脊索、中胚层相互作用，形成硬膜、软膜、椎骨及颅骨	隐性神经管闭合不全所致畸形 　脊髓脊膜膨出 　脊髓纵裂 　脊膜膨出/脂肪脊膜膨出 　脂肪瘤 　皮窦伴/不伴囊肿 　终丝栓系综合征 　前方闭合不全所致畸形（如神经肠源性囊肿） 　尾部退化综合征
腹诱导	5～10周	前脊索中胚层诱导形成面部及前脑 前脑分裂形成视泡、嗅球/束；端脑形成大脑半球、脑室、壳核、尾状核；间脑形成丘脑、下丘脑、苍白球；菱脑形成小脑半球、蚓部；髓脑形成延髓及脑干	全前脑畸形 视-隔发育不全 无嗅脑畸形 面部畸形 小脑发育不良 Joubert综合征菱脑融合 舟状小脑发育不良 Dandy-Walker畸形
神经元的增生、分化及组织发生	2～4个月	孕7周时，生发基质形成；细胞增生形成神经母细胞、成纤维细胞、星形细胞及内皮细胞；脉络丛形成，脑脊液开始产生	脑过小畸形 巨脑畸形 神经皮肤综合征 神经纤维瘤病-1 神经纤维瘤病-2 结节性硬化 Sturge-Weber综合征 von Hippel-Lindau综合征 毛细血管扩张性共济失调 其他 　中脑导水管狭窄 　蛛网膜囊肿 　先天性血管畸形 　先天性肿瘤
细胞移行	2～5个月	神经母细胞从生发基质沿放射状胶质纤维移行：皮质结构自深部向表浅逐渐形成；脑沟、脑回形成；连合板发生为胼胝体和海马连合	脑裂性孔洞脑畸形 Ⅰ型脑裂畸形 Ⅱ型脑裂畸形 无脑回畸形 巨/多小脑回畸形 神经元异位畸形 胼胝体不发育伴/不伴脂肪瘤 Lhermitte-Duclos病
神经组织的重组	6个月至出生后	神经元排列、定向、分层；触突增生；突触形成	

发育时期	孕期时间	正常发育表现	异常发育表现
髓鞘形成、成熟	出生后6个月至成年	少突胶质细胞产生髓鞘；髓鞘形成高峰为孕30周至出生后8个月；胼胝体进一步发育，到出生时成为成年形态	代谢性疾病 脱髓鞘疾病
获得性、退行性、中毒性及炎性病变	任何时期	正常发育结构的继发性、获得性损伤	积水性无脑畸形 半侧萎缩 囊性脑软化 脑室周围白质软化

表3-3-3　脑先天性疾病分类

一、器官发生异常所致的先天性疾病 （一）神经管关闭障碍所致脑先天性疾病 1.天幕上 　胼胝体畸形 　颅裂畸形 2.天幕下 　小脑延髓畸形（Chiari畸形） 　　Chiari Ⅰ畸形 　　Chiari Ⅱ畸形 　　Chiari Ⅲ畸形 3.天幕上下同样受累 　脑膜膨出和脑膜脑膨出 （二）脑泡发育异常和脑裂形成障碍所致脑先天性疾病 1.天幕上 　前脑无裂畸形 　视间隔结构不良 　大脑半球发育不良症（Dyke-Davidoff-Masson综合征） 　无嗅脑畸形 　颅缝早闭 2.天幕下 　Dandy-Walker畸形 　Joubert综合征 　菱脑结合畸形 　脑盖小脑发育不良 　巨大小脑延髓池 　Chiari Ⅳ畸形 3.天幕上下同样受累 　蛛网膜囊肿 （三）神经细胞增生、分化、移行和脑沟形成障碍所致脑先天性疾病 1.天幕上 　脑小畸形	巨脑畸形 　单侧巨脑畸形 　腔道脑 　积水性无脑畸形 　垂体发育异常 　无脑回畸形 　非脑回性皮质结构不良 　　多微脑回畸形和巨脑回畸形 　　异位畸形 　　脑裂畸形 2.天幕下 　　Lhermitte-Duclos病 3.天幕上下同样受累 　先天性血管畸形 　先天性肿瘤 二、组织发育障碍所致脑先天性疾病（神经皮肤综合征） 1.天幕上 　结节性硬化 　Sturge-Weber综合征 　Klippel-Trenaunay-Weber综合征 　脑膜血管瘤病 　神经皮肤黑变病 　表皮痣综合征 　Ito黑色素过少症 　色素失调症（Bloch-Sulzberger综合征） 　脑垂体发育异常 　面部痣伴脑积水和静脉回流异常 　痣样基底细胞癌（Gorlin综合征） 　脑颅皮肤脂肪瘤 2.天幕下 　von Hippel-Lindau病

续表

3.天幕上下同样受累 　神经纤维瘤病-1 　神经纤维瘤病-2 　节段性神经纤维瘤病 　Wyburn-Mason综合征	遗传性出血性毛细血管扩张症（Rendu-Osler- 　Weber病） Bannyan综合征 导水管狭窄

另外，参考*MRI of the Fetal Brain：Normal Development and Cerebral Pathologies*一书，从冠状面、矢状面及横断面选出最能代表胎儿大脑发育的10个层面对胎儿大脑发育进行分析，分别如下。①平行脑干的T_2WI冠状面（4个）：额叶前部平面、第三脑室平面、侧脑室颞角平面、侧脑室三角区脉络丛平面。通过这几个层面可观察额上沟、额下沟、扣带沟、胼胝体沟、外侧沟、颞上沟、颞下沟、侧副沟、枕颞沟、海马沟、侧脑室、顶内沟等。②矢状位T_2WI（3个）：正中矢状面、T_1WI或T_2WI经过侧脑室的旁矢状面及外侧沟平面。通过这些层面可观察扣带沟、扣带沟缘支、顶枕沟、距状沟、中央沟、中央前沟、中央后沟、外侧沟等。③垂直于脑干扫描的横断面（3个）：第四脑室平面的T_1WI横断面、第三脑室平面的T_1WI横断面、顶部层面的T_2WI横断面。通过这些层面：两个T_1WI观察内囊后肢、背侧丘脑、苍白球、壳核、脑桥、被盖、小脑中脚及小脑上蚓部的髓鞘发育，顶部层面T_2WI观察中央沟、中央前沟及中央后沟（图3-3-29～图3-3-38，其中图A参考*MRI of the Fetal Brain：Normal Development and Cerebral Pathologies*一书中的神经病理切片，图B为其示意图。图中左下角数字代表孕周）。

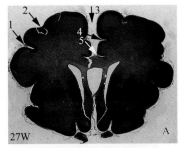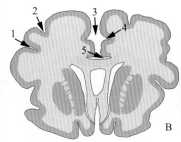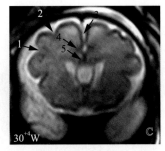

图3-3-29　额叶前部平面

A.孕27周胎儿脑额叶前部平面病理切片；B.图A的示意图；C.孕30⁺⁴周胎儿同层面MRI。1.额下沟；2.额上沟；3.纵裂池；4.扣带沟；5.胼胝体沟

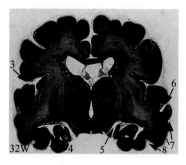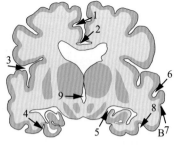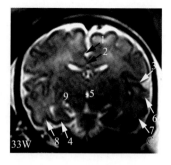

图3-3-30 第三脑室平面

A.孕32周胎儿第三脑室平面病理切片；B.图A的示意图；C.孕33周胎儿同层面MRI。1.扣带沟；2.胼胝体沟；3.外侧沟；4.侧副沟；5.海马沟；6.颞上沟；7.颞下沟；8.枕颞沟；9.第三脑室

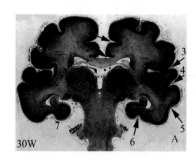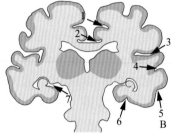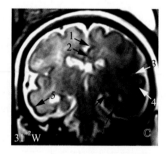

图3-3-31 侧脑室颞角平面

A.孕30周胎儿侧脑室颞角平面病理切片；B.图A的示意图；C.同层面孕31^{+2}周胎儿MRI。1.扣带沟；2.胼胝体沟；3.外侧沟；4.颞上沟；5.颞下沟；6.侧副沟；7.海马沟

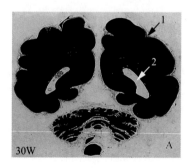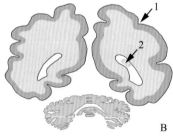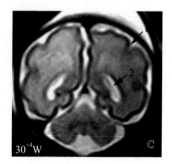

图3-3-32 侧脑室三角区脉络丛平面

A.孕30周胎儿侧脑室三角区脉络丛平面病理切片；B.图A的示意图；C.同层面孕30^{+4}周胎儿MRI。1.顶内（间）沟；2.侧脑室

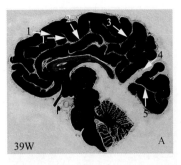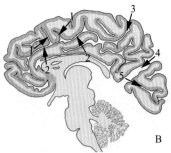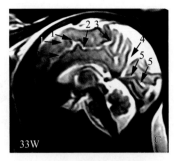

图3-3-33　正中矢状面

A.孕39周胎儿正中矢状面病理切片；B.图A的示意图；C.孕33周胎儿同层面MRI。1.次级扣带沟；2.扣带沟；3.扣带沟缘支；4.顶枕沟；5.距状沟

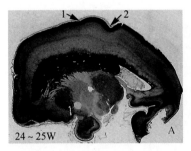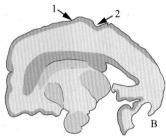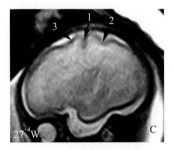

图3-3-34　经侧脑室的旁矢状面

A.孕24～25周胎儿旁矢状面病理切片；B.图A的示意图；C.孕27^{+4}周胎儿同层面MRI。1.中央沟；2.中央后沟；3.中央前沟

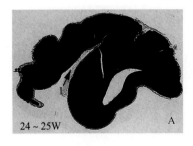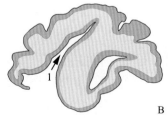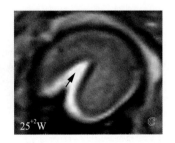

图3-3-35　矢状面外侧沟层面

A.孕24～25周胎儿矢状面外侧沟（1）层面病理切片；B.图A的示意图；C.孕25^{+2}周胎儿同层面MRI

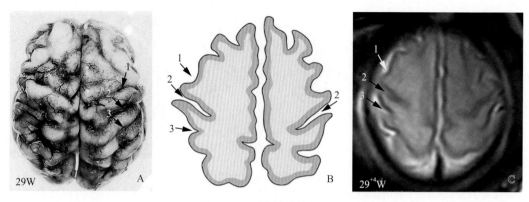

图3-3-36 横断顶部层面

A.孕29周胎儿病理横断顶部层面大体标本；B.图C的示意图；C.孕29⁺⁴周胎儿MRI T₂WI图像。1.中央前沟；2.中央沟；3.中央后沟

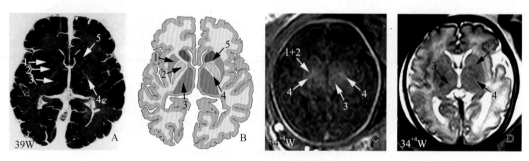

图3-3-37 横断第三脑室层面

A.孕39周胎儿横断面第三脑室层面病理切片；B.图A的示意图；C、D.分别为孕34⁺⁴周胎儿同层面MRI的T₁WI和T₂WI。1.壳核；2.苍白球；3.丘脑；4.内囊后肢；5.内囊前肢

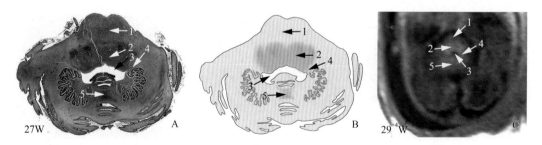

图3-3-38 横断第四脑室层面

A.孕27周胎儿横断面第四脑室层面病理切片；B.图A的示意图；C.孕29⁺⁴周胎儿同层面MRI。1.脑桥；2.被盖；3.第四脑室；4.小脑中脚；5.蚓部

附：取上述10个层面对孕23～39周胎儿脑发育进行观察（图3-3-39～图3-3-52）

1.孕23～24周　　见图3-3-39。

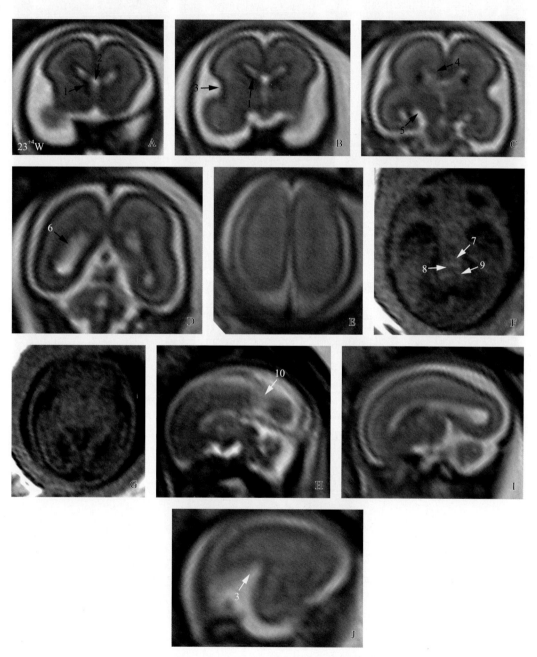

图3-3-39　孕23～24周胎儿脑发育MRI表现

孕23+4周（23+4W），双侧大脑半球脑表面光滑，外侧沟及顶枕沟可见，宽而浅。1.生发层；2.透明隔腔；3.外侧沟；4.扣带沟；5.海马沟；6.侧脑室；7.脑桥；8.被盖；9.小脑中脚；10.顶枕沟

2.孕25周　见图3-3-40。

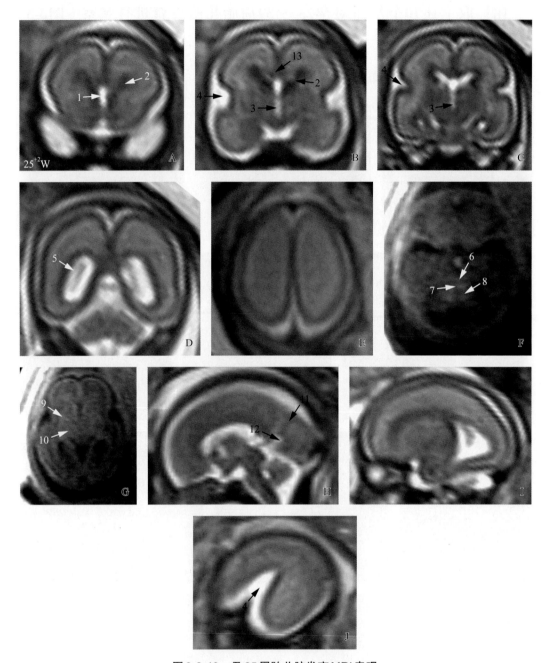

图3-3-40　孕25周胎儿脑发育MRI表现

孕25⁺²周（25⁺²W），扣带沟及距状沟出现，距状沟浅小，呈鱼嘴状，扣带沟窄小，局部皮质折叠。1.透明隔腔；2.生发层；3.第三脑室；4.外侧沟；5.侧脑室；6.桥脑；7.被盖；8.小脑中脚；9.豆状核；10.背侧丘脑；11.顶枕沟；12.距状沟；13.扣带沟

3.孕26周　见图3-3-41。

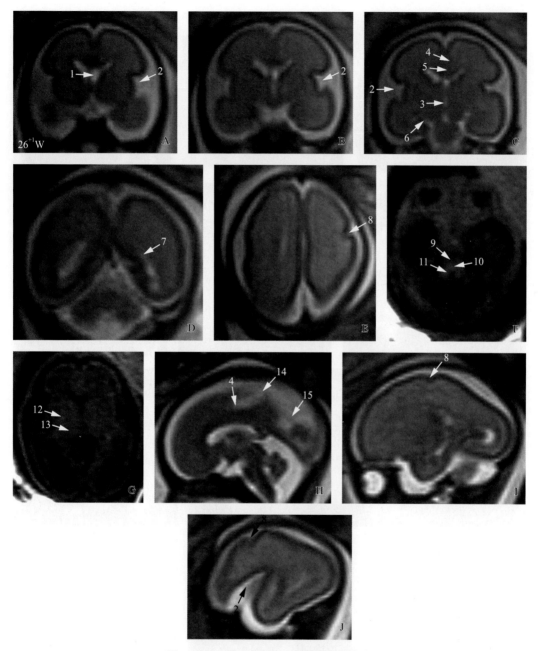

图3-3-41　孕26周胎儿脑发育MRI表现

孕26[+1]周（26[+1]W），双侧大脑半球脑表面出现浅小沟回，中央沟出现，呈浅小切迹。1.透明隔腔；2.外侧沟；3.第三脑室；4.扣带沟；5.胼胝体沟；6.海马沟；7.侧脑室；8.中央沟；9.脑桥；10.被盖；11.小脑中脚；12.豆状核；13.背侧丘脑；14.扣带沟缘支；15.顶枕沟

4.孕27周　见图3-3-42。

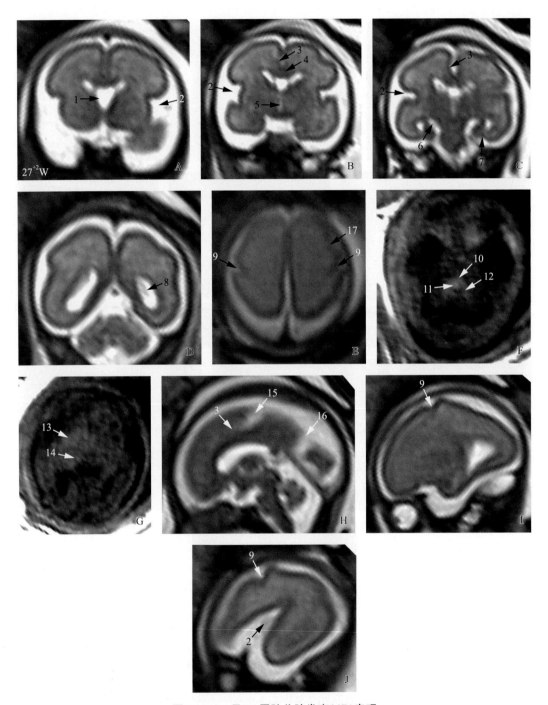

图3-3-42　孕27周胎儿脑发育MRI表现

孕27+2周（27+2W），中央沟加深，可见浅小中央前沟出现，扣带沟后部见其边缘沟分支形成。1.透明隔腔；2.外侧沟；3.扣带沟；4.胼胝体沟；5.第三脑室；6.海马沟；7.侧副沟；8.侧脑室；9.中央沟；10.脑桥；11.被盖；12.小脑中脚；13.豆状核；14.背侧丘脑；15.扣带沟缘支；16.顶枕沟；17.中央前沟

5.孕28周　见图3-3-43。

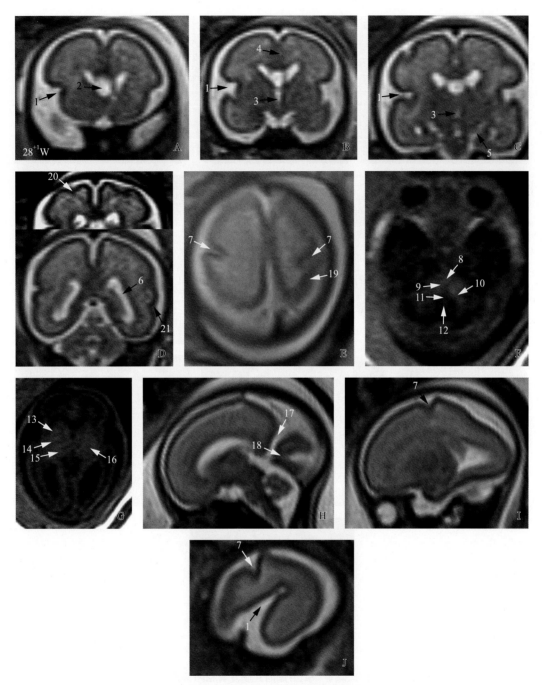

图3-3-43　孕28周胎儿脑发育MRI表现

孕28[+1]周（28[+1]W），中央后沟及顶内沟出现。1.外侧沟；2透明隔腔；3.第三脑室；4.扣带沟；5.海马沟；6.侧脑室；7.中央沟；8.脑桥；9.被盖；10.小脑中脚；11.第四脑室；12.小脑蚓部；13.壳核；14.苍白球；15.背侧丘脑；16.内囊后肢；17.顶枕沟；18.距状沟；19.中央后沟；20.顶内沟；21.颞上沟

6.孕29周 见图3-3-44。

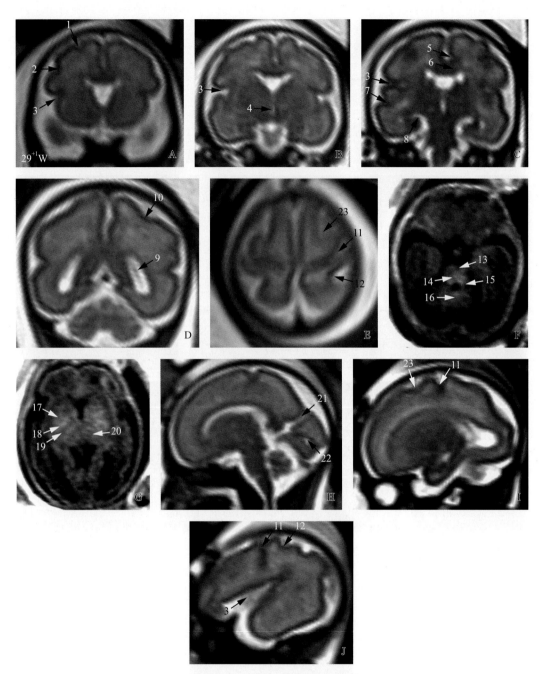

图3-3-44 孕29周胎儿脑发育MRI表现

孕29⁺¹周（29⁺¹W），额上沟及额下沟出现。1.额上沟；2.额下沟；3.外侧沟；4.第三脑室；5.扣带沟；6.胼胝体沟；7.颞上沟；8.海马沟；9.侧脑室；10.顶内沟；11.中央沟；12.中央后沟；13.脑桥；14.被盖；15.小脑中脚；16.小脑蚓部；17.壳核；18.苍白球；19.内囊后肢；20.背侧丘脑；21.顶枕沟；22.距状沟；23.中央前沟

7.孕30周　见图3-3-45。

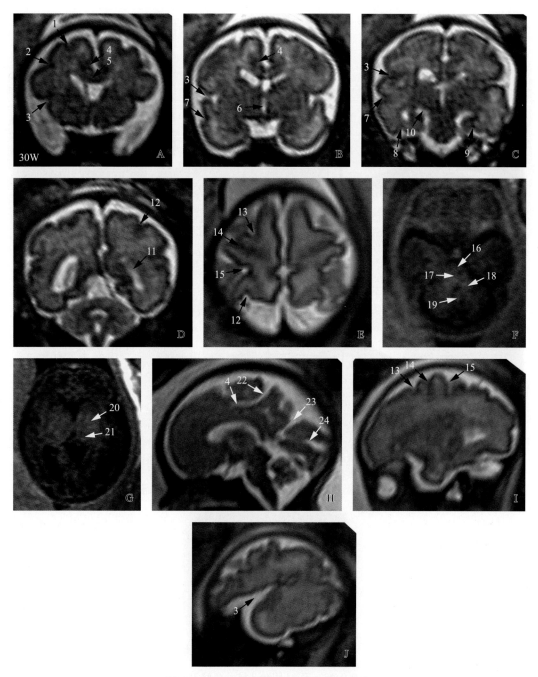

图3-3-45　孕30周胎儿脑发育MRI表现

孕30周（30W），中央沟加深，内端接近半球间裂。1.额上沟；2.额下沟；3.外侧沟；4.扣带沟；5.胼胝体沟；6.第三脑室；7.颞上沟；8.枕颞沟；9.侧副沟；10.海马沟；11.侧脑室；12.顶内沟；13.中央前沟；14.中央沟；15.中央后沟；16.脑桥；17.被盖；18.小脑中脚；19.小脑蚓部；20.豆状核；21.背侧丘脑；22.扣带沟缘支；23.顶枕沟；24.距状沟

8.孕31周　见图3-3-46。

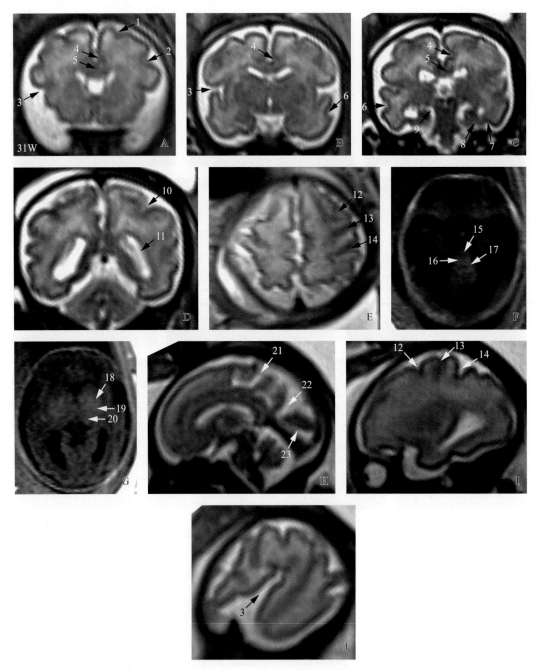

图3-3-46　孕31周胎儿脑发育MRI表现

孕31周（31W），一些早期出现的一级脑沟逐渐分出二级脑沟。1.额上沟；2.额下沟；3.外侧沟；4.扣带沟；5.胼胝体沟；6.颞上沟；7.枕颞沟；8.侧副沟；9.海马沟；10.顶内沟；11.侧脑室；12.中央前沟；13.中央沟；14.中央后沟；15.脑桥；16.被盖；17.小脑中脚；18.壳核；19.苍白球；20.背侧丘脑；21.扣带沟缘支；22.顶枕沟；23.距状沟

9.孕32周　见图3-3-47。

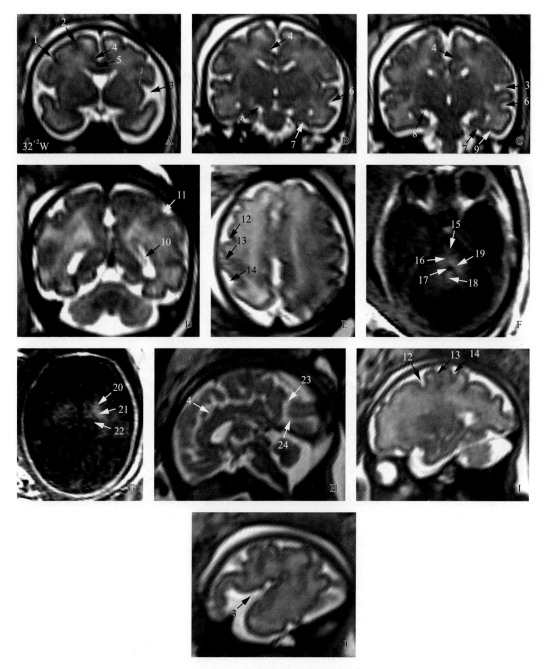

图3-3-47　孕32周胎儿脑发育MRI表现

孕32+2周（32+2W），脑干及中脑背侧、豆状核已髓鞘化，T₁WI呈高信号。1.额下沟；2.额上沟；3.外侧沟；4.扣带沟；5.胼胝体沟；6.颞上沟；7.侧副沟；8.海马沟；9.枕颞沟；10.侧脑室；11.顶内沟；12.中央前沟；13.中央沟；14.中央后沟；15.脑桥；16.被盖；17.第四脑室；18.小脑蚓部；19.小脑中脚；20.壳核；21.苍白球；22.背侧丘脑；23.顶枕沟；24.距状沟

10.孕33周　见图3-3-48。

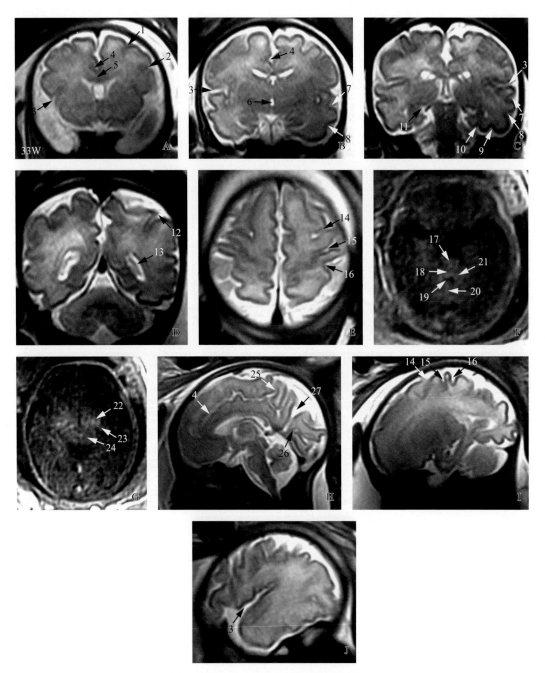

图3-3-48　孕33周胎儿脑发育MRI表现

孕33周（33W），颞下沟出现。1.额上沟；2.额下沟；3.外侧沟；4.扣带沟；5.胼胝体沟；6.第三脑室；7.颞上沟；8.颞下沟；9.枕颞沟；10.侧副沟；11.海马沟；12.顶内沟；13.侧脑室；14.中央前沟；15.中央沟；16.中央后沟；17.脑桥；18.被盖；19.第四脑室；20.小脑蚓部；21.小脑中脚；22.壳核；23.苍白球；24.背侧丘脑；25.扣带沟缘支；26.距状沟；27.顶枕沟

11.孕34周　见图3-3-49。

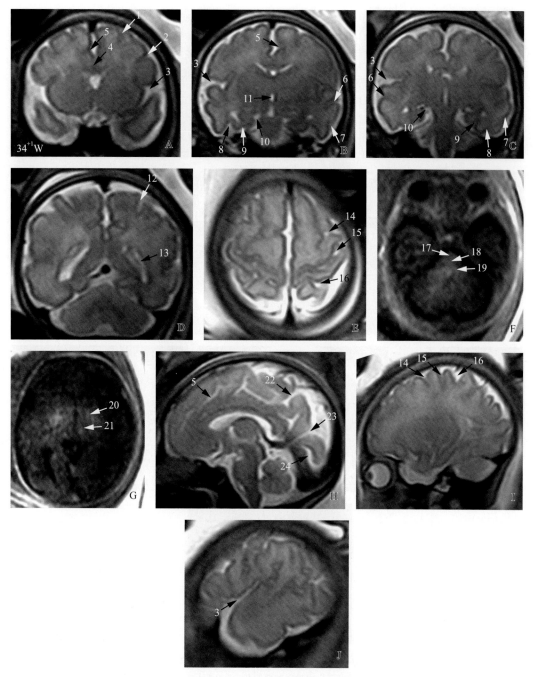

图3-3-49　孕34周胎儿脑发育MRI表现

孕34[+1]周（34[+1]W），所有一级脑沟及大部分二级脑沟均已出现。1.额上沟；2.额下沟；3.外侧沟；4.胼胝体沟；5.扣带沟；6.颞上沟；7.颞下沟；8.枕颞沟；9.侧副沟；10.海马沟；11.第三脑室；12.顶内沟；13.侧脑室；14.中央前沟；15.中央沟；16.中央后沟；17.脑桥；18.被盖；19.小脑中脚；20.豆状核；21.背侧丘脑；22.扣带沟缘支；23.顶枕沟；24.距状沟

12.孕35周 见图3-3-50。

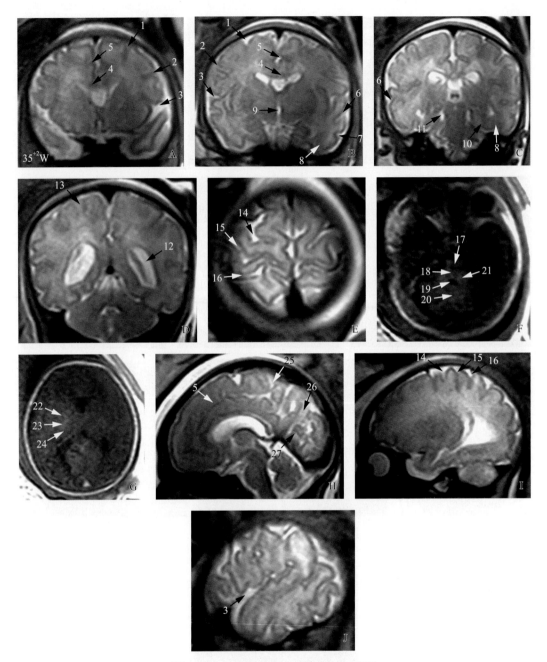

图3-3-50 孕35周胎儿脑发育MRI表现

孕35^{+2}周（35^{+2}W），三级脑沟开始出现。内囊后肢髓鞘化，T$_1$WI呈高信号。1.额上沟；2.额下沟；3.外侧沟；4.胼胝体沟；5.扣带沟；6.颞上沟；7.颞下沟；8.枕颞沟；9.第三脑室；10.侧副沟；11.海马沟；12.侧脑室；13.顶内沟；14.中央前沟；15.中央沟；16.中央后沟；17.脑桥；18.被盖；19.第四脑室；20.小脑蚓部；21.小脑中脚；22.豆状核；23.内囊后肢；24.背侧丘脑；25.扣带沟缘支；26.顶枕沟；27.距状沟

13.孕36周　见图3-3-51。

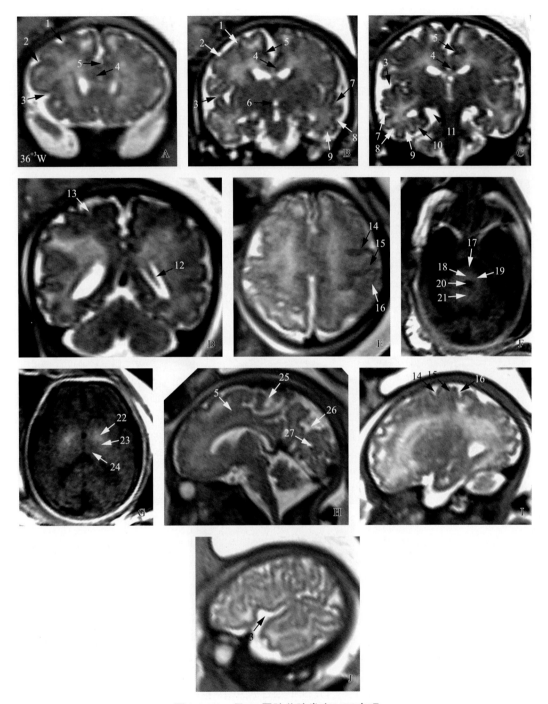

图3-3-51　孕36周胎儿脑发育MRI表现

孕36⁺³周（36⁺³W）。1.额上沟；2.额下沟；3.外侧沟；4.胼胝体沟；5扣带沟；6.第三脑室；7.颞上沟；8.颞下沟；9.枕颞沟；10.侧副沟；11.海马沟；12.侧脑室；13.顶内沟；14.中央前沟；15.中央沟；16.中央后沟；17.脑桥；18.被盖；19.小脑中脚；20.第四脑室；21.小脑蚓部；22.豆状核；23.内囊后肢；24.背侧丘脑；25.扣带沟缘支；26.顶枕沟；27.距状沟

14.孕37～38周　见图3-3-52。

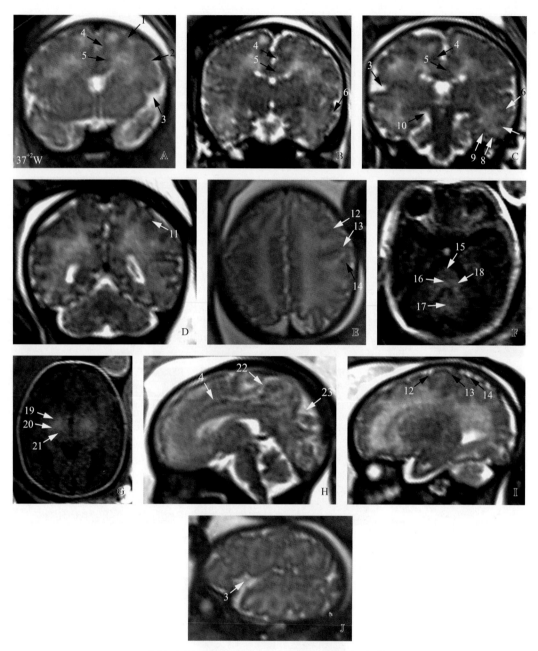

图3-3-52　孕37～38周胎儿脑发育MRI表现

孕37+2周（37+2W）。1.额上沟；2.额下沟；3.外侧沟；4.扣带沟；5.胼胝体沟；6.颞上沟；7.颞下沟；8.枕颞沟；9.侧副沟；10.海马沟；11.顶内沟；12.中央前沟；13.中央沟；14.中央后沟；15.脑桥；16.被盖；17.小脑蚓部；18.小脑中脚；19.豆状核；20.内囊后肢；21.背侧丘脑；22.扣带沟缘支；23.顶枕沟

（三）小脑的发育

菱脑泡是大脑的最尾端的区域，其向头侧形成脑桥曲，尾侧形成颈曲且后续为脊髓。菱脑最后演变为脑桥、延髓及小脑。

受精第4周，随着脑桥曲形成，菱脑泡腹侧开始形成6个横向的凹槽，为菱脑原节，这些菱脑原节与第Ⅴ～Ⅹ对脑神经相对应。且腹侧形成近中线的基板及位于两侧的翼板。两侧翼板内有丰富的神经母细胞。菱脑泡背侧由腹侧薄层的室管膜细胞和背侧的软脑膜融合形成脉络膜，脑桥曲形成使背侧脉络膜横向凹陷将菱脑泡背侧分为前膜和后膜，此横向的折叠则发育为脉络丛原基，第四脑室脉络丛形成于受精龄46d。受精龄41～46d小脑的内侧及外侧原基、小脑上脚、小脑下脚及内侧橄榄核形成。

受精第6周，两侧翼板的神经母细胞发育为菱唇及部分小脑原基。

受精第9周，两侧的菱唇及小脑原基向背外侧发育形成绒球，此为小脑的最原始部分。随后两侧翼板逐渐向中线靠拢并形成小结，小结合成古小脑。两侧翼板融合过程中沿脉络膜前膜自头侧向尾侧，逐渐形成小脑蚓部（图3-3-53）。

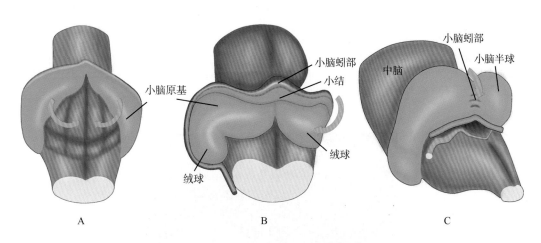

图3-3-53　小脑发育过程示意图

A.第8周小脑半球进一步增长导致两侧小脑原基的融合；B.第9周第四脑室向外增长，导致小脑半球外翻和蚓部延长与两侧小脑半球形成"哑铃"状；C.第13周小脑蚓部可见几个脑沟和叶

受精第10周，原裂形成，将小脑蚓部分为山顶和山坡。

受精第15周，小脑蚓部外形与成年人相似（图3-3-54）。

孕24周后，由于颅盖骨骨化，超声评价颅后窝结构变得困难，MRI在颅后窝解剖和异常的评价具有其他影像学无法比拟的优势。孕16～21周时，小脑半球及脑干大部分呈均一的中等信号，孕21周以后，小脑出现多层结构，周围为T_2WI稍低信号的未成熟皮质，中央带为T_2WI低信号，代表神经核团。孕26～27周后，小脑可见3层结构，最外层为较薄低信号皮质层，中间层为较厚的高信号白质层，最内层为第四脑室旁低信号的齿状核，其他深部神经核团在MRI上难以分辨（图3-3-55）。孕23～26周时，小脑半球周围区可见轻微切迹。孕32周时可见明显小叶，随着胎龄增长而增长。

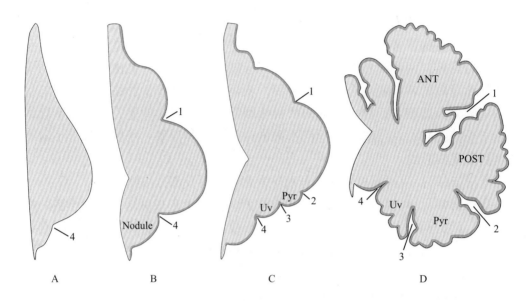

图3-3-54 小脑蚓部正中切面发育示意图

A.第9周小结初步形成；B.第10周原裂出现；C、D.第11～15周小脑蚓部沟回逐渐发育完全，第15周末小脑蚓部形态与成年人相似。1.原裂；2.椎前裂；3.次裂；4.后外侧裂；ANT.前叶；POST.后叶；Pyr.蚓椎体；Uv.蚓垂；Nodule.小结

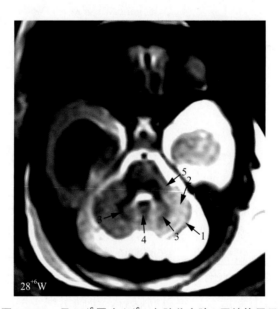

图3-3-55 孕28⁺⁶周（28⁺⁶W）胎儿小脑3层结构显示

1.最外层较薄低信号皮质层；2.中间较厚高信号白质层；3.最内层第四脑室旁低信号齿状核；4.小脑蚓部；5.小脑中脚

　　小脑蚓部分为上蚓及下蚓，共9个蚓叶，上蚓包括小舌（Ⅰ）、中央小叶（Ⅱ～Ⅲ）、山顶（Ⅳ～Ⅴ）、山坡（Ⅵ）、蚓叶（ⅦA），下蚓包括蚓结节（ⅦB）、蚓椎体（Ⅷ）、蚓垂（Ⅸ）、小结（Ⅹ）。孕11～12周，小脑及原始蚓部从第四脑室嘴侧发生；孕13～14周，原始顶点可见，即第四脑室顶部裂缝；孕14～16周，小脑蚓部原裂出现；孕16周，小脑蚓部向尾侧发育，于顶点处"折叠"覆盖第四脑室顶，第四脑室"闭合"；孕16～17周，锥前裂、顶前裂等可见；孕18～19周，蚓部颅尾方向长度与小脑半球相等（图3-3-56）。孕18周小脑蚓部已具备9个蚓叶的雏形，随着孕周增加，蚓叶逐步发育成熟，各蚓叶内的分支明显增多，至孕28周发育完全成熟。孕16～18周，在矢状位和横轴位图像上蚓部可以开始显示，因此对于不足孕18周的胎儿，临床上要慎重诊断蚓部发育不良。在超声正中矢状切面上，孕19周既可显示胎儿第四脑室顶部，孕22周可以显示原裂、次裂及第四脑室顶部，孕25周基本可以显示9个蚓叶，孕28周，9个蚓叶可清晰显示。孕20周时，产前MRI上小脑蚓部已完全覆盖第四脑室，蚓部原裂可见，MRI上，小脑蚓部在孕24周以后才能完全分辨并覆盖第四脑室，所以在孕24周以前不能轻易诊断蚓部发育不良（图3-3-57，图3-3-58）。

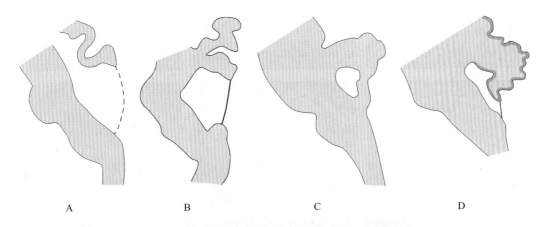

A　　　　　　　　B　　　　　　　　C　　　　　　　　D

图3-3-56　小脑蚓部发育与第四脑室形成示意图

A.孕11～12周；B.孕13～14周；C.孕16周；D.孕18周

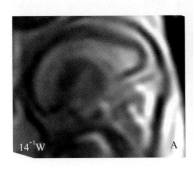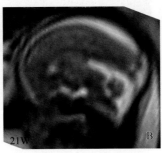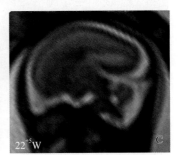

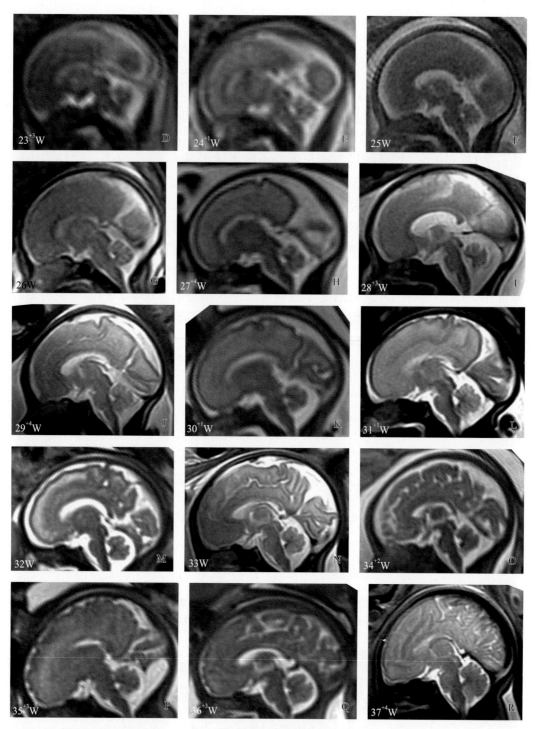

图3-3-57 孕14⁺¹周、孕21～37周不同孕周蚓部变化

A.孕14⁺¹周的胎儿正中矢状面，第四脑室尚未被完全覆盖；B.孕21周胎儿，第四脑室已完全被覆盖，原裂可见。C～R.孕22～27周小脑蚓部形态变化。孕24周小脑蚓部可完全分辨。随着孕周增加，小脑蚓部体积逐渐增大，孕28周后各叶逐渐显示清晰

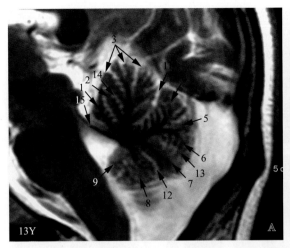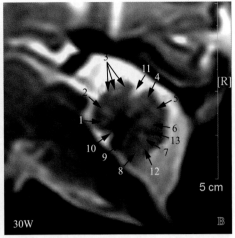

图3-3-58 儿童和胎儿蚓部正常解剖

A.13岁儿童的小脑蚓部正常解剖；B.孕30周（30W）胎儿蚓部正常解剖。1.小舌；2.中央小叶；3.山顶；4.山坡；5.蚓叶；6.蚓结节；7.蚓椎体；8.蚓垂；9.小结；10.第四脑室顶；11.原裂；12.次裂/锥后裂；13.锥前裂；14.顶裂；15.上髓帆

（四）中脑

中脑背面在孕16周出现分叶状T$_2$WI低信号区，孕20周时全部出现，为中脑顶盖。孕20～23周，脑桥和延髓背侧可见T$_2$WI低信号垂直带，T$_1$WI上呈高信号，随后达中脑，为内侧纵束。中脑顶盖在T$_2$WI上呈低信号。孕32周，中脑整体在T$_2$WI上呈低信号，与内侧纵束信号一致。锥体束在T$_2$WI信号上较周围高。孕32周后脑干信号无明显变化（图3-3-59）。

（五）胼胝体

胼胝体（corpus callosum，CC）是连接两侧大脑半球新皮质的纤维板。胼胝体分为膝部、体前部、体后部、压部、嘴部。胚胎第5周，神经管终板的联合板开始分化出胼胝体。胚胎第8周，在海马连合背侧的联合板内出现新皮质的联合纤维，形成小圆柱状束，即胼胝体原基。胚胎第10周左右，可见胼胝体轴索，第12周左右大体轮廓基本形成。胼胝体从海马原基开始，向前、向后双向发育，只是向前发育的部分发育得更早、更快。这也能解释为何大多数部分胼胝体发育不全发生在压部。胚胎第12～18周，胼胝体在前后方向上生长，胼胝体膝部的前部形成于胚胎第14～16周，与胼胝体体后部和压部形成的时间大致相同。约在胚胎第17周，胼胝体的嘴部、膝部、体部、压部4部分均已基本形成，一般到胚胎第18～20周，胼胝体发育过程基本完成。所以在胚胎20周前一般不诊断胼胝体缺如。在胎儿时期，胼胝体较薄且平，胚胎第19周时胼胝体膝部、体部厚度分别约2mm、1mm，足月时分别达4～5mm和3mm，在T$_2$WI上呈低信号，正中矢状面可

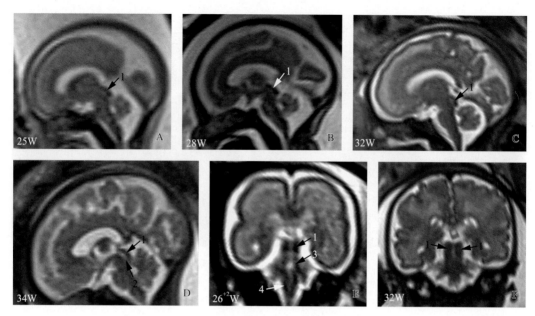

图 3-3-59 T₂WI 图像

A～D.孕25周、28周、32周、34周的中脑岛盖信号变化，T₂WI呈低信号，随着孕周增加，中脑顶盖与中脑信号接近；E、F.孕22⁺⁵周中脑内侧纵束及脑桥－延髓背侧T₂WI低信号垂直带；F.孕32周，中脑整体T₂WI呈低信号。1.中脑顶盖；2.中脑导水管；3.脑桥；4.延髓背侧低信号垂直带

较好地显示胼胝体全貌。出生后胼胝体由于髓鞘化不明显，因此T₂WI上仍呈等信号、低信号。出生4个月后逐渐从后向前髓鞘化，7个月后形态接近成年人（图3-3-60）。此后继续发育（变长、变宽、变厚）至青春期。胼胝体是一种脑白质束状结构，纤维辐射面广泛，联系额叶、顶叶、枕叶和颞叶，在两侧大脑半球之间起着神经信息传导整合的作用。在传递双侧大脑半球的鉴别能力、感觉经验和记忆力方面起着重要作用。Ding等报道胼胝体参与协调双手运动、统一感觉，与记忆和检索、注意和唤醒、语言和听觉功能有关，尤其对视觉信息的传递有重要意义。它是标志正常大脑发育与成熟的敏感指标。

（六）脑室发育

1.侧脑室　由原始神经管头侧管腔发育而来，受精龄49d侧脑室脉络丛形成。脑室壁的上皮细胞分化，增殖出胎儿的神经元和神经胶质细胞，并不断演变出双侧的大脑半球，而侧脑室也随着大脑半球的发育出现相应变化。侧脑室在整个胎儿的发育过程中都应该是光滑平整的，当出现波浪状或结节状突起时应怀疑出现病变，如结节性硬化、灰质异位或生发层出血等。

脉络丛在妊娠前3个月充填整个侧脑室，妊娠中期后脉络丛开始后退并紧贴侧脑室内侧壁，最终分布在侧脑室体部、三角区和颞角。妊娠早期，脉络膜具有高糖原含量，被认为是大脑发育的主要功能部位，但在孕19周之后，脉络膜主要功

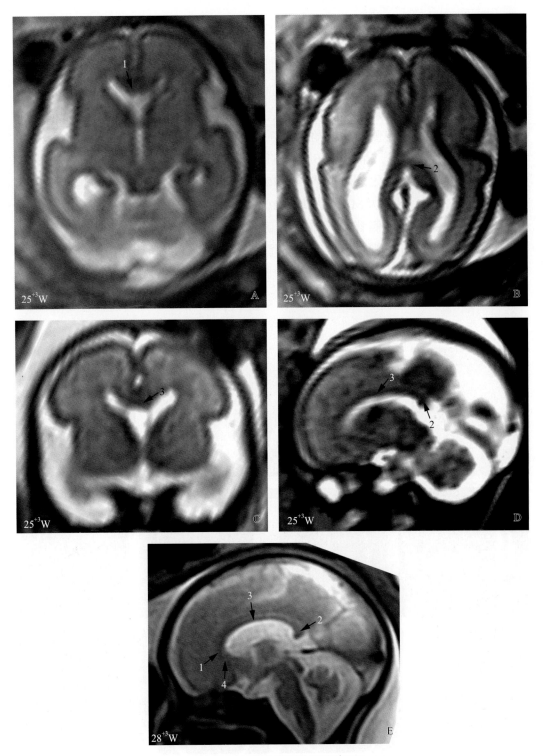

图3-3-60 胎儿胼胝体MRI表现

A～D.孕25⁺³周（25⁺³W）胎儿T₂WI图像，其中图A、图B显示横断位胼胝体的膝部及压部，图C显示冠状位胼胝体体部，图D为斜矢状面；E.孕28⁺³周（28⁺³W）胎儿正中矢状面T₂WI图像，可见胼胝体的全貌。T₂WI上胼胝体呈低信号。1.胼胝体膝部；2胼胝体压部；3.胼胝体体部；4.胼胝体嘴部

能转变为分泌脑脊液。影像上，侧脑室形态随着大脑半球的发育出现相应变化。在孕18周之前，脑实质体积尚小，而原始侧脑室相对较大，由球状额角、体部、三角区构成。随着枕叶、颞叶、脑室周围结构的生长，侧脑室枕角及颞角成形，而侧脑室形态逐渐变小。丘脑和纹状体的生长促进了室间孔形成。尾状核的发育使额角由圆钝变尖。枕角在孕24周左右会显著向后突出，且在孕24~28周时，距状沟的出现及加深使得侧脑室枕角出现弧形弯曲。相对于脑实质来说，侧脑室随着胎龄增加会越来越小，孕34~36周，侧脑室形态基本稳定（图3-3-61）。尽管侧脑室形态随胎龄明显变化，但在孕14~40周时，胎儿侧脑室宽度相对恒定，正常平均值为6~7mm，超声及MRI测量均<10mm。

2.第三脑室　是两侧背侧丘脑和两侧下丘脑间的狭窄间隙，其宽度正常<2mm，如宽度>3mm，则诊断第三脑室增宽。其向前经室间孔通向侧脑室，向后经中脑导水管通向第四脑室。MRI冠状位扫描显示清晰（图3-3-62）。脑室增宽常提示胎儿中枢神经系统发育异常。

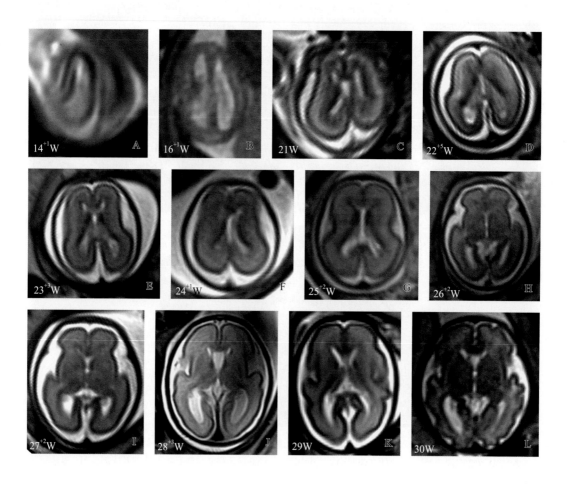

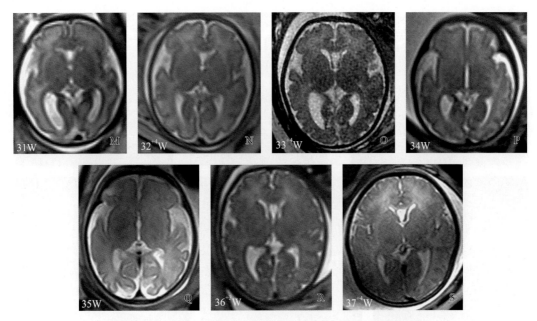

图 3-3-61　妊娠 14 周、16 周、21～37 周侧脑室形态及变化

　　孕 18 周之前，脑实质体积小，双侧大脑半球为平滑脑，侧脑室占据大脑半球的大部分，随着孕周增加，侧脑室占据大脑半球体积相对缩小，孕 24 周枕角向后显著突出，尾状核发育使额角由圆钝变尖

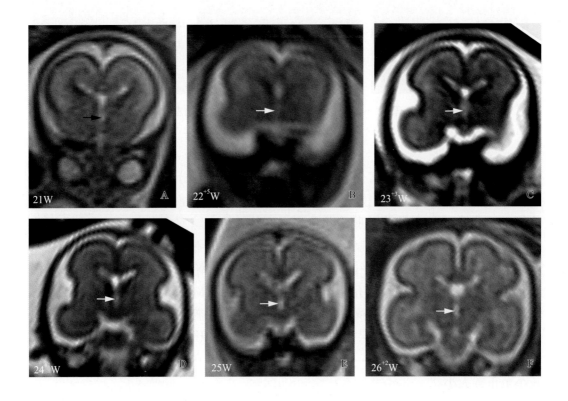

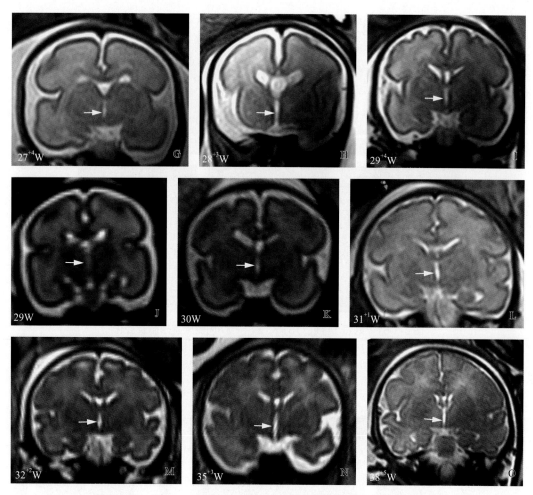

图3-3-62 孕21～32周、35周、38周冠状面第三脑室的形态变化
以上均为T₂WI图像，随孕周增加，第三脑室宽度变化不明显

3.第四脑室与Blake陷窝发育　在孕7～8周，菱脑部分的中央管形成一个膨大的椭圆形脑脊液囊腔，即原始第四脑室。菱脑顶板上部将分化出小脑蚓部，下部将暂时性突出形成Blake囊。脉络丛首先在原始的第四脑室内发育，并出现分泌功能。Blake陷窝发育始于孕8～9周，至20周几乎发育成熟。孕14～16周，随着腔内压力增大，原始第四脑室进一步扩大；孕17周，Blake陷窝开窗并与蛛网膜下腔相通，在Blake囊顶部出现一个孔，即第四脑室正中孔（Magendie孔），随后双侧的侧孔（Luschka孔）开孔，即第四脑室侧孔形成，胎儿脑脊液循环通畅，脑室内压力下降并与蛛网膜下腔压力保持平衡。Blake陷窝退化形成Blake遗迹，即小脑延髓池间隔（cisterna magna septa，CMS）（图3-3-63）。在孕22～23周时，第四脑室减小至正常大小。

但是，在健康胎儿中，1%～2%的胎儿第四脑室正中孔缺如。在临床实践中或在文献报道中，有一部分胎儿在孕14～24周可出现可逆性脑室扩大，颅后窝池增宽（＞10mm）及小脑延髓池增大（通常发生于孕14～16周，消失于孕22～24周）。推测可能是第四脑室正中孔缺如，加上脑室内脉络丛分泌脑脊液增加，脑室内压力增高，使得侧脑室、第三脑室及小脑延髓池短暂性增大（实际上是Blake陷窝增大）。随着Luschka孔开孔形成，脑室扩大和小脑延髓池增大逐渐恢复正常。正是由于这种Blake陷窝正中孔的先天性缺如，才出现这些可逆性变化。这同样也可以解释为何超声检查此时期胎儿往往可见CMS向外拱出，形成类似于永存Blake陷窝囊肿的原因（图3-3-64）。若第四脑室正中孔和侧孔发生闭锁，Blake陷窝持续增大，压迫小脑蚓部，引起小脑蚓部压迫性萎缩。若第四脑室正中孔和侧孔发生狭窄，就可出现永存Blake陷窝囊肿。当永存Blake陷窝囊肿内的脑积液量增

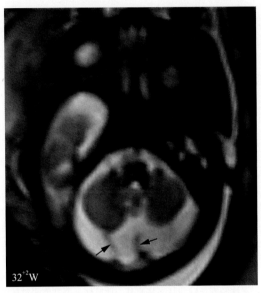

图3-3-63　孕32⁺²周（32⁺²W），Blake陷窝退化形成Blake遗迹（黑箭），即小脑延髓池间隔

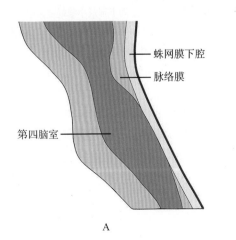

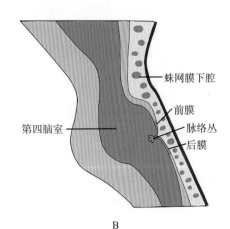

A　　　　　　　　　　　　　　　　　B

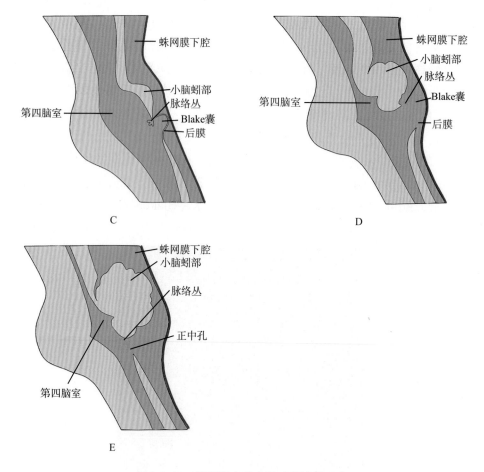

图3-3-64　第四脑室发育及脑脊液的流通

A.受精后41d菱脑翼板背侧部的菱唇，形成小脑始基。菱脑顶部菲薄，仅1～2层细胞厚度。软脑膜与膜状成骨原基之间形成硬脑膜。硬脑膜分出蛛网膜层，蛛网膜下腔开始形成。B.受精后46d，脑桥曲形成，菱脑顶部向第四脑室内凹陷，形成垂直于神经管长轴的脉络丛原基。此脉络丛原基将平整的菱脑顶部分为上方的前膜及下方的后膜两部分。此时，蛛网膜下腔开始"腔化"，软脑膜分泌液体，逐渐充满蛛网膜下腔。脑室室管膜也分泌脑脊液，但是两者因第四脑室顶相隔并不相通。C.受精后56d，脑脊液增多使得后膜向背侧膨出形成Blake囊。囊顶壁较薄几乎与蛛网膜融合。受精后60d，小脑板的两外侧部膨大，形成小脑半球，两侧翼板中部融合凹陷，小脑蚓部开始形成。D.受精后9～10周，两侧小脑半球融合沿着增厚的前膜自上而下形成小脑蚓部，前膜逐渐变短消失。小脑脉络丛直接连于小脑蚓部下方。若两侧小脑翼板在中线融合障碍，小脑蚓部形成异常，前膜持续存在则会形成Dandy-Walker畸形或Dandy-Walker变异。E.小脑蚓部形成，第四脑室正中孔和侧孔形成，此时脑脊液与蛛网膜下腔完全相通

加、压力增大，脑脊液即通过狭窄的正中孔和侧孔排出，以维持脑脊液通畅并使永存Blake陷窝囊肿不再继续增大。因此，产前要诊断Blake陷窝囊肿，必须随访到孕24周之后，甚至到孕28周。永存Blake陷窝囊肿为颅后窝常见的囊性病变。第四脑室发育与小脑蚓部和枕大池发育密切相关。小脑蚓部发育不良，原始第四脑室扩张，则形成Dandy-Walker畸形。

（七）韦尔加腔与透明隔腔

韦尔加腔（cavum Vergae），又称第六脑室，位于中线穹窿柱垂直面后方的腔隙，即室间孔后方。透明隔腔（cavity of septum pellucidum，CSP），又称第五脑室，是位于双侧侧脑室前角内侧壁中间的间隔，即室间孔前方，由灰质细胞和神经纤维两层三角形薄膜组成。在孕12周时，胼胝体向头侧伸展，其与穹窿连合间的局部区域被拉薄形成透明隔；孕16周，原始透明隔内形成一个中缝，后发展为分离的两个小叶，两小叶中间的空腔即为透明隔腔。因胼胝体发育早于透明隔，且其发育与胼胝体密切相关，故多数学者认为没有胼胝体就没有透明隔，但有胼胝体未必有正常的透明隔。

透明隔腔和韦尔加腔结构相同，只是借穹窿柱将位于中线的腔隙结构前后分开，前部为透明隔腔，后部为韦尔加腔。两者均无室管膜，故无分泌脑脊液的功能，不属于脑室系统。但它可与侧脑室或第三脑室相通。与脑室不相通时，腔内液体经过透明隔膜滤过和隔膜静脉及毛细血管重吸收，不参与脑脊液循环（图3-3-65）。

透明隔腔和韦尔加腔在孕38周至孕末期从后向前闭合，足月分娩时，97%后方的韦尔加腔已闭合，出生时仅存在真正的透明隔腔。出生3～6个月，85%的透明隔腔闭合，仅留一个透明隔，少数人终生存在透明隔腔。孕16周之前和37周后未显示透明隔腔属正常现象。80%以上的新生儿出生后可见透明隔腔。透明隔腔的存在确保了脑中线结构的正常发育。透明隔腔超声和MRI上测量均<10mm。透明隔腔增宽时，常见疾病为透明隔囊肿。透明隔腔>10mm，并于婴儿期以后持续存在，是隐

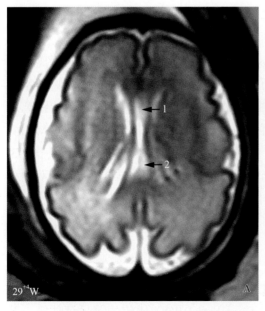
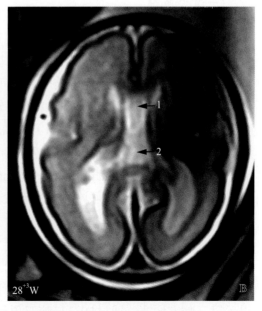

图3-3-65　孕29⁺⁴周（29⁺⁴W）和孕28⁺³周（28⁺³W）胎儿MRI横断T₂WI图像

可见透明隔腔及韦尔加腔。1.透明隔腔；2.韦尔加腔

匿性脑发育不良的标志，可伴有中枢神经系统畸形，如脑积水、灰质异位；可伴有染色体畸变，与整倍体相比，21-三体、18-三体和13-三体胎儿的透明隔腔宽度明显增大，因此，透明隔腔增大的胎儿应进一步评估胎儿染色体畸变的风险。透明隔腔缺如常见相关畸形包括胼胝体缺如、前脑无裂畸形、脑裂畸形、视-隔发育不良等。

（八）髓鞘形成

MRI是唯一在活体就能显示胎儿脑组织髓鞘形成生理过程的成像技术。髓鞘是一种特殊的膜结构，由多种脂质包括胆固醇、磷脂、糖脂和蛋白质合成并相互作用、相互协调。因此，髓鞘在T_1WI上呈稍高信号，在T_2WI上呈稍低信号。MRI在孕16～20周后开始显示髓鞘出现，髓鞘化自脑干开始，由尾端向头端，背侧向腹侧发展，在延髓、脑桥背侧、小脑下脚和上脚、中脑及丘脑腹外侧核等处依次出现T_1WI稍高信号和T_2WI稍低信号，内囊后肢出现较晚，约在孕31周出现。出生前，放射冠的中央部分髓鞘化出现T_1WI稍高信号，T_2WI稍低信号。90%的脑髓鞘化发生于胚胎8个月至2岁，2岁时髓鞘化程度与成年人接近。不同时期髓鞘化具体变化详见本章第一节。

二、胎儿正常脑发育的观察内容与测量

胎儿脑发育观察内容包括双侧大脑半球脑表面及深面脑沟、脑回的发育、髓鞘的形成，脑室的宽度，尤其是侧脑室和透明隔腔的宽度，小脑半球及小脑蚓部的发育等。胎儿各种大脑结构的测量对于评估胎儿脑发育是否正常是非常重要的。

（一）侧脑室

侧脑室（lateral ventricle）宽度可以通过T_2WI轴位和冠状位进行测量。轴位侧脑室宽度测量是在丘脑的层面测量三角区脉络丛球后缘侧脑室内壁间的距离（图3-3-66A）。冠状位应平行于脑干，在可见脉络丛的三角区层面上测量侧脑室宽度，测量线垂直于侧脑室三角区中部长轴，同样是测量侧脑室壁内缘间的距离，否则测量数值会偏大（图3-3-66B）。轴位与冠状位宽度差≤2mm，如通过MRI测量，则常选择冠状位测量侧脑室的宽度，该值会更接近超声产前测量结果（图3-3-66C）。任何妊娠时期三角区横径＜10mm为正常。侧脑室直径（AD）与脑双顶径（cerebral BPD）的比值可评估侧脑室大小相对于大脑所占的比例。

（二）第三脑室

第三脑室（third ventricle，V3）的测量选择T_2WI冠状面上第三脑室的宽度（lateral diameter of the third ventricle，DV3）。其宽度正常小于2mm，大于3mm提示第三脑室增宽。通过DV3与脑双顶径（cerebral BPD）比值的测量评估第三脑室的大小相对于大脑所占的比例（图3-3-67）。

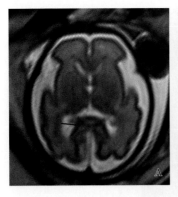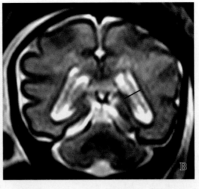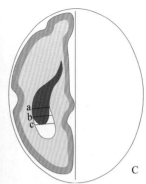

图3-3-66　侧脑室测量方法

A.轴位MRI侧脑室常用测量方法；B.MRI冠状侧脑室测量方法，为较常用的MRI测量方法；C.超声侧脑室测量示意图，a线为脉络丛充满侧脑室平面的测量，b线为侧脑室测量的标准位，c线为近枕角处脉络丛球后缘测量，均为超声常用部位，临床应用上测量值相似

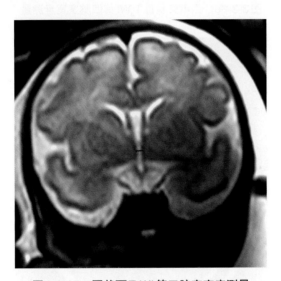

图3-3-67　冠状面T$_2$WI第三脑室宽度测量

（三）第四脑室

第四脑室直径（fourth ventricle of the anteroposterior diameter，DV4）的测量选择T$_2$WI正中矢状面第四脑室（fourth ventricle，V4）的顶部与底部之间的距离进行测量（图3-3-68），正常值应小于7mm。通过DV4与额枕径（FOD）的比值测量评估第四脑室的大小相对于大脑所占的比例。

（四）透明隔腔

透明隔腔宽度的测量选择T$_2$WI横断面透明隔腔最宽处进行测量（图3-3-69）。正常测量值≤10mm。出生3～6个月，85%的透明隔腔闭合，仅留一个透明隔，少数人终生存在透明隔腔。

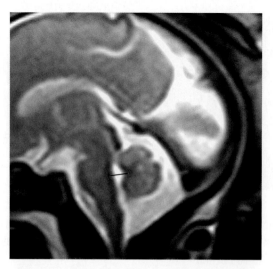

图3-3-68　正中矢状位T$_2$WI第四脑室宽度测量

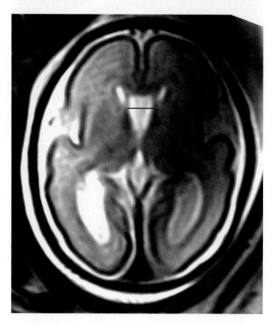

图3-3-69　横断位T$_2$WI透明隔腔宽度测量

（五）小脑延髓池宽度测量

小脑延髓池宽度测量选择T$_2$WI正中矢状位，测量小脑蚓部后缘与枕骨内缘之间的距离（图3-3-70）。正常测量值≤10mm。超声上测量小脑延髓池宽度是在经小脑斜横切面上，测量小脑蚓部后方至枕骨内缘的距离。胎儿小脑延髓池的长径和宽径在孕14～22周随孕周增加而增大，孕23～26周变化不大，孕37周之后有变小趋势。在妊娠中期CMS增大，有可能提示Blake陷窝增大（即小脑蚓部生理性

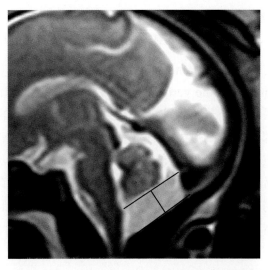

图3-3-70　正中矢状位T₂WI枕大池宽度的测量

延迟关闭）或者永存Blake陷窝囊肿。鉴别两者的关键在于延长随访时间，即随访至孕24周甚至孕28周。若孕28周后Blake陷窝增大仍然存在，即有可能为永存Blake陷窝囊肿，继续增大发展为小脑蚓部发育不良（vermian hypoplasia，VH）或Dandy-Walker畸形（Dandy-Walker malformation，DWM）。

（六）胼胝体长度

T₂WI上胼胝体呈稍低信号，胼胝体长度（length of the corpus callosum，LCC）测量选择在T₂WI正中矢状面上，测量胼胝体嘴部到压部间的距离（图3-3-71）。胼胝体长度（LCC）与额枕径（FOD）比值可以评估胼胝体长度相对于大脑的生长速度。由于MRI空间分辨率的限制，目前尚无法可靠地评价胼胝体厚度。

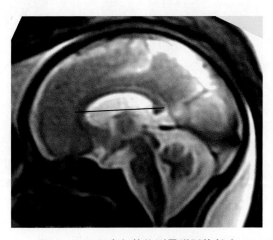

图3-3-71　正中矢状位测量胼胝体长度

（七）小脑蚓部高度和前后径、小脑上蚓部高度、小脑下蚓部高度、上下蚓比、小脑蚓部面积和周长、脑干-蚓部夹角、脑干-小脑幕夹角的测量

1.小脑蚓部高度（height diameter of the vermis，HV）（顶尾径）和前后径（anteroposterior diameter of the vermis，APDV）的测量　选择T₂WI正中矢状面，测量小脑蚓部上缘最高点至最下缘之间的距离即为小脑蚓部的高度（顶尾径），其数值代表小脑蚓部的最大高度，该连线通常与脑干的长轴平行。蚓部的前后径是测量第四脑室顶点与小脑蚓部后缘最大的距离。小脑蚓部以第四脑室顶点为界分为上蚓部和下蚓部，上下蚓比例为47%和53%，不随生长发育变化。超声测量顶尾径及前后径方法与MRI不同，顶尾径为山顶和蚓垂之间的距离（虚线），前后径为中央小叶和蚓结节之间的距离（实线）（图3-3-72）。对比李胜利等及Anne-

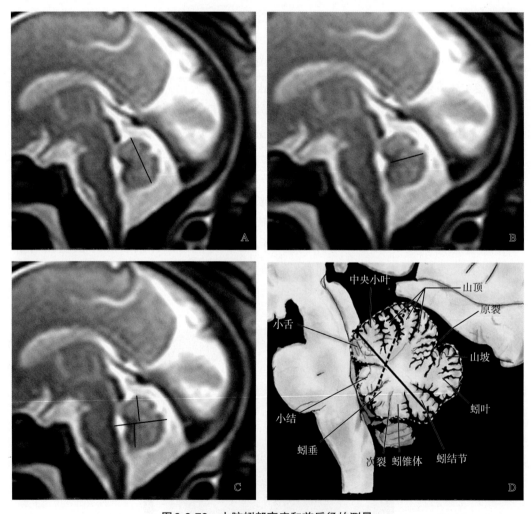

图3-3-72　小脑蚓部高度和前后径的测量

A～C.MRI T₂WI正中矢状位小脑蚓部高度、前后径及上下蚓部的测量；D.超声小脑蚓部顶尾径（虚线）和前后径（实线）的测量，环绕小脑蚓部的虚线为超声上蚓部面积的测量

Lise Delezoide等分别应用超声及MRI对顶尾径及前后径所得数值，超声数值较MRI偏大（表3-3-4）。

表3-3-4　李胜利等利用超声对438例正常胎儿小脑蚓部测量值

孕周	前后径（mm）	顶尾径（mm）	周长（mm）	面积（mm²）
16（n=5）	5.4±0.74	5.8±0.73	17.6±1.75	0.26±0.12
17（n=9）	8.1±0.90	8.5±0.69	25.0±2.21	0.40±0.11
18（n=15）	9.1±0.78	10.1±0.97	31.5±1.87	0.63±0.10
19（n=12）	10.2±1.02	11.1±0.89	34.7±2.84	0.78±0.20
20（n=19）	10.6±0.71	11.8±0.66	38.0±2.46	0.89±0.14
21（n=25）	11.3±1.00	12.2±0.84	39.1±2.12	0.96±0.14
22（n=27）	12.0±0.97	12.7±0.74	41.9±2.25	1.08±0.15
23（n=32）	12.6±0.80	13.1±0.94	43.8±2.32	1.27±0.15
24（n=35）	13.8±0.93	14.1±0.90	47.3±2.25	1.40±0.15
25（n=35）	14.5±1.04	14.7±1.02	49.9±2.51	1.57±0.16
26（n=31）	14.9±0.95	16.1±1.27	53.9±2.44	1.70±0.19
27（n=20）	16.6±1.07	17.4±1.02	57.9±2.31	2.08±0.22
28（n=25）	17.5±1.32	18.4±1.41	61.1±3.39	2.36±0.20
29（n=18）	17.9±1.17	19.8±1.54	63.4±2.46	2.55±0.25
30（n=15）	18.7±1.63	21.4±1.70	67.1±3.54	2.83±0.30
31（n=14）	19.9±1.30	22.5±1.52	70.6±2.95	3.00±0.27
32（n=16）	21.2±1.65	23.1±1.64	72.4±2.63	3.24±0.24
33（n=13）	21.4±1.77	23.5±1.71	74.7±2.74	3.31±0.26
34（n=10）	22.4±2.01	24.7±1.45	75.4±3.35	3.49±0.36
35（n=11）	23.0±1.53	25.3±1.57	77.7±2.34	3.63±0.28
36（n=14）	23±1.45	25.5±1.69	78.3±2.94	3.85±0.32
37（n=9）	22.2±1.54	25.4±1.79	80.8±5.04	4.20±0.51
38（n=10）	23.5±1.95	25.8±2.23	85.0±3.96	4.51±0.39
39（n=8）	23.9±2.23	25.8±2.40	86.6±4.44	4.84±0.50
40（n=7）	25.6±2.33	27.0±2.51	93.2±4.75	5.45±0.52
41（n=3）	28.2±3.67	28.7±3.93	94.2±5.31	5.96±0.68

2.小脑蚓部面积和周长的测量　选择T₂WI正中矢状面测量蚓部最大面积。笔者所在医院在PACS系统上加载了手动勾画蚓部边界的工具，然后系统自动计算蚓部的面积和周长（图3-3-73）。正中矢状面上，原裂、次裂和第四脑室顶部对于判断蚓部发育是否正常是非常重要的，它们是蚓部正常发育的一个重要的解剖学及

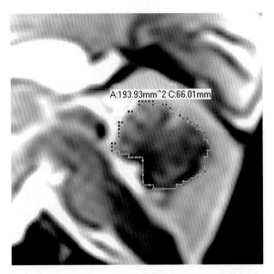

图3-3-73 MRI正中矢状面小脑蚓部面积和周长测量

A.测量的面积；C.周长

影像学特征。

3.脑干-蚓部夹角（BV）与脑干-小脑幕夹角（BT）的测量 正中矢状面上测量BV，正常BV＜18°，Blake陷窝囊肿胎儿的BV为19°～26°，小脑蚓部发育不良（vermian hypoplasia，VH）的BV为24°～40°，DWM胎儿BV＞45°。BT是脑干后缘与小脑幕的夹角（图3-3-74）。正常BT为21°～44°，Blake陷窝囊肿胎儿的BT为32°～52°，VH为45°～66°，DWM为51°～112°。BV和BT是判断蚓部向上方旋转的重要指标。

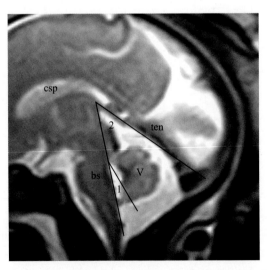

图3-3-74 脑干-蚓部夹角（BV）及脑干-小脑幕夹角（BT）测量图像

∠1为脑干-蚓部夹角（BV）；∠2为脑干-小脑幕夹角（BT）。csp.透明隔腔；ten：小脑幕；bs.脑干；V.蚓部

（八）小脑横径

小脑横径（transverse cerebellar diameter，TCD）在MRI横断位或冠状位上测量，冠状位选择侧脑室三角区脉络丛平面，测量双侧小脑半球的最大横径（图3-3-75）。冠状面测量所得数值与超声横断位上测量接近。小脑横径在妊娠晚期所测得的数据更为可靠。小脑横径随孕周增长而增长。孕24周前，小脑横径（以"mm"为单位）约等于孕周（如15mm即为孕15周），孕20～38周，平均增长速度为1～2mm/周，孕38周后，平均增长速度约为0.7mm/周。

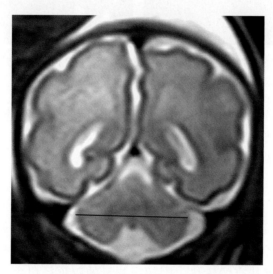

图3-3-75　冠状面侧脑室三角区脉络丛层面测量小脑最大横径

（九）骨双顶径及脑双顶径

超声双顶径测量是在标准丘脑水平横切面上测量，该切面要求颅骨呈椭圆形，双侧大脑半球对称，脑中线居中，清晰显示透明隔腔，双侧丘脑对称及丘脑间第三脑室呈裂隙样，测量双顶径时测量游标位于近侧颅骨外缘至远侧颅骨内缘并垂直于脑中线。如果胎头过圆或过扁，利用双顶径评估孕周误差较大，则增加测量头围，用以正确评估胎龄。

MRI上骨双顶径（bone biparietal diameter，bone，BPD）对应颅骨的最大直径，在侧脑室颞角水平的冠状面上测量颅骨最大内径（图3-3-76A）。MRI检查的骨双顶径与产前超声检查的双顶径相对应，但也有相同的缺点，它是对颅骨的评估，而不是对大脑本身的评估。因此，通常选择脑双顶径（cerebral biparietal diameter，CBPD）和额枕径测量评估大脑本身。脑双顶径则是测量同平面双侧大脑半球的最大径（图3-3-76B）。骨双顶径及脑双顶径的差值可评估脑外间隙。在整个妊娠期内，随着孕周增加，两者差值逐渐减小，提示脑外间隙逐渐变小。与

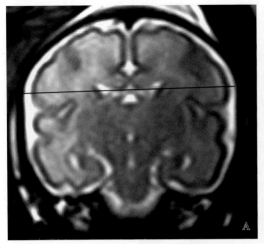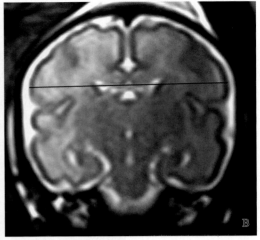

图3-3-76　骨双顶径（A）及脑双顶径（B）的测量方法

额枕径一样，胎儿MRI脑双顶径的测量在产前检查中的优势是肯定的。通过骨及脑双顶径的差值，结合脑外间隙的宽度变化可以避免测量误差造成的影响，从而对胎儿大脑进行良好的评估。

（十）额枕径

额枕径（fronto-occipital diameter，FOD）是在T_2WI正中矢状面上测量额叶最前缘与枕叶最后缘两极端点之间的距离（图3-3-77）。MRI检查测量额枕径与产前超声检查相比有着其特有的优势，因超声测量的双顶径包含了脑外间隙，所以对大脑发育的评估是不准确的。MRI测量FOD，特别是与脑双顶联合测量时，它可以对大脑的发育进行比较可靠的评估，排除了颅骨轮廓变化继而引起的脑形态变化导致的测量偏差（特别对于小头畸形）。

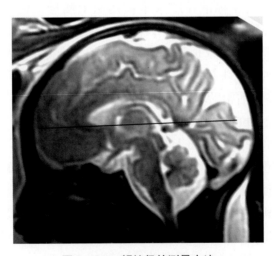

图3-3-77　额枕径的测量方法

（十一）半球间裂宽度

半球间裂宽度（interhemispheric distance，IHD）的测量选择双侧颞角平面的冠状位，测量平面位于该平面大脑半球上缘与胼胝体的中点处，即扣带沟上方（图3-3-78），同时测量骨及脑双顶径，有助于评估脑外间隙。IHD/脑BPD（cBPD）的比值可以用来评估IHD相对大脑所占的比例。IHD数值测量并不是很精确，因为它本身是一个非常小的结构，尽管有一些波动，但数值在整个孕期是相对恒定的，IHD/脑BPD指数表明，该结构占胎儿大脑的比例越来越小。

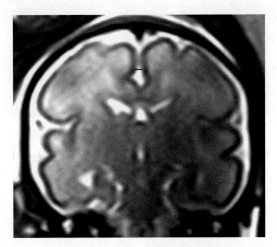

图3-3-78　半球间裂宽度的测量

（十二）岛叶未覆盖前后径、颅尾径及岛叶未覆盖率

岛叶未覆盖前后径及颅尾径均是在第三脑室平面的横断位及冠状位上测量岛叶未覆盖的宽度（图3-3-79）。在轴位上，测量外侧裂前缘与后缘之间最外侧间的距离即为岛叶未覆盖前后径，冠状位上测量外侧裂上缘与下缘之间最外侧间的距离即为岛叶未覆盖颅尾径。

外侧裂宽度则为轴位上测量外侧裂内缘两端点的直线距离；外侧裂深度（depth of sylvian fissure）则为以外侧裂最后端为顶点到颅骨内缘，做垂直于脑中线的垂线距离；在此垂线上外侧裂顶点到颞叶表面的距离为颞叶厚度（depth of temporal lobe）。超声相应的测量值也采用上述方法。

$$岛叶未覆盖率 = \frac{岛叶未覆盖宽度}{外侧裂宽度}$$，上述数值的测量选择平面是经上丘和后联合横断面，此断面可显示胼胝体膝部、近似倒八字形的侧脑室前角、背侧丘脑及位于中央的第三脑室、第三脑室后方的后联合、松果体和上丘，两侧顶叶及颞叶间的外侧裂。岛叶未覆盖宽度（uncovered width of islar）测量时在此取平行于外侧裂宽度测量直线，外侧裂内最小距离为岛叶未覆盖宽度（图3-3-80），该值的测量和岛叶未覆盖前后径的测量有所不同。

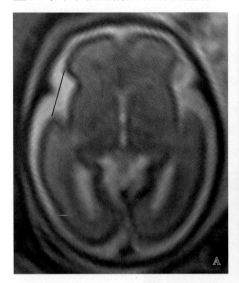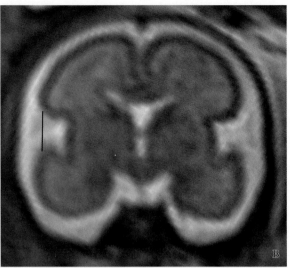

图3-3-79　岛叶未覆盖的前后径及颅尾径的测量

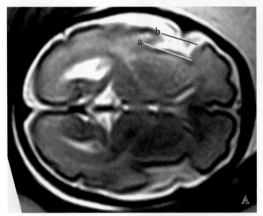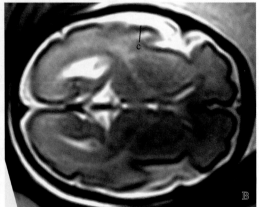

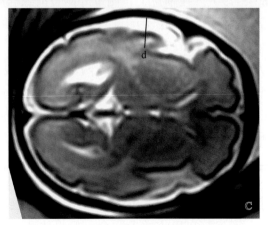

图3-3-80　孕29⁺⁴周

A. a线代表外侧裂的宽度，b线代表岛叶未覆盖宽度；B. c线代表颞叶厚度；C. d线代表外侧裂深度

　　另外，根据超声文献报道在孕24.5周后，多数胎儿裂-岛盖角显示为锐角（图3-3-81），但在MRI测量过程中发现该数据与临床实际工作中还是有不同的，在临床数据测量的过程中发现，孕29周以后胎儿裂-岛盖角才大部分显示为锐角。分析原因可能是超声对脑内结构细节的显示不如MRI，所以在测量上有比较大的偏差（表3-3-5，表3-3-6）。

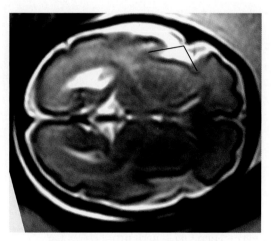

图3-3-81　胎儿裂-岛盖角的测量

表3-3-5　孕22～23周至孕37～38周各测量正常值（MRI）

孕周	FOD（mm）	cBPD（mm）	BoneBPD（mm）	LCC（mm）	HV（mm）	APDV（mm）	TCD（mm）	SV（mm²）
22～23	60～73	45～55	50～63	28～34	10～12	8～9	22～34	—
24～25	60～81	44～58	53～68	27～36	10～15	6～10	24～30	—
26	71～90	52～63	60～73	30～37	13～15	9～10	26～35	—
27	73～90	55～63	60～70	28～41	12～18	7～13	26～40	—
28	70～90	52～69	55～80	32～40	13～18	8～11	29～36	146～229
29	75～95	57～72	61～82	28～42	14～18	8～13	31～42	151～231
30	77～108	62～82	66～88	33～46	13～20	9～15	32～45	159～274
31	82～97	60～80	66～85	32～44	15～20	10～16	35～43	168～282
32	82～106	63～86	70～91	33～46	15～22	8～17	34～43	165～287
33	90～105	68～83	74～89	36～49	15～22	10～20	37～46	174～336
34	90～114	64～85	69～92	30～43	16～26	11～20	38～50	215～303
35	97～113	70～87	78～93	33～49	18～25	10～18	43～53	240～456
36	97～113	70～87	78～93	33～49	18～25	10～18	43～53	240～456
37～38	90～112	74～91	77～100	32～55	16～29	10～20	42～55	274～470

　　FOD.额枕径；cBPD.脑双顶径；BoneBPD.骨双顶径；LCC.胼胝体长度；HV.小脑蚓部高度；APDV.小脑蚓部前后径；TCD.小脑横径；SV.小脑蚓部面积

表3-3-6　孕22～23周至孕37～38周各测量正常值及部分指数（MRI）

孕周	岛叶未覆盖顶尾径（mm）	岛叶未覆盖前后径（mm）	IHD（mm）	IHD/cBPD（%）	LCC/FOD（%）	颅脑指数
22～23	5～10	10～13	2～3	5.1	44.6	11.7
24～25	5～9	10～16	1.5～2.5	4.2	44.4	13.6
26	4～7	10～15	2～4	5.2	43.5	11.3
27	2～6	9～15	1.5～4	5	43.1	11
28	2～5	8～14	1.5～4	3.4	44.4	9.5
29	3～4	8～12	1～3	3.4	41.7	8.5
30	2～5	6～12	1～5	3.6	41.5	8.8
31	2～6	6～11	1.5～4	3.7	41.2	8
32	1～4	5～11	1.5～3.5	3.5	41.3	8.2
33	1～4	5～11	0.5～6	3.3	42.2	4.7
34	1～4	5～10	1～4.5	2.9	39.3	5.4
35～36	1～3	3～10	1～4	2.6	40	6
37～38	1～3	3～9	1～4	2.4	41.8	4.5

颅脑指数（%）=（Bone BPD － cBPD）/Bone BPD；IHD.半球间裂宽度

（黄婵桃　许乙凯）

第四章

神经系统发育异常

第一节　胎儿中枢神经系统诊断思路及分析方法

胎儿磁共振检查中，神经系统检查是相对最可靠的，其检查量居胎儿磁共振检查的第一位，占全部检查的50%左右。胎儿神经系统磁共振检查，对超声补充作用最明显，胎儿神经系统也是最适合首先开展的胎儿磁共振检查系统。

胎儿神经系统磁共振检查中，临床医师最关心的问题是什么情况下需要做胎儿磁共振检查，这一问题，可以参考国内外相关检查规范和指南来回答。影像科医师最关心的问题则是怎么做和如何看。如何解读胎儿神经系统磁共振图像，首先需要了解磁共振各成像序列的优缺点，熟悉不同胎龄的正常结构，如果出现异常结构，需要分析其可能原因，并判断该异常对分娩和将来生长发育的影响。

一、磁共振各成像序列的优缺点

胎儿神经系统磁共振成像标准扫描序列包括4个，即T_2WI、T_1WI、DWI和SWI。

1. T_2WI　常用的序列有西门子HASTE和TrueFISP序列，飞利浦SS-TSE序列，GE公司SS FSE序列。这些序列是扫描一层出一层图像，受胎儿运动影响小，具有良好的信噪比，是基本序列，95%的诊断信息来自于这些序列。HASTE扫描时间短，但是该序列在数据采集过程中存在T_2衰减，导致图像沿相位编码方向模糊，会漏诊小病灶。TrueFISP比用HASTE能更好地描述多层细胞迁移过程。TSE T_2WI的灰白质对比更清晰，对髓鞘化和迁移障碍的检测敏感度更高。

2. T_1WI　常用序列有TSE和FLASH。髓鞘化缩短了T_1时间，已经证明，T_1WI对胎儿脑成熟的评估是有价值的。此外，T_1WI对检测脑内或脑周出血也有价值。微钙化物质、胼胝体周围脂肪瘤中的脂肪、结节性硬化中室管膜下结节，可以在T_1WI上呈局灶性高信号，容易被显示。所以，胎儿神经系统磁共振成像是应用T_2WI序列看解剖，应用T_1WI序列帮助确定病变性质。

3. DWI　胎儿DWI的b值一般用$600\sim800s/mm^2$，DWI可用于评价白质微细结构和髓鞘形成，评价水肿，评估代谢异常。

4. SWI　虽然图像信噪比低，但可发现慢性出血、微出血及钙化。

二、10个标准参考层面

胎儿脑组织的观察必须在矢状面、冠状面和轴位3个平面进行。有研究提出了十个标准参考层面，可借鉴，具体如下。

1. 3个矢状面　正中矢状面；经过侧脑室的旁正中矢状面；经过外侧裂的矢状面。

2. 4个冠状面　额叶前部；经第三脑室平面；经侧脑室颞角平面；经侧脑室三角区脉络丛层面。

3. 3个轴位　经第四脑室平面；经第三脑室平面；顶叶平面。

三、不同胎龄的正常结构

对正常结构的观察主要包括3个内容。

1. 各种解剖径线的测量　参考第三章第三节。

2. 主要脑回脑沟形成时间　参考第三章第三节。

3. 髓鞘化的形成和发育　参考第三章第一节。

四、胎儿脑发育异常常见疾病

胎儿中枢神经系统的疾病谱与儿童是不一样的，胎儿中枢神经系统发育异常常见疾病见表4-1-1。

表4-1-1　胎儿中枢神经系统发育异常

脑中线结构异常	幕上脑室系统异常
胼胝体发育异常	单纯性脑室扩大
前脑无裂畸形	先天性感染
透明隔腔缺失	颅后窝结构异常
神经元增生、移行及结构异常	Chiari畸形
干细胞增生和分化异常	Dandy-Walker畸形
神经元移行异常	小脑发育不良
皮质结构异常	头颅的形态及大小异常

五、胎儿中枢神经系统诊断思路及分析方法

超声检查发现颅脑结构异常时，通常会进一步行MRI检查。那么在完成检查后对胎儿中枢神经系统的MRI影像应该如何进行分析呢？首先应确定哪个结构出现异常，有多少结构异常，解剖结构确定后，再进一步确定哪种类型的异常。脑内结构的异常，常是多处结构的异常而不是单一结构异常，应该结合超声，并通

过MRI多方位成像显示详细观察分析，做出准确诊断。当出现以下畸形时，我们该如何对胎儿中枢神经系统畸形进行分析呢？

1.脑中线结构畸形　主要有胼胝体发育不全、前脑无裂畸形、蛛网膜囊肿、Galen静脉瘤、Dandy-Walker畸形等。中线结构畸形多为对称性的，如果大脑镰、大脑纵裂、透明隔腔、第三脑室和第四脑室、双侧丘脑、小脑及小脑蚓部等中线结构没有异常表现，基本可以排除脑中线结构畸形。如果透明隔腔不能显示，且双顶径测量值异常，则应仔细观察脑中线各结构，并详细观察大脑半球、大脑镰、纵裂池、侧脑室大小，这些对于发现胼胝体发育不全和前脑无裂畸形很有帮助。中线囊性病变在MRI上较易鉴别，蛛网膜囊肿表现为含脑脊液信号的囊性病变，Galen静脉瘤MRI可直接显示大脑大静脉池、四叠体池圆形或管状流空信号影，呈低信号，与开放的镰状窦相连。

2.大脑皮质的异常　主要观察有没有无脑畸形、颅脑畸形、前脑无裂畸形、先天性感染、脑内出血、脑穿通畸形、无脑回畸形、巨脑回畸形、脑裂畸形和脑内畸形等。如果发现大脑皮质异常，需注意是否为对称性还是非对称性的，局限性的还是全脑的异常。

3.幕上脑室系统异常　主要有单纯性脑室扩大（对称或不对称）、前脑无裂畸形、胼胝体发育不全、神经管缺陷（如无脑畸形）、先天性感染、脑穿通畸形、脑裂畸形、脉络丛囊肿等。在任何孕周，第三脑室>3mm，侧脑室宽度>10mm，均需考虑脑室扩大可能，应定期随访观察。如出现胎儿脑室进行性增大，因仔细观察并测量侧脑室大小，判断哪些脑室受累并增大，脑室扩大是对称性还是非对称性的，脑内结构尤其是脑中线结构是否正常等，还需特别注意颅后窝结构的观察，脑沟、脑回的发育也是观察的重点。

4.颅后窝结构异常　主要包括Chiari畸形和神经管缺陷、颅后窝池扩大、Dandy-Walker畸形、小脑发育不良等。颅后窝池消失时常伴随着小脑扭曲变形，超声提示"香蕉"小脑，该征象是开放性脊柱裂的脑部特征之一，也是Chiari畸形的特征，后者是一种脑部的先天性畸形，表现为枕骨发育不良，矢状位可见小脑及延髓细长、扁平，经枕骨大孔疝出进入椎管内，常伴有开放性脊柱裂，在开放性脊柱裂的患儿中，约95%合并Chiari畸形。如颅后窝扩大，颅后窝池测量>10mm，则应注意观察小脑蚓部及其与第四脑室的关系，需要注意鉴别Dandy-Walker畸形、永存Blake陷窝囊肿、大枕大池、小脑发育不良等。

5.头颅的形态及大小异常　主要包括大头、小头、短头、长头、三叶草形头颅、草莓形头颅、柠檬头、脑膨出等。相应头围>同孕周均值的3个标准差考虑大头畸形，这种不成比例生长主要与染色体三倍体畸形和某些侏儒（如软骨发育不全）有关。脑内组织异常发育也可引起头颅增大，如脑积水、脑肿瘤等。头围<同孕周3个标准差可考虑小头畸形。引起颅脑发育受阻的各种情况都可以导致小头畸形，通常小头畸形是颅内感染、染色体畸形、颅内结构畸形、脑膨出等

异常情况的标志。长头和短头这两种头颅形态不一定与畸形有关。长头常伴有羊水过少，此时应更注意导致羊水过少的畸形如双肾发育不良或不发育。与头围相比，短头的双顶径异常增大，这种情况在正常胎儿也可以出现，但应注意观察是否伴有潜在的结构畸形。三叶草形头颅和草莓头在染色体畸形中出现，如18-三体，也是颅缝早闭或致死性侏儒的一个特征。柠檬头是开放性脊柱裂在脑部的表现，孕24周后可消失。以上头颅异常者颅骨是完整的，脑或脑膜膨出和枕骨裂颅脑畸形则伴有颅骨缺损。大部分脑或脑膜膨出位于头部中线，枕部多见。

熟悉胎儿脑的生长发育及主要发育阶段的解剖特点，以及各阶段的MRI表现，对于认识脑内结构有无畸形尤为重要。在观察过程中，需要高度重视以下问题：①胼胝体的变化，正常胎儿从孕12周开始发育，孕18～20周才发育完全，在此之前，诊断胼胝体发育不良需谨慎；②颅后窝内的结构变化，颅后窝内有小脑半球、小脑蚓部、第四脑室、颅后窝池等，在孕20～22周之前，小脑蚓部尚未发育完全，故诊断Dandy-Walker畸形、永存Blake陷窝囊肿需慎重，建议在孕26周后再次复查。

综上所述，胎儿MRI中枢神经系统诊断思路包括以下4个步骤。

（1）此胎龄的胎儿脑正常结构如何？

（2）图像中是否有异常结构？

（3）如果有异常结构，出现这种异常的原因可能是哪种？

（4）该异常对分娩和将来生长发育的影响如何？

第二节　神经元增生、移行及结构异常

一、概述

大脑皮质发育包括干细胞增生和分化、神经元移行和皮质组建3个步骤。原始神经管由4个带组成，由内向外分别是脑室带、脑室下带、中间带和边缘带。大脑皮质的神经元来自胚胎时期的脑室壁，即神经管上皮。约妊娠第7周，侧脑室壁的室管膜下层开始有丝分裂，分化成神经细胞。第8周起，神经细胞开始移行。呈放射状走行的胶质纤维可跨越半球，作为神经细胞移行的支架，神经细胞被引导着沿胶质纤维上行。神经元从原始基质带向皮质层移行的过程，遵循自内而外的规律，即形成未来大脑皮质最深层（第6层）的神经元最先移行，以后依次为第5层、第4层、第3层，最后移行的是第2层。唯一例外的是皮质最外表面的一层，即第1层，最先移行至脑皮质表面。神经元移行和皮质分层延续至孕24～26周，最终形成具有6层神经细胞的大脑皮质。一旦停留在发育中的皮层后，神经细胞就开始按照相对分离的层面而排列，并分化成神经元。约孕20周后，局部和远处神经元

形成突触，这一过程就是皮质组建的过程。孕26～30周脑回完全形成。这3个步骤中的任何一个环节发生错误，无论是单独发生或联合发生，均可造成皮质发育异常。

1.干细胞增生及分化异常　神经元和神经胶质增生和分化异常，可以广泛发生，也可以局灶性发生。从理论上讲，广泛异常可由细胞增生活跃、异常或过早停止而引起，但实际上，并未观察到由过度细胞增生或增生异常所导致的畸形，观察到的是细胞增生、减少或细胞凋亡的现象。细胞增生局部异常包括细胞增生过度和增生异常，而未见到细胞增生局部减少。细胞增生局部异常包括半球巨脑症、局部皮质发育不良（focal cortical dysplasia，FCD）伴气球样细胞（即Taylor型FCD）、皮质发育不良、神经皮肤异常（如结节性硬化、表皮样痣综合征、Ito黑色素过少症、神经纤维瘤病-1、Klippel-Trenaunay综合征）和一些肿瘤性疾病（如胚胎形成不良性神经上皮肿瘤、神经节神经胶质瘤和神经节细胞瘤）。

2.神经元移行异常　当合并细胞增生异常时，神经元移行异常可以广泛发生，也可局灶性存在。神经元广泛移行异常可导致各种形式的无脑回和带状灰质异位。局灶性神经元移行异常可导致局限性无脑回-巨脑回畸形和灰质异位。

3.皮质结构异常　由于最后移行的神经元在孕20周左右到达皮质，皮质构建异常常发生在这段时间之后。这类异常有多小脑回、脑裂畸形、无气球样细胞的局部皮质发育不良和微皮质发育不良。

二、无脑回-巨脑回畸形

【胚胎发育及解剖】

脑沟和脑回是大脑皮质重要的解剖结构，皮质向内凹陷的区域称为脑沟或裂，脑沟之间向外凸出部位称为脑回。胎儿时期，脑沟、脑回的发育有其特定的时间规律，可作为筛查大脑皮质是否正常发育的指标之一，然而目前具体脑沟和脑回初现的时间尚未有统一定论。采用多种医学影像中心综合评估方法，将胎儿脑回发育分为5个阶段。①孕＜24周，可见宽大外侧裂；②孕24～28周，脑皮质浅沟（中央沟、距状沟）；③孕31～32周，脑回增多，脑沟增深；④孕34～36周，大脑皮质增厚，且形成更多脑沟；⑤孕38～40周，脑沟接近成年人。表4-2-1显示了在解剖检查、超声及磁共振图像上出现初级脑裂和脑沟时的孕周（在末次月经期后的几周内）。一般来说，大脑内侧半球表面的脑沟比外侧凸面脑沟出现得早。外侧裂和岛叶的发育具有特征性，容易识别，可以用来帮助判断皮质的发育情况。在妊娠早期，外侧裂在大脑半球外侧表面呈光滑的凹陷（图4-2-1A、B）。妊娠17周后，因为岛叶与周围皮质的扩张速度不一样，所以最初岛叶-颞叶夹角是钝角（＞90°）（图4-2-1C、D），在孕24.5周后，岛叶-颞叶夹角变成锐角（＜90°）（图4-2-1E、F）。

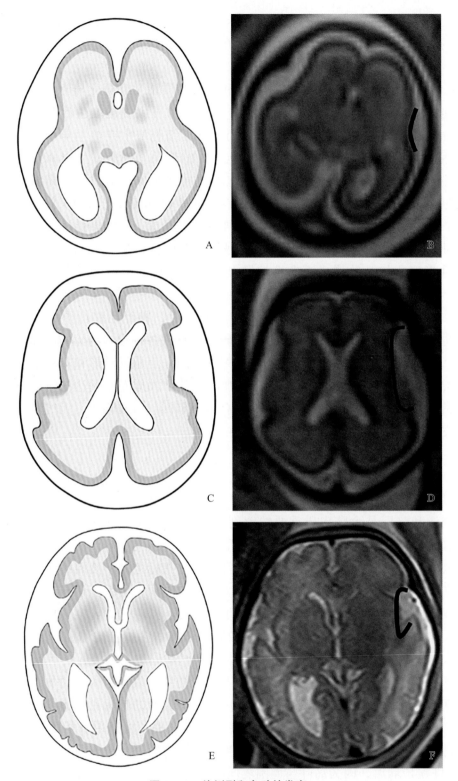

图4-2-1 外侧裂和岛叶的发育

A、B.孕17周，外侧裂呈凹陷状；C、D.孕22周，岛叶-颞叶夹角是钝角；E、F.孕34周，岛叶-颞叶夹角是锐角

表4-2-1　解剖检查、超声及磁共振图像上出现初级脑裂和脑沟时的孕周

可见结构	解剖检查	超声		MRI	
		首次可见	一直可见	首次可见	一直可见
顶枕沟	孕16周	孕18.5周	孕20.5周	孕18～19周	孕22～23周
距状沟	孕16周	孕18.5周	孕21.9周	孕18～19周	孕22～23周
扣带沟	孕18周	孕23.2周	孕24.3周	孕24～25周	孕28～29周
中央沟	孕20周			孕26～27周	孕26～27周
大脑凸面脑沟	孕20～25周	孕23.2周	孕27.9周	孕26～27周	孕28～29周

【疾病概述】

无脑回-巨脑回畸形（agyria-pachygyria），又称光滑脑（lissencephaly），是指大脑半球脑沟、脑回形成障碍的一类疾病。在大脑发育过程中，由于各种物理因素（如放射线、高温）、生物因素（如病毒、细菌）、致畸物（如酒精、可卡因）及遗传因素等作用，神经细胞从胚胎生发基质向大脑表面移行过程受阻，胎儿大脑失去正常皮质的6层结构，代之以由异位神经元组成的紊乱的4层或6层皮质结构而形成的畸形。所以，神经元在移行的任何阶段受阻都可能出现脑沟回的异常，尤其在胚胎神经系统发育早期（孕12～16周）。且致病因素作用的时间和程度不同，所致的移行病变也不同，神经元移行障碍发生越早，畸形越严重。其中无脑回畸形（agyria）为大脑皮质完全无脑回，而巨脑回畸形（pachygyria）为伴浅小脑沟的宽大脑回，即不完全性脑回缺如，病变程度比无脑回畸形轻。临床上表现为癫痫、智力和语言障碍及其他神经功能异常，大多数患者生存期较短，且脑回缺如程度越重，预后越差。

无脑回-巨脑回畸形因有多种表型及综合征而难以制定统一的分类，而传统上分为2类。Ⅰ类为经典型。这类又分为3个亚型。第一种亚型的患者第17对染色体异常，包括Miller-Dieker综合征和部分孤立性光滑脑，*LIS1*（17p13.3）缺失。第二种亚型有X性染色体连锁的基因突变，其导致男性患者出现孤立无脑回，而杂合子基因的女性患者出现带状灰质异位。第三种亚型患者的基因异常尚未查明。Ⅱ类为鹅卵石型。这类至少包括3个亚型：Walker-Warburg综合征、福山型先天肌营养不良（FCMD）、脑-眼-肌（COM）综合征。这类疾病以视觉异常、大脑畸形和不同程度的先天性肌肉萎缩为特征。Walker-Warburg综合征患者有严重的肌张力降低、进行性头颅增大和严重视觉异常（如眼小畸形）。FCMD患者的临床表现较轻。COM综合征患者的临床症状介于前两种之间。

《美国胎儿影像指南（2014）》推荐，产前超声检查多于胎龄18～20周时

进行，MRI检查时机为胎龄20～22周。神经系统的发育随着胎龄增加不断变化，因此，MRI检查时机和检查结果必须结合胎龄进行。神经元移行约在胎龄为24周时完成，妊娠晚期是胎儿MRI检查及评估皮质发育的最佳时机。对于有结节性硬化、胼胝体发育异常或无脑回畸形等脑部疾病家族史的胎儿，可以不经过产前超声检查，而直接进行脑部针对性胎儿MRI检查。

【影像学表现】

1.超声表现

Ⅰ类无脑回：最近报道，产前超声可在孕23周就发现异常。超声常见征象包括顶枕沟缺如、距状沟缺如、外侧裂及岛叶缺如（图4-2-2）；其他征象有脑室轻度扩大、胼胝体缺如、小头畸形、羊水过多等。

Ⅱ类无脑回：产前超声可发现脑室扩大、颅后窝畸形（图4-2-3）、脑膨出及视网膜异常（白内障、视网膜发育不良）的影像学表现。其中脑室扩大是最常见的影像学表现。

2. MRI表现

Ⅰ类无脑回：MRI主要表现是大脑表面平滑，有垂直走行的外侧裂。严重病例大脑表面完全平滑，外侧裂是唯一可以确认的沟裂。轻型患者可见几条浅沟环绕着宽而扁平的脑回，中央沟致大脑中部变窄，而使大脑表现为沙漏状或"8"字形（图4-2-4，图4-2-5）。*LIS1*异常的患者发生顶枕叶无脑回和额叶巨脑回的倾向更为严重（图4-2-6）。而*XLIS*突变的患者有更显著的额叶无脑回倾向。在无脑回和巨脑回的局部区域可显示一个细窄的皮质缘，并被一细胞疏松层与皮质下移行受阻的神经元相隔，后者呈宽带状（图4-2-7）。带状灰质异位的脑回在外观上更接近正常，当带状灰质异位合并经典无脑回时，一个细胞疏松的白质带将皮质的神经元与皮质下的神经元带相隔开。

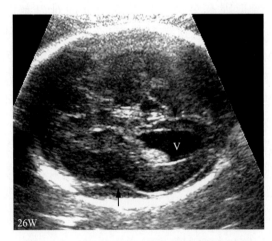

图4-2-2　Miller-Dieker综合征相关的无脑回

孕26周（26W），超声轴位显示外侧裂平滑（黑箭），轻度脑室扩张（V），顶枕沟缺如（黑箭头）

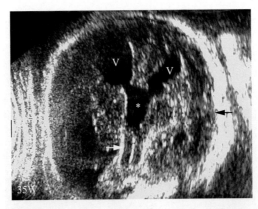

图 4-2-3　Walker-Warburg 综合征相关无脑回

孕 35 周（35W），冠状位超声显示双侧侧脑室前角扩大（V）、第三脑室扩大（*）、外侧裂平滑（黑箭）及脑干细小（白箭）

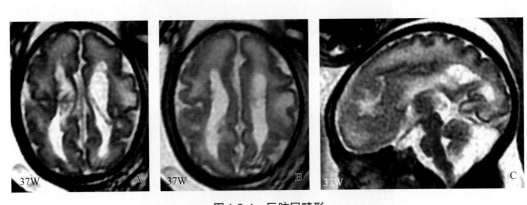

图 4-2-4　巨脑回畸形

孕 37 周（37W），双侧额顶叶脑回宽大，透明隔腔缺如，胼胝体缺如，双侧侧脑室轻度扩大

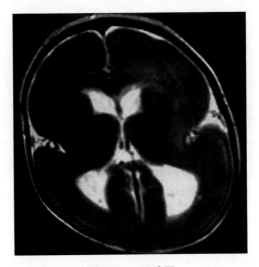

图 4-2-5　无脑回

轴位 T$_2$WI，皮质表面平滑，几乎未见脑回，垂直走行的外侧裂导致大脑呈"8"字形外观

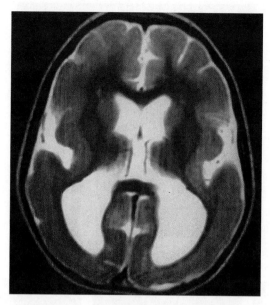

图4-2-6　*LIS1*基因缺陷的经典型无脑回
轴位T$_2$WI显示双侧对称性大脑后部无脑回、额部巨脑回

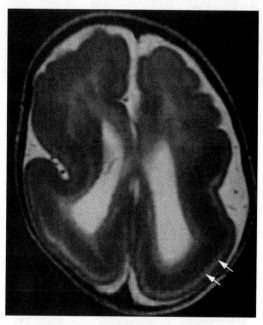

图4-2-7　*XLIS*基因缺陷的无脑回
轴位T$_2$WI显示一层高信号细胞疏松带（白箭）

Ⅱ类无脑回：MRI表现可有多小脑回、巨脑回、髓鞘形成不良、脑干发育不全、脑积水、小脑发育不良/不全和囊肿等相应征象。Walker-Warburg综合征呈弥漫性鹅卵石样无脑回和灰白质分界不清。白质髓鞘形成严重不良，脑积水和后部

脑膨出常见。颅后窝异常包括背侧脑干在脑桥中脑连接部纽结（矢状位上脑干呈特征性的"Z"形改变）（图4-2-8）、上下丘融合、小脑蚓部发育不全、小脑多小脑回和囊肿。COM综合征时，可同时出现巨脑回和多小脑回，还可见透明隔缺如、胼胝体发育不良、脑积水和脑室旁白质髓鞘形成等异常。FCMD时，多小脑回主要位于额叶，而鹅卵石型无脑回在枕顶区表现得更为明显，髓鞘形成延迟，而且从外围的皮质下区域向中心呈向心性发展，与髓鞘成熟的正常模式正好相反。胼胝体畸形和脑膨出在FCMD并不常见。

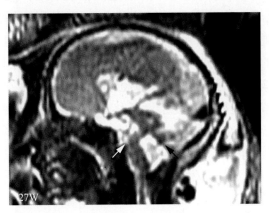

图4-2-8　Walker-Warburg综合征相关无脑回，孕27周（27W）矢状位T$_2$WI，可见"Z"形脑干（白箭）和小脑蚓部缺如（黑箭）

【预后】

无脑回畸形患儿出生后通常头颅较小或头颅大小正常，轻度肌张力增高和喂养困难，可见明显的精神发育迟滞、广泛肌张力增高和痉挛强直状态，常需要行胃造口术进行喂养，癫痫发作是新生儿期之后常见的症状。局限性巨脑回合并有程度较轻的神经系统损害。而带状灰质异位的患者常在10岁之内表现出不同程度的发育延迟和癫痫发作。

（陈　婴）

三、脑裂畸形

脑裂畸形是神经元移行异常中最严重的一种类型。它是一种胚胎期原生基质或神经元移行局部障碍所致的先天性颅脑发育畸形，胚胎早期的移行障碍引起局部坏死，导致脑实质缺如，而障碍部位周围的正常脑实质正常发育，并将其包埋于大脑皮质内，进而形成与脑室的裂隙。脑裂畸形的特征性表现为以灰质为侧壁的裂隙从侧脑室表面（室管膜）横贯大脑半球，外侧端与软脑膜相连，邻近皮质同时卷入衬于裂隙两侧，脑裂邻近有灰质异位，内侧端与侧脑室相连，形成软脑膜-室管膜缝（P-E缝）。

【疾病概述】

国外文献报道脑裂畸形的发生率为（1.48～1.54）/100 000活产婴儿。有假设研究认为，如在孕14～16周受到感染、中毒、接触放射线等外环境的损害，胎儿脑组织因严重缺血损伤致放射状神经胶质纤维受损，从而引起全层裂隙形成。也有研究认为，在神经元移行的整个过程中受到干扰，如感染、中毒、接触放射线等损害及基因突变时，生发基质不能正常发育，致使神经元移行不能发生或过早停止，神经元聚集在异常区域，受累的皮质常增厚伴有神经元排列紊乱，从而导致脑裂畸形，但详细机制目前仍不十分清楚。脑裂畸形一般发生在胚胎第7～25周。约在胚胎第6周末，由脑室壁单层柱状上皮组成的原始神经管开始分化，由内向外形成4个基本的胚胎带（脑室带、下带、中间带和边缘带）。约在胚胎第8周，脑室带和下带的神经细胞向中间带和边缘带迁移，并在相应部位分化形成神经元，最终发育成脑皮质的6层结构。神经元迁移主要发生在胚胎第7～16周，并持续至妊娠后期，整个过程极其复杂，迁移运动受阻或胶质纤维、胶质细胞突起的任何损害都会造成神经元异位。

脑皮质灰质沿裂缝内折，裂开的表面有灰质覆盖，根据裂隙的分离程度和受累区域大小分为两型。Ⅰ型为闭唇型（闭合型）：为一条融合的裂隙组成，裂隙两侧的灰质相贴或融合，裂隙中间不含脑脊液；裂隙仅达脑白质内，不与侧脑室相通，其内不含或含有少量脑脊液。Ⅱ型为开唇型（开放型）：指内折皮质分离，形成大裂隙与脑室相通，从软脑膜延伸到室管膜，裂隙可呈囊状扩大，其内充满脑脊液。

脑裂畸形可以是单侧的或双侧的，单灶的或多灶的，大脑的或小脑的。脑裂畸形常不对称，也可完全对称裂开；多发生于额顶叶或外侧裂周围。裂隙周围的灰质是区别脑裂畸形与其他脑穿通畸形的关键。其常合并大脑多发脑畸形，包括脑室扩张、多小脑回畸形、灰质异位、胼胝体发育不全、透明隔腔缺如等。

【影像学表现】

1.超声表现　闭唇型脑裂畸形的特征性超声表现不明显，很难被产前超声所发现，产前超声诊断的脑裂多为开唇型。其主要的超声表现如下：当胎头横切时，可显示胎儿大脑裂开成前后两部分，裂开处为无回声区，且与侧脑室无回声区相通，无回声区直达两颅骨内面，裂隙周围由于有结构不良的增厚灰质的衬托，表面回声较强，与正常脑表面回声相类似。

2. MRI表现　MRI能很好地显示脑裂畸形的病理形态，该病最早发生于孕22周，经胎儿头颅MRI更易观察到开唇型（Ⅱ型）脑裂畸形，并且大部分在出生后可转归为闭唇型（Ⅰ型）。50%以上患者有结构不良的灰质沿裂隙周围排列，其特征性改变为脑室凹陷，该征象几乎在所有闭合型和轻度开放型患者中出现。

MRI特征性表现：①Ⅰ型为闭唇型（闭合型），多为单侧，位于大脑外侧裂区，从大脑表面延伸至侧脑室。裂隙前后壁一端或两端融合，由结构不良的灰质构成，表现为贯穿大脑半球的信号和灰质一致的带状影，其外侧脑表面出现局限性凹陷，内侧脑室则出现三角形憩室。在凹陷和憩室之间能见到带状的灰质影（图4-2-9，图4-2-10）。②Ⅱ型为开唇型（开放型），多见，常为双侧，不对称，不融合，裂隙内呈脑脊液信号，由侧脑室延续到脑表面软脑膜，内窄外宽，裂隙的表面被覆脑灰质（图4-2-11）。③常合并其他畸形，如透明隔发育异常和其他类型的神经元移行异常。④不同程度的侧脑室扩大（图4-2-12）。

脑裂畸形要与脑穿通畸形等大脑发育成熟后的脑损害相鉴别，鉴别要点在于有无内折至室管膜下的脑皮质灰质，脑穿通畸形的内衬被覆盖的是神经胶质或白质。

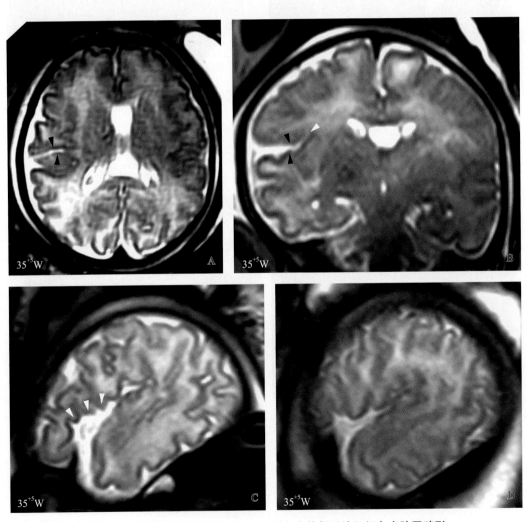

图4-2-9 右侧颞叶脑裂畸形（闭唇型）合并邻近脑组织多小脑回畸形

孕35⁺⁵周（35⁺⁵W）胎儿产前MRI。A、B.右侧颞叶局部见一裂隙影，灰质沿裂隙内折，裂隙表面覆盖灰质（黑箭头），裂隙内见脑脊液充填，内侧端融合（白箭头）；C.局部脑组织脑回多而小（白箭头）；D.正常侧局部脑回对照图

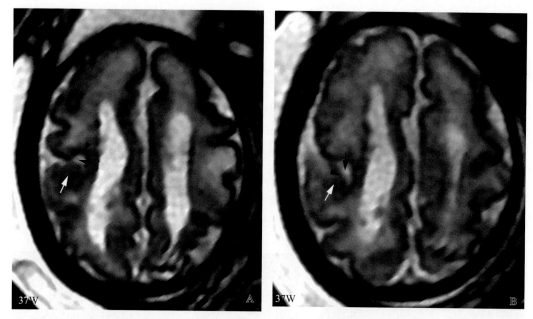

图4-2-10　孕37周（37W），右侧脑裂畸形（闭唇型），合并巨脑回畸形、灰质异位、白质发育异常

双侧大脑半球脑回增宽；右侧大脑半球局部见一裂隙影，灰质沿裂隙内折，裂隙表面覆盖灰质（黑箭头），裂隙内见脑脊液充填（黑箭），内侧端融合，不与脑室相通，裂隙后方脑实质内与灰质信号一致的结节影（白箭），为异位灰质

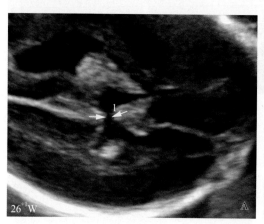
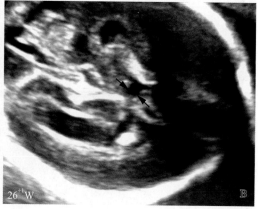

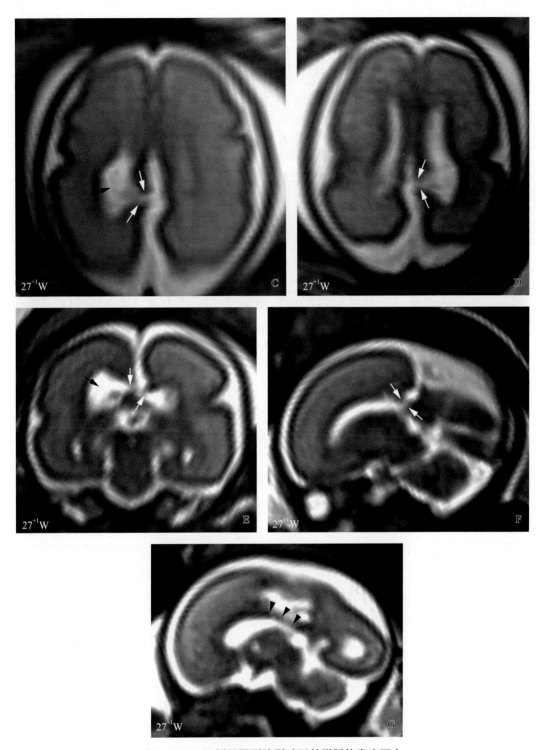

图 4-2-11 双侧开唇型脑裂畸形并胼胝体发育不良

A ～ B. 孕 26⁺¹ 周（26⁺¹W）产前超声，显示胎儿双侧侧脑室体部与大脑纵裂池后部交通；C ～ G 为孕 27⁺¹ 周（27⁺¹W）胎儿产前 MRI，C、D. 横断位，透明隔缺如，右侧大脑半球见一囊状裂隙影，其内见脑脊液信号影充填（黑箭），并可见双侧侧脑室体部内侧与大脑纵裂池后部沟通（白箭），裂隙周围被覆灰质；F. 矢状位裂隙处；G. 可见胼胝体后部、压部变薄（黑箭头）

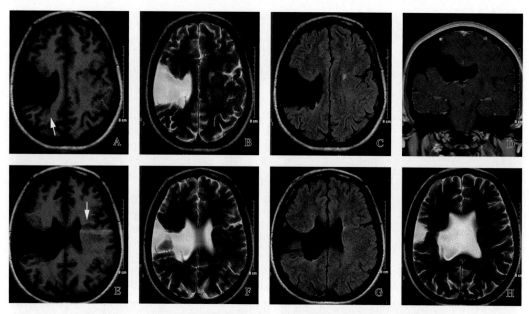

图4-2-12　右侧开唇型脑裂畸形、左侧闭唇型脑裂畸形合并透明隔缺如

女，48岁。A～D.右侧开唇型脑裂畸形，裂隙从侧脑室延伸至脑表面软脑膜并相互沟通，呈内窄外宽，裂隙周围被覆灰质（白箭）；E～G.左侧闭唇型脑裂畸形，裂隙一端融合，外侧脑表面局限性凹陷，内侧脑室呈现小憩室改变（白箭）；H.透明隔缺如

【预后】

脑裂畸形所表现的症状及预后与颅内病变的数量、程度有关。闭唇型脑裂畸形患儿的典型表现为轻度偏瘫或运动迟缓，而开唇型脑裂畸形患儿常表现为脑积水或癫痫。单侧闭唇型脑裂畸形的神经发育最好。裂隙进行性增大的患者由于发生进行性脑组织缺失，其神经系统缺陷也呈进行性加重。临床表现中，运动发育缺陷最常见。同时单侧与双侧脑裂畸形在认知精神发育、语言发育方面的影响也有所不同，几乎所有双侧开唇型脑裂畸形的患者都有认知发育及语言发育障碍。因此，脑裂畸形预后不一，可以从癫痫或轻度偏瘫到全面发育迟缓和运动障碍。MRI在脑裂畸形的诊断和预后判断中起重要作用。

（吴婉莎　黄婵桃）

四、灰质异位

灰质异位（gray matter heterotopia，GMH）是一种较为少见的先天畸形，是神经元移行障碍性疾病的一种，在胚胎时期神经母细胞增殖迁移过程中受到干扰因素的影响而发生。灰质异位是指正常的神经元出现在异常的位置。孕12周左右，神经元或未分化的细胞移行过程中受阻未能继续移行而停留，神经元在大脑不同部位（室管膜至脑表面之间的任何位置）滞留、异常聚集的灰质团块，即为灰质异位。

【胚胎发育及解剖】

正常神经元的移行是一个极其复杂的多因子调控过程，在胚胎第7周，侧脑室、室管膜下的生殖胚中原始神经元开始增殖，皮质神经元来源于胚胎脑室周围基质内的神经母细胞，第8周神经母细胞从脑中线处的胚胎神经基质向软脑膜表面移行，多沿着放射状的神经胶质细胞移行，跨越生殖胚先移行的神经细胞形成脑皮质的深面，后移行的神经细胞形成脑皮质的表层，持续约2个月的时间，胚胎第8～16周移行最旺，最终于胎儿第26～28周逐步发育成正常脑皮质的6个细胞层。而这个过程一旦遭受到外界或内部因素的影响，就会产生神经元增殖、移行障碍。

【疾病概述】

胎儿灰质异位可由外因如感染、中毒、缺血、放射损伤等所致，也可由内因如遗传基因（Xq28、17p13.3、22q11、Xq22）发生突变所致。1994年Huttenlocher等首次发现病例全为女性的家族性事件，这个家族中的女性常有自发性流产的病史，从而推测本病与X染色体相关，最终确定是Xq28位点处的基因突变，其编码基因的产物为filamin A，可调控神经元迁移。此类为最常见的基因突变类型，常导致双侧弥漫性灰质异位。其多见于女性，但也可发生于男性，很多男性胎儿则因无正常X染色体而胎死宫内，出生的男性胎儿多有严重的智力障碍。

灰质异位可孤立发生，也可以合并大脑其他发育异常，或为先天性综合征的一部分。灰质异位可合并的脑畸形包括胼胝体发育不全、巨脑回畸形、多小脑回畸形和颅后窝畸形等。

【影像学表现】

1.超声表现　产前很难诊断灰质异位；MRI诊断灰质异位优于产前超声，其诊断敏感度为67%，特异度为100%。

2. MRI表现　异位的灰质团块在MRI各序列上均与皮质灰质信号相同，可为局灶性或多发性，其大小、形态和部位变化很大。一般分为以下3型。

（1）室管膜下结节型灰质异位（periventricular nodular heterotopia，PNH）：是最常见的类型，较多发生于侧脑室前角及三角区。局灶性者多见于侧脑室三角区和枕角旁。MRI表现为沿侧脑室壁周围分布的圆形或椭圆形结节，周围无水肿，结节常突向脑室内，呈波浪状或锯齿状改变，导致脑室壁形态不规则、室腔变形。本型需与结节性硬化相鉴别，灰质异位各序列信号与灰质信号相同是其特征性表现和重要诊断依据。病变可分为单侧局限、双侧局限或双侧弥漫性（图4-2-13）。

（2）带状灰质异位（band heterotopia，BH）：较少见。MRI可见皮质下呈带状的异位灰质与相邻皮质伴行，两者被一层薄的白质相隔，受累的皮质轻度增厚或正常，既往也称为"双皮质"。异常的灰质带可表现为围绕侧脑室形成完整的环状，也可是不完整的环状。其相邻脑皮质可以是正常的，也可以表现为巨脑回或无脑回。此型绝大多数弥漫分布，也可局限于额叶或顶叶。

（3）皮质下型灰质异位（subcortical heterotopia，SCH）：根据病灶的形态

不同又分为两种亚型，即结节型和弧线型。结节型是皮质下白质内的结节状灰质异位灶；弧线型是与大脑灰质部分相连，但呈不规则弧线样或漩涡状的灰质异位区。MRI表现为皮质下边缘不规则、形态各异的异位灰质团块，受累皮质变薄、脑沟减少或消失，病变侧大脑半球可因白质减少而体积变小。巨大的孤立性灰质异位可出现占位效应（图4-2-14）。

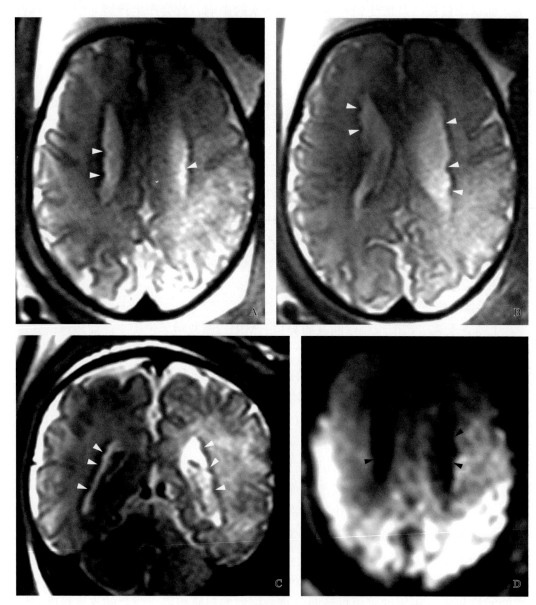

图4-2-13　室管膜下型灰质异位

　　孕35周（35W），双侧侧脑室轻度增宽。A ～ C.T₂WI图像，双侧侧脑室壁不规则、毛糙，呈波浪状或锯齿状改变（白箭头），信号与皮质相同；D.DWI图像，呈稍高信号，与皮质信号一致（黑箭头）

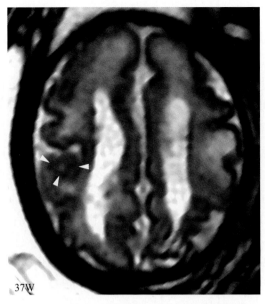

图4-2-14 结节型灰质异位，合并脑裂畸形、巨脑回畸形，白质发育异常

孕37周（37W），T₂WI横断位显示右侧大脑半球可见一与灰质信号一致的结节影（白箭头）；结节前方可见一裂隙影，灰质沿裂隙内折，内侧端融合，不与脑室相通，其内含脑脊液，脑裂畸形；双侧大脑半球脑回增宽；白质信号增高

【预后】

灰质异位的预后与病变的位置和范围及有无合并其他脑内外发育畸形有关。单侧局灶性灰质异位患儿出现认知障碍的概率远低于双侧弥漫性患儿。部分孤立性室管膜下型灰质异位患儿甚至可无明显临床症状，常偶然发现。但80%的室管膜下型灰质异位患儿和几乎所有的皮质下型灰质异位患儿会发生癫痫，通常出现在十几岁时；此外还会出现不同程度的运动和智力障碍。灰质异位若合并其他脑内外发育畸形，预后较差。

（谭相良　黄婵桃）

五、多小脑回畸形

多小脑回畸形（polymicrogyria，PMG）属于神经元移行障碍，是指神经元到达灰质但分布异常，形成多发细小脑回，被蜿蜒曲折的脑沟所分隔，又称皮质发育不良，是脑皮质发育畸形中最常见的一种类型。

【胚胎发育及解剖】

神经元移行是大脑发育过程中一个复杂而有序的过程，约持续3个月。在胚胎7~8周时，生发基质形成的细胞经过分化沿放射状排列的胶质纤维向脑表面移行，到达皮质内的终点，并在此处分化成神经元。神经元在移行过程中，移行较早的神经元形成皮质深部，移行较晚的神经元则形成皮质表面。整个细胞移行活动可以一直持续到胚胎第25周。最后在胚胎第25周左右大脑皮质的6层结构（从浅至深为分子层、外颗粒细胞层、外锥体细胞层、内颗粒细胞层、内锥体细胞层、多形细胞层）形成，任何原因所导致的神经元移行终止，均可造成神经元移行障碍。

【疾病概述】

PMG的病因复杂，发病机制仍不完全清楚。PMG可能是在孕16~24周，即相当于神经元移行末期或皮质分层重组的初期，因遗传性或损伤性因素，如染色体异常、基因突变或宫内感染、缺血缺氧等干扰，受累皮质区神经元组织的分布发生异常而导致。遗传学证实与多小脑回相关的基因位点有16q12.2—21、22q11.2、Xq28及Xq21.33—q23。遗传因素所致的PMG多累及外侧裂及周围皮质，或双侧额顶叶。损伤性因素所致的PMG则多为双侧非对称性或局灶性。有些则可能与胚胎晚期的宫内感染（如巨细胞病毒感染）等获得性损伤因素有关，也有些PMG是某些综合征的表现之一。由此PMG可进一步分为以下几类：①经典PMG伴穿越性脑裂或钙化；②局灶性PMG不伴脑裂或钙化；③综合征伴PMG，如Adams-Oliver综合征、Aicard综合征等。

目前多认为感染、缺氧等可在神经元迁移后期及皮质形成早期影响脑皮质的发育，导致成神经元细胞增殖、迁移受损及迁移后成熟皮质排列紊乱，具体机制目前仍不清楚。PMG的病理表现为脑回增多、脑沟变浅及皮质增厚。Barkovich等将多小脑回分为两类：分层的及未分层的多小脑回，前者由孕18~24周损伤造成，病理上正常皮质的6层结构仅出现4层；后者与孕12~17周损伤有关，皮质不能区分层次。

PMG可以是孤立的畸形，也可与其他大脑畸形有关，共同特征是皮质过度旋转。其可呈局灶、多灶或弥漫性，可单侧、双侧、不对称或双侧对称。Levent根据病变的分布将其分为5型：①外侧裂周围型，最常见的类型，在外侧裂周围皮质病变最严重，向外围脑叶逐渐减轻；②额叶型，病变多局限于额叶，部分累及顶叶；③合并脑室周围灰质异位型，PMG合并脑室周围灰质异位，通常还合并海马、胼胝体及小脑发育不良；④弥漫型，大脑皮质几乎完全受累，各部位病变严重程度相同；⑤矢状窦旁顶枕叶型，病变主要位于大脑前动脉、大脑中动脉供血的分水岭区。

PMG的临床表现各异，以癫痫发作、发育迟缓、智力低下和脑性瘫痪为主，包括喂养困难、共济失调和眼球运动异常等表现。其中78%的患者伴有癫痫，可表现为非典型失神、肌强直、肌阵挛或全身强直-阵挛性癫痫发作等；70%的患者伴有发育迟缓；51%的患者伴有痉挛型脑性瘫痪；一部分患者伴有四肢痉挛（双侧型PMG）或偏瘫（单侧型PMG）。总体来说，双侧和弥漫发病的PMG患者临床症状更严重，出现临床症状的年龄更小。

【影像学表现】

1.超声表现　目前，PMG的诊断方法主要依靠MRI检查，产前超声诊断价值较为局限。PMG产前超声表现无特异性，多表现为颅内异常高回声区，可能是异常的皮质边缘过度折叠，导致组织密度增高所致。另外，与PMG同时存在的皮质下坏死，也可能导致异常高回声。

2. MRI表现　MRI是PMG的主要诊断方法，但妊娠早期诊断较困难，尤其是在孕24周前。产前MRI能从多个维度观察胎儿PMG的受累范围及合并的畸形。由于PMG好发于外侧裂及其周围皮质，在怀疑此病时应重点观察。其他好发部位还有顶叶和额叶。PMG的MRI表现如下：①脑回微小且数目增多，皮质表面可见多数细小浅凹，呈锯齿状改变，或脑回增多细密，脑沟浅而不明显，而皮质增厚，类似巨脑回畸形。病变区白质常减少，且皮质和白质交界变得不清。②病变邻近的脑白质区及蛛网膜下腔增大。③灰白质交界区出现不规则的圆齿状，是PMG的特征性表现（图4-2-15，图4-2-16）。

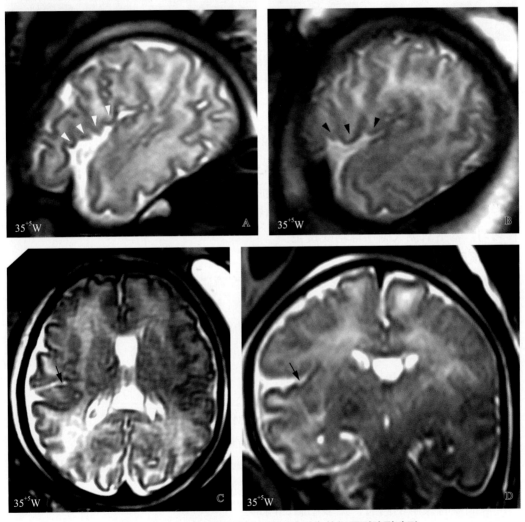

图4-2-15　外侧裂周围型多小脑回畸形合并闭唇型脑裂畸形

孕35⁺⁵周（35⁺⁵W）胎儿产前MRI。A.右侧外侧裂上方局部脑组织脑回多而小（白箭头）；B.正常侧局部脑回对照图（黑箭头）；C、D.右侧颞叶局部见一灰质沿裂隙内折裂隙影，裂隙表面覆盖灰质，裂隙内见脑脊液充填，内侧端融合（黑箭）

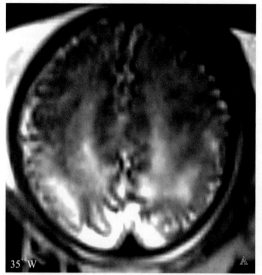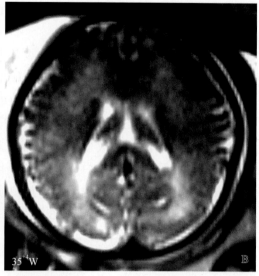

图4-2-16　弥漫型多小脑回畸形

A、B.孕35⁺⁵周（35⁺⁵W）胎儿产前MRI，双侧大脑半球弥漫可见脑回细小，数目增多，呈锯齿状改变

　　Barkovich根据大脑皮质的形态特征，将多小脑回分为粗糙型和纤细型。粗糙型PMG表现为皮质增厚，表面不平，脑沟变浅，灰白质交界不清；纤细型PMG表现为脑回细小，脑沟变浅，皮质厚度正常或变薄。

　　PMG应与无脑回和巨脑回相鉴别，前者范围小于后者，增厚皮质厚度不均，范围广时，皮质纤曲，呈结节状或波浪状隆起；后者侵犯广，且对称，增厚皮质较均匀，幕上双侧大脑半球均受侵犯。

【预后】

　　PMG的胎儿出生后常出现癫痫、生长发育障碍及神经功能缺陷。若PMG为双侧性、弥漫性，或虽为单侧，但范围超过一侧大脑半球一半以上者，预后较差，多表现为中重度发育迟缓和明显的精神运动功能障碍。

（肖　翔　黄婵桃）

六、半侧巨脑畸形

　　半侧巨脑畸形（hemimegalencephaly，HME）最早由Sims描述，1835年该学者提出了本病的概念。HME是一种罕见的脑发育畸形，是大脑半球一侧的全部或部分错构瘤样过度增生，以神经运动发育迟滞、偏瘫、偏盲及顽固性癫痫为特征。

【胚胎发育及解剖】

　　胚胎发育及解剖同前，见多小脑回畸形。

【疾病概述】

　　HME是一种较为特殊的神经元移行障碍性疾病。其发病多认为是与神经系统或身体对称性相关的基因缺陷有关，即胚胎3～4周，单侧脑的神经细胞谱系和细胞增殖分化发生异常，继之神经细胞移行和组织发生障碍所致。多种因素可以干扰脑皮质发育过程，包括环境因素（感染、中毒、接触放射线）、基因因素（染色体丢失、镶嵌型X染色体）。它们都可在胚胎早期影响成神经细胞移行，使神经元聚集在异常区域，包括皮质内或皮质外，导致受累的半侧大脑半球神经细胞过度增生，皮质增厚伴神经元排列紊乱，从而引起HME。

本病以一侧大脑半球弥漫性肥大或部分过度发育并增大为特点，合并神经组织结构紊乱及脑皮质发育畸形。其常伴有多小脑回畸形或无脑回-巨脑回畸形，部分还可合并灰质异位，并伴有同侧侧脑室扩张和大脑中线向对侧偏移，少数情况下，同侧小脑、脑干及视神经也可受累而增大或增粗，甚至伴有偏身肥大，称为完全性半侧巨脑，较为罕见。HME还可合并神经皮肤综合征，如神经纤维瘤病、结节性硬化等。

病理显示病变侧皮质发育异常包括无脑回或多小脑回改变，皮质增厚且皮质层结构紊乱，缺乏正常分层现象，可见气球样细胞、巨大神经元及不成熟表现的神经元。与健侧相比，患侧神经元数目下降，胶质细胞数目上升，"未受累"半球也能见到。

患者主要的临床表现为智力低下、发育迟缓、精神运动障碍、进行性偏瘫、顽固性癫痫。临床上HME主要分为3个类型：①单独型，是指不伴有任何皮肤或全身损害，而只有一侧大脑半球畸形的HME，是最典型和常见的一种类型，均为散发病例，其预后取决于癫痫和神经系统损害的严重程度；②综合征型，常合并其他疾病及病变侧的肢体肥大，可伴有神经上皮综合征、Ito黑色素减少症、神经纤维瘤病-1、Klippel-Trenaunay-Weber综合征及结节性硬化等。其预后取决于全身损害情况，其癫痫的表现与单独型没有明显区别；③完全型，是指除单侧大脑半球受累外，同侧小脑、脑干也会受累，比较少见。

【影像学表现】

1.超声表现　目前，HME主要在新生儿和小儿期诊断，诊断主要靠MRI检查，超声诊断者少，产前超声诊断者更少。对于存在明显左右大脑半球不对称，左右侧侧脑室不对称的病例，产前超声有可能发现，但大多数缺乏这种明显不对称的表现，因此，产前诊断相当困难。

HME产前超声表现如下：①病变侧大脑半球增大、皮质增厚及同侧侧脑室增大；②大脑外侧裂增宽、平直；③脑沟回形态改变，包括多小脑回、巨脑回、无脑回；④脑中线向对侧移位，病变同侧小脑半球、脑干增大；⑤白质区域回声增强。

2.MRI表现

（1）病变侧大脑半球体积增大，可累及一侧大脑半球的全部或至少一个脑叶，大脑中线向对侧移位。大脑半球增大的程度与临床严重程度成正比，对侧大脑半球体积正常或较正常同龄人变小。

（2）病变侧大脑皮质增厚，脑回增宽，脑沟变浅，受累较重者灰白质交界模糊或消失，常合并无脑回畸形、巨脑回畸形或多小脑回畸形。

（3）脑室系统不对称及畸形，病变侧侧脑室可以出现如下4种主要异常。①侧脑室轻度至明显扩张，脑室明显扩张的患者周围脑实质减少甚至呈薄带状改变；②特征性表现为侧脑室前角向前上拉长变直，呈"直立征"；③侧脑室前角变小，表现为塌陷或闭塞，说明周围脑实质增大、肥厚出现占位效应，使相邻脑室受压；④侧脑室枕角选择性扩张。

（4）病变侧大脑半球白质内可见长T_1长T_2信号，为灰质异位及胶质增生所致。

（5）有时见特征性"枕叶征"，即病变侧枕叶明显增大并越过中线达对侧大脑半球（图4-2-17，图4-2-18）。

本病需要与无脑回畸形、巨脑回畸形、多小脑回畸形等相鉴别。无脑回及巨脑回畸形MRI表现为大脑皮质明显增厚，厚度＞8mm，灰白质交界清晰，脑皮质平滑，脑回稀少，病变以双侧多见。多小脑回畸形以脑皮质增厚及脑回细小、增多为特征，病变多为双侧。

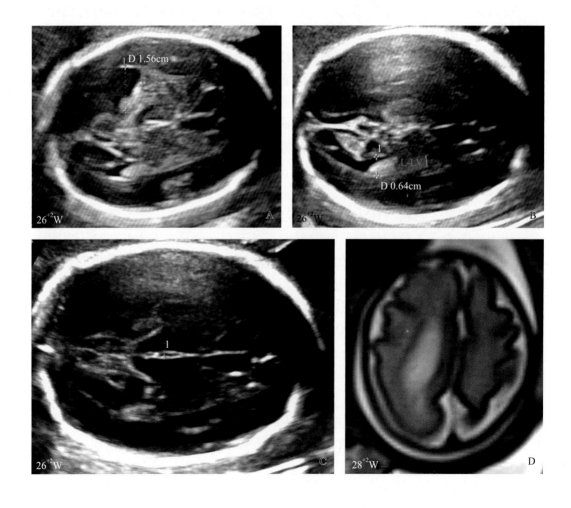

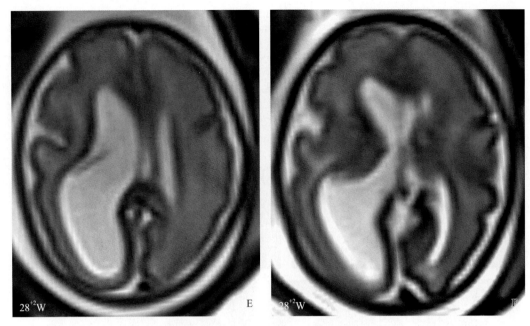

图4-2-17 半侧巨脑畸形并巨脑回畸形

A～C.孕26⁺²周产前超声，右侧侧脑室重度增宽，右侧大脑半球体积增大；D～F.同一胎儿2周后产前MRI，双侧大脑半球不对称，大脑中线向左偏移，右侧大脑半球较左侧体积弥漫性增大，脑回增宽，右侧侧脑室重度扩张，扩张脑室周围脑实质减少

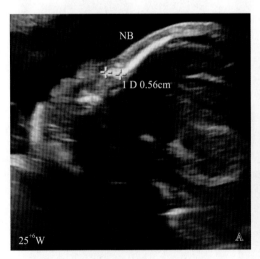

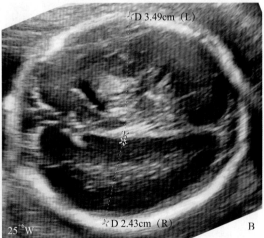

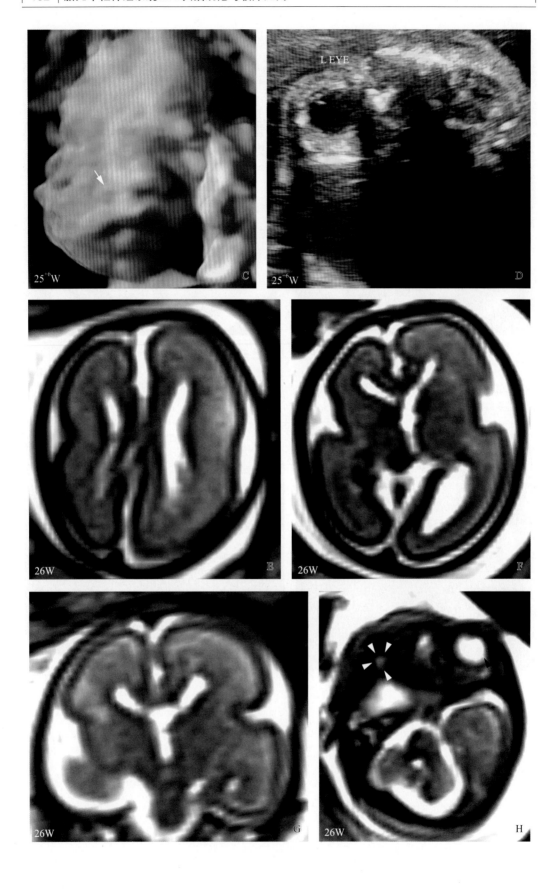

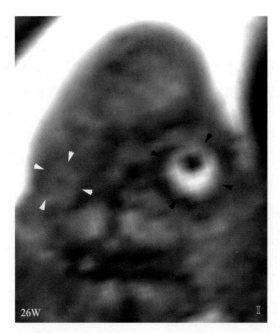

图4-2-18　半侧巨脑畸形并右眼发育不良、右侧鼻孔塌陷、鼻骨缩短

A～D.孕25⁺⁶周产前超声，其中图A显示鼻骨缩短；图B可见双侧大脑半球不对称，左侧体积较右侧大，中线结构偏移；图C为三维超声显示右侧鼻孔塌陷（白箭）；图D右眼未见显示。E～I.胎儿孕26周产前MRI。E～G.显示左侧大脑半球体积弥漫性增大，中线结构偏移。H～I.显示右眼体积缩小，信号异常（白箭头）

【预后】

　　患者病变侧大脑半球大多功能失常，且成为癫痫病因，由于本病对抗癫痫药物均有耐药性，癫痫难以控制，如果对侧半球正常，尽早手术是治疗此病的最佳方法，以延长生存期和控制癫痫发作。手术方式包括解剖性半球切除、功能性半球切除、半球大脑皮质切除及脑皮质部分切除。手术成功率很高，术后运动和视觉功能仍能保持稳定或改善；认知功能在术后可逐步提高，尽管50%的患者术后有长期认知功能损害，但70%的患者智商提高，精神运动发育改善。

（肖　翔　黄婵桃）

第三节　脑结构发育障碍

一、胼胝体发育畸形

　　胼胝体发育畸形（anomialies of corpus callosum，ACC）是指胼胝体、海马连合或前连合部分或完全缺失，可以独立存在或与其他脑畸形共存。

【胼胝体胚胎发育及解剖】

胼胝体是有髓鞘纤维的集合体，联合左、右大脑半球新皮质的一处很厚的纤维板，由2亿～8亿个神经纤维构成。DTI示踪技术表明，胼胝体是由两部分分别发育而成，腹侧由胼胝体膝部和体部构成，连接额叶；背侧由胼胝体压部和与其相连的海马连合构成，连接顶叶和穹窿。在正中矢状面上，其形态为前端呈钩状的弧形薄带状影。其下方构成侧脑室和透明隔腔的顶部。冠状面上，可清晰显示胼胝体、侧脑室、透明隔腔及第三脑室的相互位置关系（图4-3-1）。

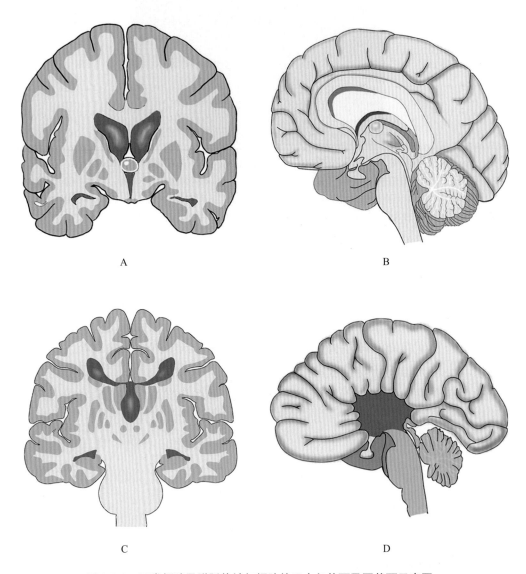

A   B

C   D

图4-3-1　正常颅脑及胼胝体缺如颅脑的正中矢状面及冠状面示意图

A、B.正常颅脑的正中冠状面及矢状面示意图；C、D.胼胝体缺如示意图，冠状面上，透明隔腔消失，扣带回及扣带沟消失，双侧侧脑室前角向外侧突出，呈羊角状，第三脑室扩大上抬；在正中矢状面上，脑回脑沟沿着第三脑室呈放射状排列

胼胝体从前向后分嘴部、膝部、体部及压部4个部分。胚胎12周，胼胝体嘴板首先发育，逐渐发育成胼胝体的前部，其发育同时向两个方向进行，向后形成体部和压部，向前形成膝部和嘴部。胼胝体膝的前部形成于胚胎第14～16周，与胼胝体体后部和压部形成的时间大致相同。整个胼胝体完全形成于胚胎18～20周，此时胼胝体发育过程可全部完成，胎儿胼胝体较薄且平，出生后继续发育至青春期。因此，在胚胎20周之前一般不诊断ACC。故诊断胼胝体发育不全需在胚胎20周以后（MRI通常在孕20～22周以后）。虽然孕20周时胼胝体的各部分均已存在，但其生长、发育远未完成，从孕20周到足月生产，胼胝体长度将增加25%，体厚度增加30%，膝部厚度增加270%。由于出生时胼胝体轴索均已存在，故出生后胼胝体的生长、发育和成熟主要反映为髓鞘的形成。出生前、后，新生儿与成年人的胼胝体MRI信号是不同的，与灰质相比，出生前的胼胝体为低信号，将出生（包括早产儿）和出生后的新生儿，胼胝体信号强度接近灰质，这时的胼胝体薄而平，见不到成年人胼胝体那样的膝部和压部的球状膨大。出生后胼胝体所发生的第一个变化为膝部增厚，发生的时间常有差异，但最早可出现于出生后2～3个月，越过膝部的轴索来自额叶下部和顶叶的前下部，故此膝部的膨大可能与中央前回和中央后回下部连接两半球间轴索的髓鞘有关。出生时胼胝体压部的大小或厚度介于胼胝体膝部和体部之间，以后缓慢增厚，到出生4～5个月后，它迅速增厚，至出生后7个月末，胼胝体压部大小或厚度与膝部相仿，以后直至1岁时压部继续增大，这阶段的增大与膝部和其他脑部的增大是成比例的，出生后9～10个月儿童的胼胝体与成年人相仿。压部的轴索起源于视觉或视觉相关的脑皮质，故压部的迅速长大与小儿4～6个月时视觉迅速发展有关，这时婴儿开始了双眼调节和视物，双眼调节、视物与胼胝体压部在两半球间的连接有关，压部迅速增大可能与连接两侧视觉或与视觉有关脑皮质的轴索的髓鞘形成有关。胼胝体体部在整个儿童期均慢慢增大，而无特别迅速生长阶段，体部的厚度较一致，但在体部与压部交界处可以较薄，Rayband等称此峡段为胼胝体峡部。这种胼胝体局部较薄也可见于成年人，不可误认为是局限性发育不良或萎缩（图4-3-2）。

【疾病概述】

国外文献报道，ACC的发生率在新生儿约为5‰，可能与胚胎发育异常或坏死有关。其常与染色体畸形（多为18-三体、8-三体或13-三体）和100种以上基因综合征有关。50%的病例伴有其他部分的结构畸形，主要为前脑无裂畸形、Dandy-Walker畸形、Chiari畸形、神经元移行障碍和先天性心脏畸形等。

ACC的病因尚不明确，可能和遗传、基因突变、染色体异常、宫内感染、缺血及异常环境接触史等有关。

根据胚胎胼胝体发育停滞的时期，胼胝体发育异常可分为完全型胼胝体缺如（complete agenesis of the corpus callosum，CACC）、部分型胼胝体缺如（partical agenesis of the corpus callosum，PACC）和胼胝体发育不良（hypoplasia of the

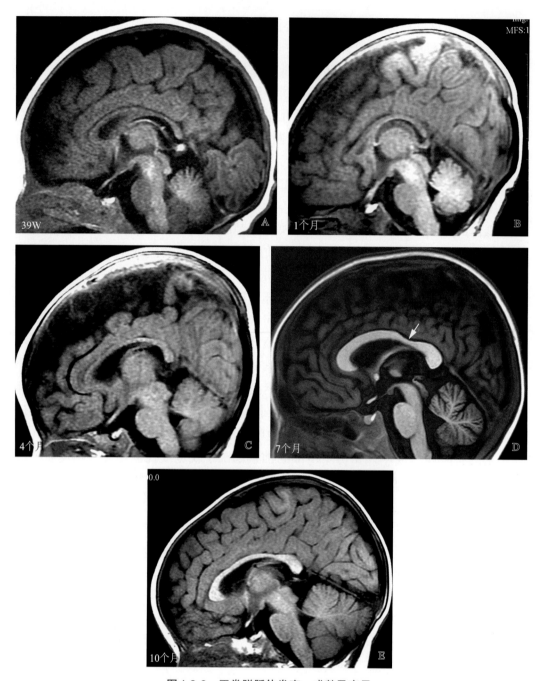

图4-3-2 正常胼胝体发育、成熟及变异

A.39周新生儿胼胝体信号接近灰质，较薄；B.1个月婴儿，胼胝体呈等信号，膝部、体部及压部厚度均匀；C.4个月婴儿，膝部和压部开始增厚（厚于体部），胼胝体后部因髓鞘形成信号增高；D.7个月婴儿，膝部和压部均增厚，整个胼胝体呈高信号。压部和体部交界处较薄，即胼胝体峡部，为正常变异（白箭）；E.10个月婴儿，胼胝体形态接近成年人

corpus callosum，HpCC）。受损时间为胚胎早期且严重的，通常为完全型胼胝体缺如；而损伤较轻或胼胝体发育晚期受损的ACC通常为部分型，即胼胝体发育不全。胼胝体嘴部发育最晚，故无论胼胝体发育不全或不发育，均累及胼胝体嘴部。因此纵裂池与第三脑室相通是最常见的表现。压部和嘴部最常受累，体部较少受累，膝部发育通常正常。根据胎儿ACC是否合并其他畸形，分为单纯型ACC和复杂型ACC，是产前诊断ACC首选分型。胼胝体发育不全常伴有中枢神经系统其他异常，如Chiari畸形（Ⅱ型）、Dandy-Walker畸形，脑内囊肿、神经元移行障碍等。

【影像学表现】

1.超声表现　可在胎头矢状及冠状切面显示胼胝体，胼胝体表现为清晰高回声边缘的低回声带，胎头正中矢状面是显示胼胝体的最好切面，但经腹胎儿超声检查，很难获得这一切面。常通过颅脑横切面的间接征象诊断胼胝体发育不全。这些间接征象包括：①透明隔腔消失；②"泪滴状"侧脑室，表现为侧脑室前角窄小，后角及三角区扩大呈泪滴状；③侧脑室前角、体部向外展开，失去正常向中线靠拢的结构，双侧侧脑室呈平行状；④第三脑室扩大并上移，第三脑室明显增大，表现为第三脑室囊肿，此时须与脑中线其他囊性病变相鉴别，如蛛网膜囊肿、Galen静脉血管瘤等；⑤部分型胼胝体发育不全特别是压部缺如，由于大部分胼胝体存在，部分胎儿仍可见透明隔腔，且侧脑室扩张及第三脑室扩大可不明显。

2. MRI表现

（1）直接征象：正中矢状面可直接显示胼胝体全貌，能准确显示胼胝体畸形的部位，可提供ACC的直接征象，并可结合横断面和冠状面进行全面观察。ACC常伴有脑中线结构异常，如合并脂肪瘤和半球间裂囊肿。位于脑前部中线处的脂肪瘤50%合并ACC，但妊娠中期常不会出现脂肪瘤表现，多数要到妊娠晚期才能被发现。ACC合并半球间裂囊肿起源于神经上皮，可能与第三脑室的过度扩张有关。

（2）间接征象

1）正中矢状面：胼胝体部分或完全缺如、胼胝体变薄，扣带回外翻，大脑半球内侧面脑沟直接伸向第三脑室，脑回呈放射状分布指向第三脑室。嘴部缺如表现为大脑半球纵裂池前部向后伸展明显靠近第三脑室前壁。

2）冠状面：透明隔腔消失。双侧侧脑室分离，侧脑室前角向外侧突出，呈羊角状改变，失去正常凹陷形态。这是由于胼胝体缺如时，联合块不能诱导轴突从大脑半球一侧越过中线到达对侧大脑半球，仅保留向前后方向投射且不越过中线的Probst束。由于没有胼胝体纤维束的约束力，第三脑室顶向背侧抬高，室间孔明显扩大，使第三脑室和侧脑室形成一个囊腔，即半球间裂囊肿。且Probst束压迫侧脑室前角，使侧脑室前角在MRI冠状面呈"羊角"状改变，T_2WI上呈低信号。

3）轴位：透明隔腔消失。双侧侧脑室不成比例扩张，即前角窄小，三角区及后角扩大，呈泪滴状。双侧侧脑室前角及体部向外展开，侧脑室体部平直，呈平行状分离。因双侧侧脑室前角外侧有尾状核，内侧有Probst束挤压，故前角变窄。当压部缺如时，侧脑室周围仅有疏松的白质围绕在侧脑室周围，这样周围松软的白质伸展、扩张，导致其枕角及三角区不成比例扩张，呈泪滴状的特殊形态。当体部发育不全或缺如时，侧脑室体受累，侧脑室呈平行状分离。嘴部缺如时，双侧大脑半球纵裂前部向后靠近第三脑室前壁。第三脑室扩大并上移至分离的侧脑室间，伸入半球间裂，甚至形成半球间裂囊肿（图4-3-3～图4-3-5）。

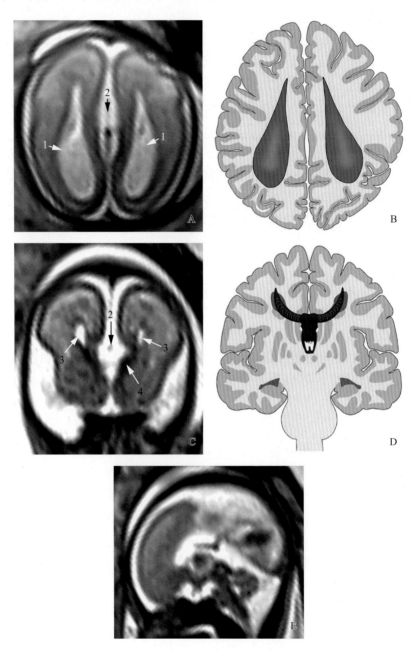

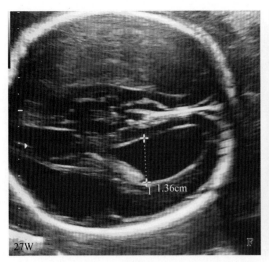
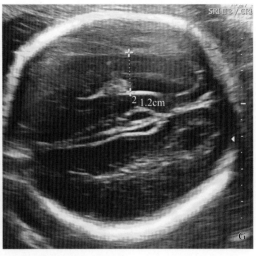

图4-3-3　孕26^{+3}周，胼胝体缺如合并半球间裂囊肿

A～E.产前MRI。其中图A横断面见双侧脑室前角窄小，三角区及后角不成比例扩大，呈泪滴状（1），侧脑室体部平行状分离。透明隔腔消失，第三脑室扩大上抬（2）。图B为横断位胼胝体缺如示意图。图C冠状面可见双侧脑室前角呈"羊角"状改变（3），其内可见T₂WI低信号的Probst束（4），第三脑室上抬增宽，局部见囊状异常信号影（2）。图D矢状面可见胼胝体完全缺如，第三脑室上方未能显示放射状脑回，提示与孕周较小、脑沟回尚未发育有关。F、G.产前超声提示双侧侧脑室增大

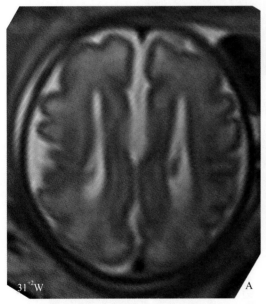
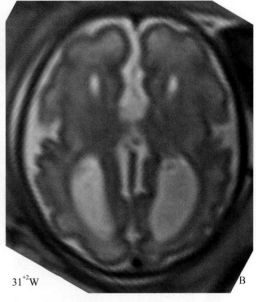

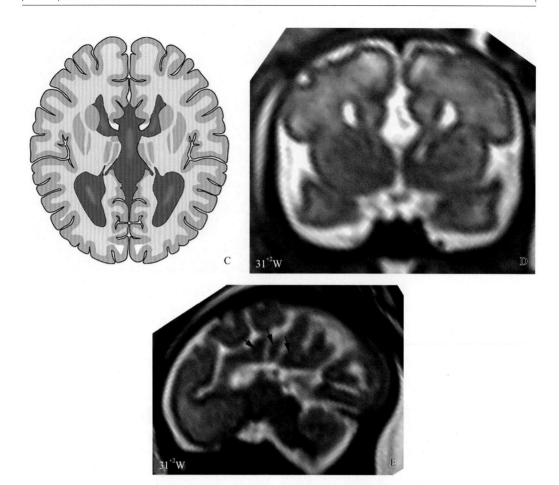

图4-3-4 孕31⁺²周（31⁺²W），胼胝体缺如合并半球间裂囊肿

A、B.横断面见双侧脑室前角窄小，三角区及枕角不成比例扩大，呈泪滴状。双侧侧脑室前角呈倒"八"字形，侧脑室体部平行状分离。透明隔腔消失，第三脑室上抬增宽。C.横断面图B层面示意图，可见不成比例扩大的侧脑室与上抬扩张的第三脑室共同形成似趴伏的"蝙蝠"状改变。D.冠状面可见双侧脑室前角呈"羊角"状改变，透明隔腔消失，第三脑室上抬增宽，半球间裂间局限性异常囊状信号影。E.矢状面可见胼胝体完全缺如，大脑半球内侧面脑沟直接伸向第三脑室，呈放射状分布指向第三脑室（黑箭）

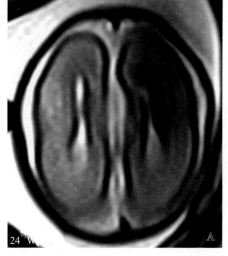

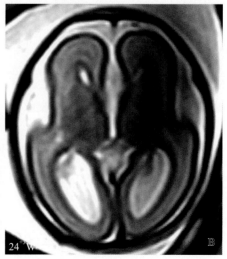

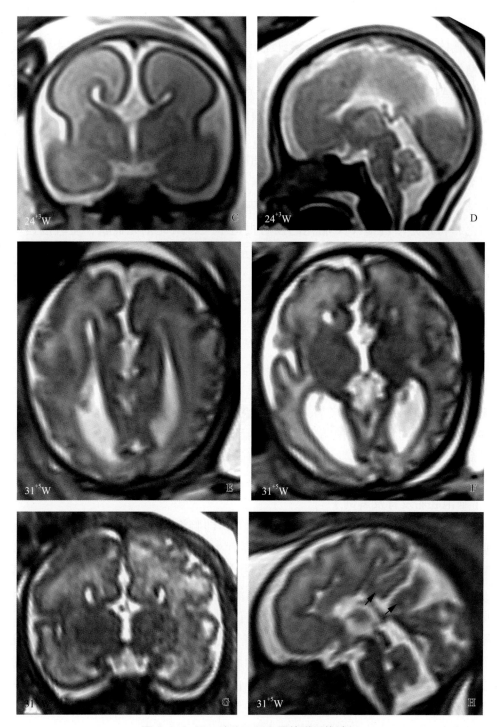

图 4-3-5 同一胎儿不同孕周的胼胝体缺如

A～D.孕24⁺³周（24⁺³W）时MRI检查；E～H.孕31⁺⁵周（31⁺⁵W）胎儿产前MRI。其中图A、E为横断面，可见侧脑室呈泪滴状，体部平行分离，图B、F可见侧脑室前角窄小，三角区及后角不成比例扩大，图C、G为冠状面，可见两侧侧脑室前角向外侧突出，与扩张上抬的第三脑室形成"羊角状"改变，图D、H为矢状位，图D、H第三脑室上方胼胝体结构缺如，图D未见放射状脑回，图H可见放射状脑回（黑箭），提示该征象在孕周较大的胎儿方能显示

【预后】

胼胝体是人类大脑最大的连接纤维，其缺失可能导致大脑间信息连接失调、神经精神病学失调等临床症状。"胼胝体离断综合征"是胼胝体损伤最经典的临床症状。ACC预后与引起ACC的病因有关。合并染色体异常或脑部其他畸形（复杂型ACC）者预后较差。单纯型ACC预后尚不明确，临床上可出现智力轻度低下、轻度视觉障碍或交叉触觉定位障碍，严重者可出现癫痫、精神发育迟缓、惊厥、颅内畸形/眼距过宽。也有文献报道其可能与精神分裂症、癫痫、自闭症等疾病有关。散发/孤立性胼胝体缺如/发育不全，3岁前正常或接近正常（75%），但随着学习复杂性增加，逐渐表现出认知障碍。因此，胼胝体缺失的预后尚无统一的结论，特别是单纯型ACC胎儿的预后报道不一，从完全无症状，至轻度运动障碍、语言障碍、学习障碍及社交困难，乃至严重神经、智力发育迟缓均有。

（黄婵桃）

二、全前脑畸形（前脑无裂畸形）

全前脑畸形（holoprosencephaly，HPE）是一种罕见的中枢神经系统畸形，是前脑分裂和分化异常的一组疾病，横向上不能分化为间脑和端脑，纵向上不能分裂为两侧大脑半球。其包括一系列脑中线及面部中线结构异常，1882年由Kundrat最早命名为无嗅脑畸形，之后人们改称为"全端脑畸形"和"全前脑畸形"，1959年Yakovlev提倡称此种畸形为"全前脑畸形"，1963年DeMyer和Zeman将之正式命名为"全前脑畸形"。1996年报道的发病率为1.2/10 000，最近的报道发病率为2.2/10 000。

【脑泡胚胎发育及解剖】

胚胎第4周末，神经管头端形成3个膨大，即脑泡（brain vesicle），由前向后分别为前脑泡、中脑泡和菱脑泡。至第5周时，前脑泡的头端向两侧膨大，形成左右两个端脑（telencephalon），以后演变为大脑两半球，而前脑泡的尾端则形成间脑。中脑泡变化不大，演变为中脑。菱脑泡演变为头侧的后脑（metencephalon）和尾侧的末脑（myelencephalon），后脑演变为脑桥和小脑，末脑演变为延髓。随着脑泡的形成和演变，神经管的管腔也演变为各部位的脑室。前脑泡的腔演变为左右两个侧脑室和间脑中的第三脑室；中脑泡的腔很小，形成狭窄的中脑水管；菱脑泡的腔演变为宽大的第四脑室。其中前脑泡发育成大脑半球及间脑，脊索前间质组织伸入前脑和口腔顶部诱导了这一分裂发育的过程，该组织同时参与面部中线结构包括前额、鼻、眶间结构及上唇的发育（图4-3-6）。

当某些因素影响了脊索前间质的伸入过程，前脑不分裂而形成单一脑室，脑中线结构消失，从而导致前脑无裂畸形发生，同时面部结构发育受到干扰会引起面部的发育畸形，颜面部畸形表现多样，包括独眼畸形、眼球缺失、喙鼻、无鼻、唇腭裂等（图4-3-7）。

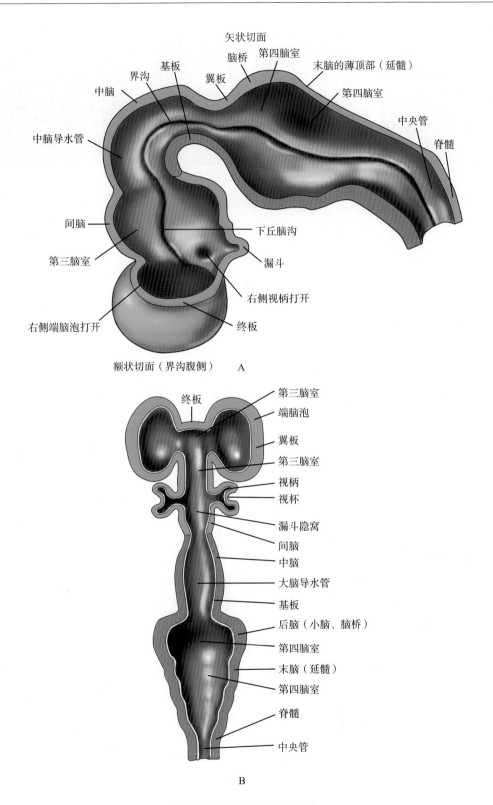

图 4-3-6 脑泡的形成和演变

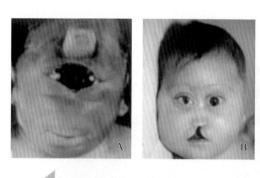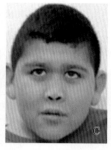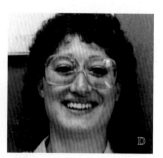

严重　　　　　　　　　　严重程度的连续性　　　　　　　　　　轻型

图4-3-7　全前脑畸形面部异常

【疾病概述】

全前脑畸形是原始前脑分化发育过程中发生障碍，前脑不完全分裂为左右半球，前脑中线区结构发育及分隔不完全造成的，最终出现终脑与间脑的高度形成不全。通常在孕5周前脑完成分裂成两个半球的全过程。全前脑畸形发病原因尚不清楚，病因涉及遗传因素、环境因素及多因素共同作用。染色体异常所致者，有研究报道，最常见的是13-三体综合征，38%的全前脑畸形病例存在染色体异常。基因突变所致者最常见*SHH*、*ZIG2*、*SIX3*和*TGIF*基因异常；环境因素所致者，最常见宫内感染，其次为母体糖尿病。

全前脑畸形一般发生在孕18～28d，具有神经系统和面部多发性畸形，此类畸形患者的中枢神经系统功能预后很差，故加强对此类畸形的认识、早期发现、及时终止妊娠是十分必要的，对优生优育的意义很大。

【影像学表现】

超声、MRI均可用于HPE产前及产后的影像学诊断。86%的病例可由产前超声检出，能够诊断大多数的无叶型全前脑畸形或半叶型全前脑畸形病例，可以在妊娠早期中尽早探查到严重的全前脑中枢神经系统和面部异常。但是，超声在鉴别无叶型全前脑畸形和半叶型全前脑畸形的准确性方面，敏感度比较低。更重要的是，在一些产前超声诊断的病例，很难鉴别更严重的全前脑畸形与脑发育不全性脑积水或严重的脑积水。在较轻的病例，超声假阴性比较高。超声很难鉴别较轻微形式的全前脑畸形与其他原因引起透明隔缺如的病例，如视-隔发育不全。

1.超声表现　无叶型全前脑畸形可根据单一侧脑室、丘脑融合、脑中线结构消失及长鼻、眼距过近或独眼等做出正确诊断。有报道妊娠早期通过侧脑室水平横切面在孕11～13^{+6}周筛查全前脑畸形，该切面上正常脉络丛呈"蝴蝶形"，该征象消失是妊娠早期诊断全前脑畸形的可靠标志。半叶型全前脑畸形如能仔细检查，仔细辨认脑内结构及面部畸形，可于产前做出诊断。脑叶型全前脑畸形由于脑内结构及面部结构异常不明显，胎儿期超声很难检出。

（1）无叶型

1）脑内结构紊乱：正常结构如侧脑室、丘脑融合，不能显示两个侧脑室，两侧丘脑，仅见一较大原始脑室，中央见单一丘脑低回声结构，呈融合状。脑中线结构消失，如脑中线回声消失，透明隔腔及第三脑室消失；胼胝体消失，脑组织变薄。

2）面部结构严重异常：可出现长鼻畸形或象鼻畸形，单眼眶或眼眶缺失，单眼球，正中唇腭裂等。

3）妊娠早期表现：不能显示大脑镰，蝴蝶形脉络丛图像消失，胎头呈"气球样"。

（2）半叶型

1）前部为单一脑室腔且明显增大，后部可分为两个脑室，丘脑融合，枕后叶部分形成。

2）颅后窝池内囊性肿物，多为增大的第四脑室或颅后窝池。该征象在MRI上为幕上巨大背侧囊肿，并非增大的第四脑室或颅后窝池。

3）可合并Dandy-Walker畸形。

4）眼眶及眼距可正常，扁平鼻，也可合并严重的面部畸形，如猴头畸形、单鼻孔等。

（3）脑叶型：胎儿期超声诊断困难，不易识别，透明隔腔消失时应想到此病的可能。本病可伴有胼胝体发育不全，冠状面上侧脑室前角可在中线处相互连通。面部结构一般正常。

2. MRI表现　胎儿磁共振，能在妊娠晚期提供更好的特征性诊断并进行分类。在超声评估时，如果胎儿头部影像不易得到或图像不满意，可以选择胎儿MRI。胎儿MRI可以提供最高质量的图像，明确全前脑畸形的诊断，分析大脑皮质白质及深部灰质核团的结构异常，对其进行分类，并探查其他异常。当普通MRI诊断不明确时，三维MRI可以提供一些补充信息。

产前胎儿MRI，能够准确诊断全前脑畸形及其严重程度，胎儿MRI检查多在孕18周就能对全脑无裂畸形进行诊断。少数可在孕16周对怀疑全前脑畸形的胎儿行MRI成像。

初期的研究，DeMyer等将全前脑畸形分为3种经典表型，按严重程度依次为无叶型、半叶型及脑叶型。以无叶型最为严重，也最常见，脑叶型相对较轻，最少见。流行病学调查显示，无叶型占40%，半叶型占43%，脑叶型占17%。需指出的是，全前脑畸形是一个复杂的疾病谱，这3种分型不能覆盖所有的病变类型，而且这3个分型之间也无明确的界限。近年来，有学者提出新的分型，显示全前脑畸形还包括的其他变异类型，向两端延伸了疾病谱，包括中段半球间变异型

（middle interhemispheric variant，MIH）及隔区-视前区型，前者不同于经典型全前脑畸形，畸形发生于全脑或额叶，而是发生于大脑中段，即额叶的后部和顶叶前部；后者是比脑叶型程度更轻的全前脑畸形，融合区域仅涉及隔区和视前区间额叶基底部的一小段脑组织。相反，无脑畸形及脑发育不良也具有全前脑畸形的特征，比无叶型全前脑畸形更严重。

（1）无叶型：是由较早期时大脑半球分裂失败造成的，是最严重的一种，表现为单一原始脑室，两半球间没有裂缝，嗅球及嗅束缺如、胼胝体缺如、深部灰质核团无分隔。

MRI表现：①双侧大脑半球完全融合，大脑呈小圆球形。②双侧丘脑融合，大脑镰、纵裂池、透明隔腔、第三脑室、胼胝体及嗅球、嗅束缺如。常可见巨大的背侧囊肿，其是由于深部灰质核团无分隔（包括基底节、丘脑及下丘脑），第三脑室不发育，影响脑脊液"流出"，因此形成背侧囊肿。整个半球的形状与背侧囊肿的大小有关，可以呈薄煎饼状、杯子状或球状。在球状大脑，皮质完全围绕单一脑室腔。③仅可见单一扩大的原始脑室，呈"马蹄状"；脑室腔常与背部囊肿沟通。④颞轴结构（包括颞角）往往可以形成。⑤有时，间脑发育不良能向后延伸至中脑。外侧裂常缺如，大脑皮质发育不良，合并灰质增厚及脑沟减少。⑥大脑的脉管系统可出现由脑内动脉发出的异常吻合网，这个在胎儿MRI中很难看到特征性表现（图4-3-8）。

此类型患儿多数合并严重的颅面部畸形及心脏畸形，相对于半叶型及脑叶型，其他部位更易发生异常。死亡率极高，常为死胎或产后存活期短。

（2）半叶型：是大脑半球的后部有不完全的半球间裂形成，其畸形程度较无脑叶型轻。左右半球部分分离，原始脑室、不完全半球间分隔、嗅球及嗅束缺如或发育不全、胼胝体部分缺如、深部灰质核团不同程度分隔缺如。

MRI表现：①无裂额叶常较小，脑回较无叶型略窄。②透明隔和大脑镰前部缺如，但后部存在。③胼胝体部分发育，压部和不同比例的体部后份存在，但是其他大部分区域，包括胼胝体嘴部、膝部和体部前份缺如（仅可见压部形成，横轴位表现为双侧侧脑室形态异常）。④侧脑室常呈"马蹄形"或"H"形，额角缺如，枕角和颞角部分形成；第三脑室可存在，但较小；一些病例存在背侧囊肿。⑤深部核团和丘脑的分隔程度不同，丘脑部分融合，下丘脑不分隔或融合。⑥双侧枕叶及双侧侧脑室体部完全分离，双侧丘脑、双侧侧脑室前角及双侧额叶部分融合。⑦外侧裂向前、向中间移位，并和额叶融合。⑧和无叶型一样，间脑发育不良能延伸至中脑。⑨大脑脉管系统以不对称大脑前动脉为特征性。此外，半叶型存在颅面部缺陷，但通常不如无叶型严重（图4-3-9）。

（3）脑叶型（叶状）：与无叶型和半叶型相比，脑叶型全前脑畸形的脑部解剖学异常并不那么严重。左右脑室分开，但部分通过额叶皮质相连；脑叶发育完全，有明显半球间分隔，中线区额叶皮质连续，胼胝体可缺如、发育不全或正

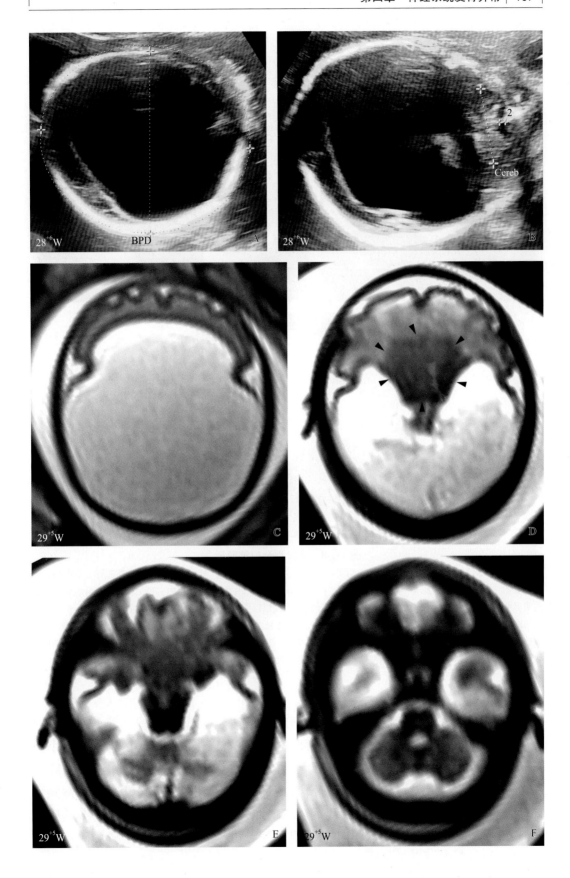

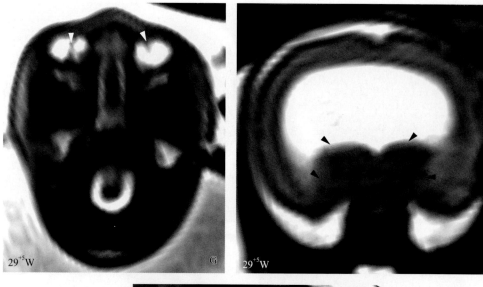

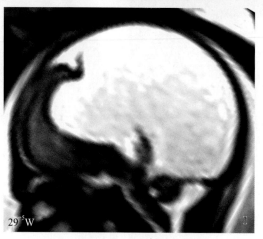

图4-3-8　无叶型全前脑畸形

A、B.孕28⁺⁶周（28⁺⁶W）产前超声，可见额顶叶融合，脑组织变薄，脑中线结构消失，胼胝体、透明隔、大脑镰缺如，丘脑融合，可见单一扩大原始脑室。C～I.孕29⁺⁵周（29⁺⁵W）产前MRI，可见两侧额顶叶融合，脑实质明显变薄，呈杯状，部分颞叶、顶叶及全部枕叶缺如，代以巨大背侧囊肿，与单一扩大的脑室相通，扩大脑室呈马蹄状。其中图D、H可见丘脑及基底核团融合（黑箭头）。中线结构消失，第三脑室、大脑镰、纵裂池、透明隔腔、胼胝体缺如；外侧裂缺如。图G可见双侧眼球变形，其内见线状分隔，晶状体未见显示（白箭头）。图I矢状位可见小脑幕下移，并可见小脑蚓部体积缩小，发育不良。图F、I可见小脑、脑干及脑桥

常，深部灰质核团有分隔。

MRI表现：①双侧大脑半球完全分开，但前部半球间裂较浅，部分大脑镰存在，前部往往发育不全。②胼胝体嘴部和膝部缺如，体部不同程度存在，整个压部也存在。③大脑半球前后裂隙发育良好，但与正常存在差别，如透明隔腔消失、额叶发育不良等。④脑室大致分化，但侧脑室前角及额叶分化欠佳，侧脑室前角通常较小或缺如。透明隔发育不全或缺如，第三脑室正常或较小。⑤基底节和丘脑通常是有分隔的，且不存在背侧囊肿。更重要的是，下丘脑往往融合。

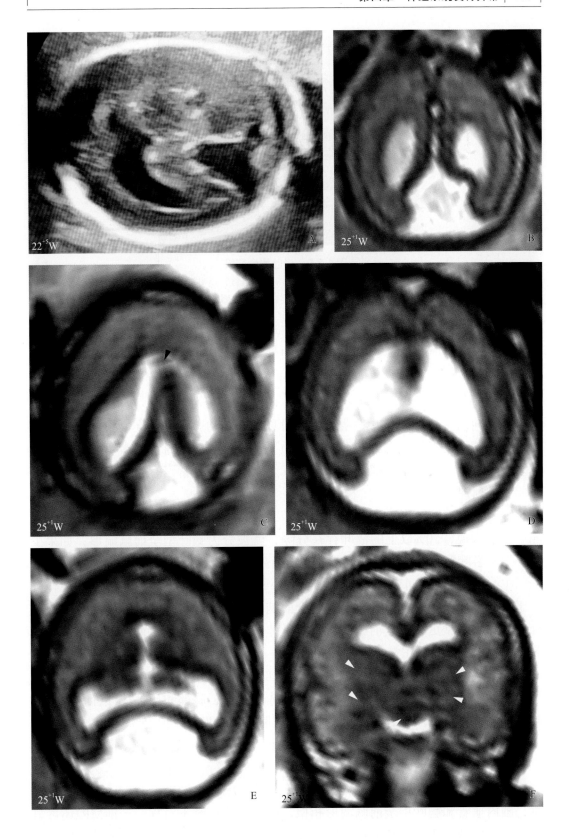

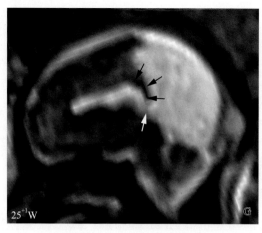

图4-3-9　半叶型全前脑

图A为孕22^{+5}W产前超声，可见双侧侧脑室相通，脑中线不连续，透明隔腔消失，两侧丘脑可见。图B～G为其孕25^{+1}周产前MRI，双侧丘脑、基底核团部分融合（白箭头），侧脑室前角、体部及双侧额叶部分融合（黑箭头），侧脑室形态异常，前角、体部融合，呈"马蹄形"，额角缺如，枕角和颞角部分形成；双侧枕叶部分形成，脑组织变薄；可见较小第三脑室，枕叶后方见背侧囊肿，局部枕叶受压前移。大脑半球后部及上部有不完全的半球间裂形成，透明隔缺如。图G示胼胝体嘴部、膝部和体部前份缺如，体部后份及压部可见（黑箭），背侧囊肿与侧脑室相通（白箭）

⑥外侧裂向前移位不如半叶型明显，不对称大脑前动脉也常存在。少数情况下，脑叶型全前脑畸形可能合并中线结构皮质下灰质异位。有时，患者可同时有脑叶型全前脑畸形及端脑融合畸形的共同特征。脑叶型患儿常可存活至成年期，但常合并一系列神经及精神症状。

脑叶型全前脑畸形病例的额叶基底部或前部无分隔，而额叶后部大部分有分隔。一般来说，50%以上的额叶存在分隔，就被分为脑叶型全前脑畸形；如果少于一半，半叶型全前脑畸形的诊断更为恰当。

（4）中段半球间变异型全前脑畸形：不同于经典型全前脑畸形的脑融合发生于全脑或额叶，中段半球间变异型全前脑畸形是发生于额叶后部与顶叶前部融合，是比脑叶型更轻的全前脑畸形，胼胝体膝部及压部可见，而体部缺如，下丘脑及豆状核灰质核团正常分隔、灰质异位。

MRI表现：①双侧大脑半球于额叶后部和（或）顶叶前部融合，而额叶前部、枕叶半球间裂多发育正常。②胼胝体体部缺如，膝部和压部往往存在。③侧脑室额角基本正常，但是透明隔缺如，第三脑室已经形成，但25%～40%的病例存在背侧囊肿。④与其他亚型相同，丘脑和尾状核可能不完全分隔，但是下丘脑和豆状核是存在分隔的。⑤双侧外侧裂呈垂直方向走行，跨越大脑顶部，并和中线结构异常相连。该表现在其他类型前脑无裂畸形中很少发生。⑥皮质发育不良常见，脑内血管和脑叶型全前脑畸形相似，即大脑前动脉不对称。产前MRI还可显示合并颌面部中线结构异常，如唇腭裂、眼距过窄、单鼻孔、喙状鼻等。中段半球间变异型全前脑畸形未描述颅面部的缺陷情况。

以上几种畸形并不能严格区分，之间存在交叉。全前脑畸形通常伴随面部异常，包括无眼症、独眼畸形，严重者可有喙状鼻、中线唇裂，轻症时可仅有眼间距增宽或无面部异常。HPE的面部畸形还包括一些细微改变，包括面部中线异常，但大脑正常。这些都可以在同一个家族中观察到。

经典的HPE分类基于大脑半球不分裂的程度，形成了一个疾病谱系。例如，一些患者很难准确鉴别脑叶型和半叶型全前脑畸形，因为额叶的不分裂、纵裂池前部和大脑镰前部的发育，具有连续性。总体来说，患者这些区域融合的部分超过50%就诊断为半叶型全前脑畸形，少于50%的融合，就诊断为脑叶型全前脑畸形。然而，这个标准往往很难量化。第三脑室发育完全，部分额角和胼胝体后部（体部后份和压部）存在，更倾向于诊断为脑叶型全前脑畸形。

深部灰质核团异常表现，特别是下丘脑普遍受累，支持经典HPE形成原因的理论，即大多数是向头部方向引导胚胎层板的发育。

发现背部囊肿在无叶型全前脑畸形患者中占92%，半叶型全前脑畸形中占28%，脑叶型全前脑畸形中占9%。背侧囊肿的存在，与丘脑不分裂的程度密切相关。丘脑不分裂，阻塞了脑脊液从第三脑室的出口通过，松果体上隐窝内增厚的第三脑室前壁，成为脑脊液流动路径中最小阻力出口，导致脑室后背侧扩张，形成了背侧囊肿。

HPE患者的前循环血管也常是有问题的。在很多的严重病例中（无叶型或半叶型全前脑畸形），缺乏正常的大脑中动脉和大脑前动脉，由一层起源于颈内动脉和基底动脉的血管膜替代。在轻一些的病例，包括中段半球间变异型，动脉系统几乎是正常的，但是不对称或不成对，大脑前动脉往往受累。

HPE还可伴发其他中枢神经系统异常，如Dandy-Walker畸形、神经元移行异常，脑积水导致的大头畸形、基底动脉环异常等。

（5）隔区-视前区变异型：特点是缺乏大脑半球分隔的区域，其融合部分仅涉及隔区和视前区间额叶基底部的一小段脑组织。在影像学图像上，可以显示沿着第三脑室前壁中线部位局部异常增厚的组织。胼胝体嘴部可缺如或发育不良，胼胝体膝部发育不良程度没有那么严重。胼胝体体部和压部存在，但较正常增厚、变短。

纵裂池和大脑镰已形成，脑室系统受额角和成型的第三脑室影响相对较小或基本正常。透明隔可能发育不全，但是很少缺如。基底节形成分隔，但是丘脑和下丘脑却可能融合。外侧裂存在且基本正常，但不形成背侧囊肿。灰质异位区域相对少见，但是大脑脉管系统显示不对称的大脑前动脉（图4-3-10）。

这种变异型包括了颅面部缺陷，如先天性鼻梨状孔狭窄和单个上颌骨中部中切牙。但重要的是，胎儿MRI并不能很好地显示隔区及视前区变异型全前脑畸形。

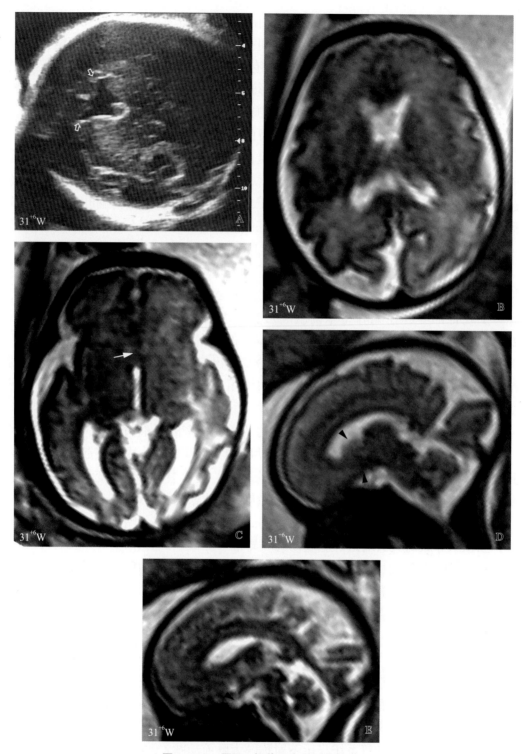

图4-3-10 隔区-视前区变异型全前脑

A.孕31⁺⁶周（31⁺⁶W）产前超声，可见双侧侧脑室前角融合。B～D.相同孕周产前MRI，其中图B可见双侧侧脑室前角融合，额叶基底部小段脑组织融合（白箭）；透明隔腔部分缺如；图D矢状位可见额叶融合处位于透明隔下方与视交叉上方（黑箭头）。E.显示视交叉纤细（黑箭头）

妊娠晚期，除非在高分辨率、薄层轴位和矢状面图像中，否则视前区/胼胝体下联合难以分辨。同样，伴随的胼胝体发育不良也不容易显示，胼胝体嘴部并不总是能在胎儿MRI图像中显示。胎儿MRI可以显示异常增厚的胼胝体，但胼胝体增厚并不是隔区-视前区变异型全前脑畸形的特异性指标。胼周脂肪瘤也能看到类似的胼胝体增厚。胎儿MRI就比较难显示，除非使用高分辨率T_1WI或FIESTA T_2WI序列。因此，隔区-视前区变异型全前脑畸形的产前诊断和排除都比较困难。

偶尔，视-隔发育不良（以透明隔完全缺如和视神经、视交叉发育不良为特点）可合并下丘脑或视前区的无分隔或发育不良。因此，视-隔发育不良的患者需要谨慎评估，排除合并轻微的全前脑畸形。仔细观察MRI图像，会发现胼胝体前部发育不全，下丘脑或视前区发育不全或融合。在这些区域如果没有不分裂的证据，就可能只诊断为视-隔发育不全，而不是全前脑畸形。

将这些只有轻微改变的患者诊断为全前脑畸形是有争议的。很多研究HPE的专家认为，穹窿、透明隔和穹窿前部的存在，是排除HPE诊断的必要条件，尤其是当两个大脑半球完全分开的情况下。然而，视前区和中隔区都属于端脑的结构（前者结构上更靠近下丘脑这个间脑结构）。因此，这些中线结构的不分裂和经典型HPE所见的脑室的缺陷形成相一致。故而认为这些患者代表了HPE疾病谱系最轻微的一端。这些患者并不是HPE的缩略版，从概念上排除了脑部异常。近99%的经典HPE有不同程度下丘脑不分裂，96%的患者尾状核分隔不完全。

在无脑畸形病例中前脑衍生物（包括端脑和间脑）是缺如的。脑发育不良的病例，前脑发育成间脑，而端脑缺如或近乎缺如：退化的前脑可以形成无裂隙的、无定形的位于中线的团块，不包含单一脑室腔。一些面部异常与无叶型全前脑畸形所见相似，可以伴随无脑畸形和脑发育不良出现。此外，基因分析显示，无叶型全前脑畸形和无脑畸形可以发生在有*SIX3*基因突变的兄弟姐妹中。综上所述，提示无脑畸形或脑发育不良为全前脑畸形的一部分。

全前脑畸形主要是确定HPE的类型，仔细评估端脑。密切关注透明隔前部及后部是否存在，两侧大脑半球无分裂的延伸程度。此外，还要分析基底节、丘脑核、下丘脑、垂体及中脑不分裂和（或）发育不良程度。其他结构也需要详细检查，包括脑室系统、背部囊肿的形态，皮质畸形，皮质下异位，外侧裂的发育，视神经及视交叉、嗅球和嗅束的情况。仔细检查颅后窝的异常情况，包括中脑导水管发育不良、Dandy-Walk综合征、Chiari畸形、小脑畸形及其他脑干畸形（图4-3-11，表4-3-1）。

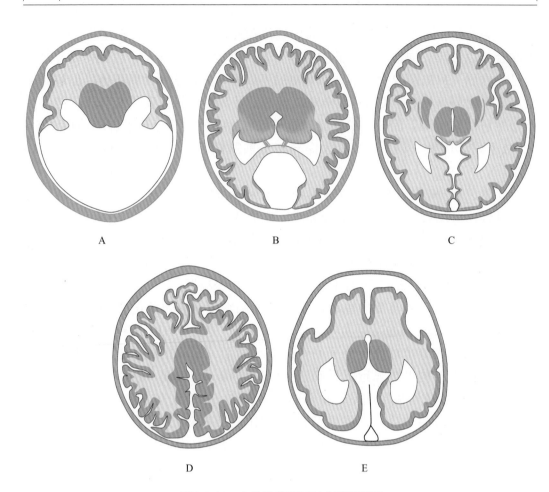

图4-3-11　全前脑畸形MRI分型示意图

A.无叶型；B.半叶型；C.脑叶型；D.中段半球间变异型；E.隔区-视前区型

表4-3-1　不同类型全前脑畸形的神经影像学特征

	无叶型	半叶型	脑叶型	中段半球间变异型
皮质不分裂	广泛（整个大脑半球）	额部	额叶基底部	额部后部及顶部前部
胼胝体	缺如	嘴部、膝部和体部缺如，压部存在	嘴部和膝部缺如，体部前份不同程度存在	体部缺如，膝部不同程度存在，压部存在
纵裂池及大脑镰	前部及后部完全缺如	只有后部存在	前部发育不全，后部存在	后部、前部及顶部区域缺如
脑室	单一脑室腔与后部囊肿广泛沟通	前角缺如，后角存在，第三脑室体积小	原始的前角第三脑室形成	前角正常或发育不全第三脑室形成
背侧囊肿	通常存在	不同程度存在	不存在	存在1/4
透明隔	缺如	缺如	缺如或发育不全	缺如

续表

	无叶型	半叶型	脑叶型	中段半球间变异型
丘脑	常常融合	部分融合	往往分裂完全	1/3～1/2融合
基底节	往往融合（可能形成单个块状丘脑）	部分融合（特别是尾状核头部）	不同程度融合	分裂
下丘脑	融合程度（100%）	融合程度（98%）	融合程度（83%）	分裂
外侧裂	往往缺如	向前、中部移位（外侧裂增宽）合并额叶细小	向前、中部移位（外侧裂增宽）合并额叶融合	垂直方向走行，跨越大脑顶部，并和中线结构异常相连
皮质发育不良及灰质异位	经常存在广泛增宽的脑回及脑沟减少	偶尔有脑回增宽、脑沟减少	很少有前部区域的中线皮质下移位	很常见
脑血管	大脑中动脉的分支形成的血管膜	不成对的大脑前动脉	不成对的大脑前动脉	不成对的大脑前动脉

脑外的结构也需要仔细观察，是否存在单上颌中切牙（single median maxillary central incisor，SMMCI）、先天性鼻孔狭窄（congenital nasal pyriform aperture stenosis，CNPAS）、前颌骨分裂及其他中线结构的分裂，眼距增宽或变窄。如果发现这些颅外畸形，要密切关注轻微形式的HPE的视前区和中隔区。

【预后】

全前脑畸形是严重的颅脑发育异常，30%～50%全前脑伴有染色体异常，其中13-三体约占所有染色体异常的75%，如伴有其他结构异常，则染色体异常的风险进一步增加。如染色体核型分析正常，可进行羊水细胞DNA突变检查，如*SHH*、*TGIF*、*SIX3*、*ZIC2*等基因。预后较差，宫内死亡率达40%，且多数发生于妊娠早期。合并严重面部畸形者预后更差。出生后仅有2%的能存活1年以上。大多数无叶型全前脑畸形患儿在新生儿期死亡，围生期死亡率高达89%。较轻类型者，如脑叶型和隔区-视前区型，可生存至儿童期或更久，但临床可有多种神经功能异常，包括精神发育迟缓、运动功能障碍、癫痫发作和内分泌异常等。75%的前脑无裂畸形患儿还会因下丘脑融合而出现尿崩症。

（冯　婕　黄婵桃）

三、视-隔发育不良

视-隔发育不良（septo-optic dysplasia，SOD），也称De Morsier综合征，是一种罕见的先天性疾病，最初由Reeves于1941年描述了在同一患者中与视神经异常同时出现的透明隔缺失，1956年，瑞士神经科医师De Morsier令人信服地证明了这种关联，并建议使用术语"视-隔发育不良"描述透明隔和视神经异常的病例，因此也被称为De Morsier综合征。随后，Hoyte等在1970年描述了其与垂体功能障碍的关联，在少数视-隔发育不良的病例中也发现有垂体后叶异位或缺如。

视-隔发育不良的定义：视神经发育不全/发育不良（ONH）、下丘脑垂体功能障碍和中线异常［胼胝体和（或）透明隔发育不全］，但只有30%的病例会同时存在3种异常，因此诊断时只要存在2种或2种以上典型表现即可。Barkovich等根据神经放射学表现将视-隔发育不良分为2种亚型，基于脑裂畸形的存在或不存在。近年来，有学者建议用术语"SOD-PLUS型视-隔发育不良"区分与皮质发育畸形相关的视-隔发育不良。

【疾病概述】

视-隔发育不良属轻型全前脑畸形，目前病因不明，常发生于第一胎，年轻母亲所生的婴儿更常见，可能与母亲吸毒、服用甲奎宁酊和抗癫痫药物、妊娠早期出血、妊娠早期糖尿病、严重酒精中毒、染色体异常及宫内巨细胞病毒感染等因素有关，也可能是多种因素共同作用的结果。

视-隔发育不良通常是妊娠第5～8周时发育损伤引起的，可能与脊索前中胚层诱导异常和视神经节细胞发育异常有关，主要是透明隔发育不全，有原始的视泡腔及视交叉、视神经、漏斗发育不全而使视神经孔狭小，常见于先天性垂体性侏儒。本病可能为常染色体显性遗传或隐性遗传。

【影像学表现】

视-隔发育不良病理特征：①不同程度的视觉通路发育不良，视神经、视交叉及漏斗发育不全，视神经孔狭小；②透明隔腔缺如；③下丘脑垂体功能异常（图4-3-12）。影像学可以看到相应的表现。

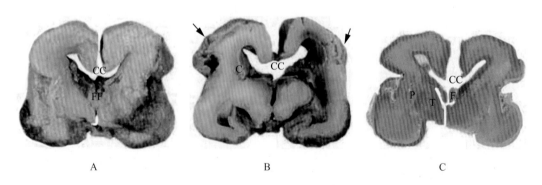

图4-3-12　视-隔发育不良病理特征

A.在视交叉水平的胎儿脑冠状切片显示透明隔完全发育不全。穹窿（FF）盲端靠近第三脑室顶。胼胝体较薄（CC）。B、C.胎脑在乳头体水平的大体切片和组织切片显示较薄的胼胝体（CC），透明隔完全缺失。穹窿（F）显示为一个盲端。尾状核（C）和壳核（P）因出血而变色。前顶叶皮质因缺血而形成空洞（箭头，B）（图C：HE染色×4）

根据胚胎学和神经病理学表现，该病变可分为2种亚型。①Ⅰ型：为视-隔发育不良伴发脑裂畸形，约占1/2，该类型胎儿透明隔腔部分缺如，而侧脑室和视辐射正常。该胎儿出生后易出现癫痫和（或）视觉损害症状。②Ⅱ型：视-隔发育不良不伴脑裂畸形，而表现为弥漫性脑白质发育不良（包括视辐射），侧脑室增大，透明隔完全缺如。另外，有研究发现，伴发皮质发育不良的视-隔发育不良的胎儿可同时具备Ⅰ型和Ⅱ型的部分表现，但又有别于前两种亚型，将其定义为SOD-PLUS型视-隔发育不良。该类型胎儿出生后表现为整体发育延迟和（或）痉挛性运动缺陷。

视-隔发育不良的诊断方法主要依靠MRI检查，产前超声诊断价值较为局限。MRI检查可以清楚显示透明隔缺如及视神经、视交叉发育异常。横断面扫描对诊断视-隔发育不良非常重要，MRI表现如下。

（1）透明隔缺如：表现为透明隔发育不良或完全缺如，从而导致双侧脑室前角融合变平，呈"方盒状"，两侧脑室之间直接交通。

（2）视神经、视束和视交叉的发育异常：表现为视神经、视交叉变细，第三脑室视隐窝扩大，视交叉位置异常，呈垂直状而非正常的水平状，但MRI信号无改变，以矢状面和冠状面图像显示最清楚，可见视交叉细小或不对称。80%的视神经受累为单侧，仅20%为双侧视神经同时受累。轻度视神经、视交叉和视束萎缩，影像学诊断很困难，在MRI上仅50%的患者能看到（图4-3-13）。严重的视交叉和丘脑下部萎缩可以表现为第三脑室前隐窝的球样扩张，鞍上池扩大。

（3）垂体发育小，部分呈空泡状，垂体柄可表现增粗，以矢状位观察好。T_1WI冠状位或矢状位上见正常高信号的垂体后部（神经垂体）缺乏或异位于垂体柄或下丘处。

（4）大脑半球内白质发育不良。

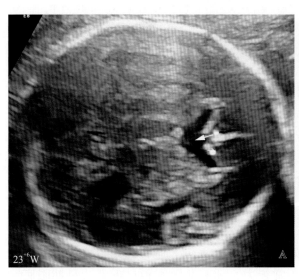
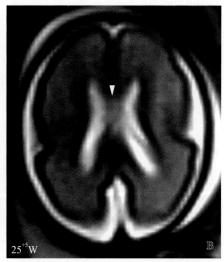

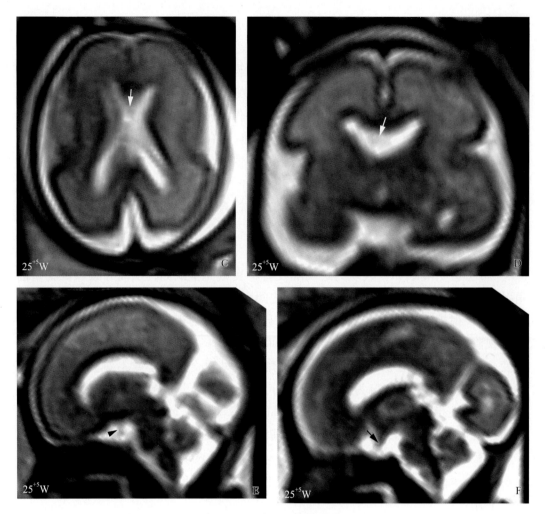

图4-3-13 视-隔发育不良

A.孕23+6周（23+6W）胎儿产前超声，可见双侧侧脑室前角融合（白箭）。B～F.孕25+5周（25+5W）胎儿产前MRI，其中图B、C可见透明隔发育不良，部分缺如（白箭头及白箭），图C、D双侧脑室前角融合变平，呈"方盒状"，两侧脑室之间直接交通（白箭）。图E矢状位可见患侧视交叉纤细，显示不清（黑箭头），图F为对侧视交叉（黑箭）

（5）合并其他畸形：脑裂畸形占50%，胼胝体部分或完全缺如，脑皮质萎缩等。

另外，视-隔发育不良易误诊为全前脑畸形，但两者的MRI表现和预后不同。视-隔发育不良无丘脑融合，无脑室扩张（尽管少数视-隔发育不良存在脑室扩张），胼胝体、大脑前动脉及大脑镰均存在，而全前脑畸形则存在丘脑部分融合或穹窿融合等。

【预后】

出生后，患儿可有视觉异常（如色盲、视觉活动下降、视觉敏锐性下降、眼球震颤甚至失明），但也可表现为正常视力，偶有两眼间距过近者。早期眼底镜检查可发现视神经盘发育不良，视神经80%为单侧受累，20%为双侧同时受累；神经系统可有低张力、强直，50%的患者有癫痫发作；约2/3的患者合并下丘脑及垂体功能障碍，内分泌功能失调包括生长激素、肾上腺皮质激素（ACTH）和甲状腺素刺激素缺乏，常表现为尿崩症、生长受阻或停止，临床表现轻重程度不等。

（冯　婕　黄婵桃）

第四节　先天性脑穿通畸形

脑穿通畸形（congenital porencephaly）也称空洞脑，指大脑半球内异常空洞或囊肿，其壁为瘢痕和增生的胶质，与脑室相通，部分与蛛网膜下腔相通，其内充满脑脊液，可延伸至软脑膜，但不进入蛛网膜下腔的一种疾病。脑穿通畸形可以分为真性脑穿通畸形与假性脑穿通畸形，前者指大脑皮质原发性异常的囊肿，与脑室相通；后者即所谓的良性脑囊肿，不与脑室相通。单发或多发脑空洞，主要继发于脑血管闭塞，并常沿着大脑中动脉分布区发生。目前脑穿通畸形多指真性脑穿通畸形。

【疾病概述】

胎儿脑穿通畸形主要是胚胎期神经系统发育障碍所致。脑穿通畸形可单独出现，也可合并其他中枢神经系统畸形和病变。有研究发现，在单绒毛膜双羊膜囊双胎妊娠中，一个胎儿死亡，另一个存活胎儿易发生脑穿通畸形或多囊脑软化。其发病机制主要有两种理论：一种是多栓塞性脑梗死，其依据是对出生后几天至8周；另一种因多发性脑梗死死亡的胎儿尸检，发现脑血管内有新鲜和陈旧性血栓。第二个理论是幸存胎儿的急性缺血，认为血液从活着的胎儿流入胎盘内，造成低灌注，从而导致该胎儿的急性缺血缺氧。

本病多认为是妊娠中后期继发于脑内炎症、髓静脉血栓、动脉损伤或脑出血后的脑破坏性病变。但也有家族性脑穿通畸形的报道，表现为脑内充满脑脊液的异常囊腔，与脑室相通，有的也与蛛网膜下腔相通。脑穿通畸形周缘为脑白质，多无明显胶质增生，较为光滑，脑内可伴有局限性、迁移性发育障碍。

临床表现主要取决于病变部位、囊肿大小及脑脊液循环是否通畅等。一般有局部脑组织缺失所致的相应神经系统体征和症状，以癫痫最为常见。婴幼儿可表现为头围增大、癫痫、肢体瘫痪等；儿童青少年可有智力障碍、脑性瘫痪、癫痫、颅内高压、脑积水、脑神经麻痹及头颅局限性增大、脑积水等。因先天性脑穿通畸形囊肿与脑室相通，病变处缺乏支持组织，局部所承受的静水压力大，加之囊壁本身具有分泌功能，致使囊腔逐渐扩大，导致邻近结构受压。故本病在发病早期即可出现相应的症状及体征，呈渐进性加重。

【影像学表现】

一项针对双胎妊娠中一胎死亡的研究，发现约1/3的存活胎儿MRI检查发现脑实质异常，而这种脑内异常表现在超声下难以发现。一般来说，双胎之一死亡后，至少2周以后才能在超声上发现幸存胎儿脑内异常表现，如脑萎缩、脑空洞。MRI，特别是DWI，能发现胎儿脑内早期异常改变，如脑室周围白质软化、生发基质出血、脑内出血及脑皮质发育畸形等。

1.超声表现　超声检查是首选的影像学筛查方法，但其视野比较小，软组织对比度稍差，影响病变部位显示的因素较多，而且诊断结论与操作者的技术水平有很大关系，因此超声检查暂时不能作为诊断胎儿畸形的"金标准"。脑穿通畸形多伴重度脑积水，超声检查在诊断胎儿脑积水的同时，对于脑穿通畸形的鉴别诊断仍存在一定局限性。

2. MRI表现　产前MRI检查可清晰显示脑穿通畸形胎儿侧脑室与脑外间隙的交通及脑实质的缺损，在明确诊断脑穿通畸形中具有重要价值，主要表现如下。

（1）脑白质内与脑室相通的异常囊腔，囊腔内为脑脊液信号，边界清楚、形状不规则，两侧缘平直或弧形向外隆起，最窄处位于端侧，呈扇形、梭形或球形，周围无水肿和占位效应。病灶周围常可见出血或含铁血黄素沉积信号改变。其中，出血在T_1WI和DWI上呈高信号，含铁血黄素在平面回波或梯度回波序列上呈低信号。

（2）脑实质内囊肿与脑室系统或蛛网膜下腔相通，同侧脑室扩大、脑池增宽。

（3）囊壁为非皮质的胶质瘢痕，多不光滑，常见脉络膜丛向囊腔内移入并钙化，增强扫描囊壁无强化。

（4）其他伴随征象有脑萎缩、脑积水等（图4-4-1）。

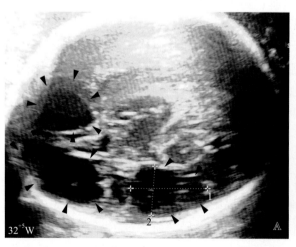
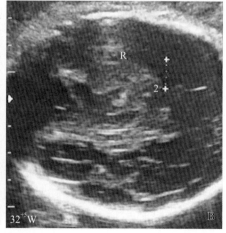

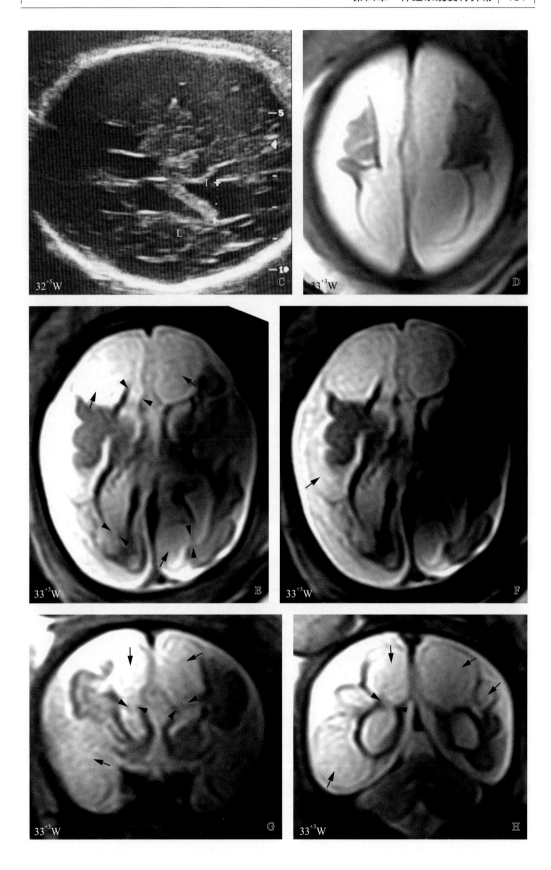

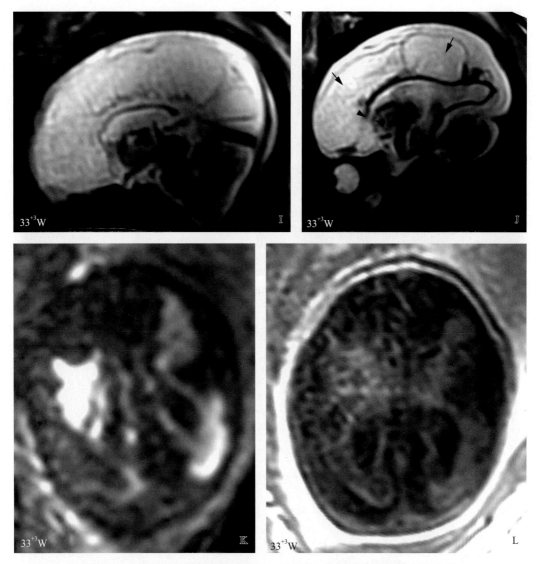

图4-4-1　单绒毛膜双羊膜囊双胎之一死亡后，存活胎儿出现脑穿通畸形

A～C.存活胎儿孕32⁺⁵周（32⁺⁵W）产前超声。图A见双侧大脑半球实质内额叶和顶叶见多个大小不等的无回声区（黑箭头），边界清，部分与侧脑室前角相通；图B、C.见双侧侧脑室扩张（1，2）；图D～L.胎儿33⁺³周（33⁺³W）产前MRI。其中图D～J为T₂WI图像，示双侧大脑半球内多发囊状异常信号影，其内含脑脊液（黑箭），部分与侧脑室相通（黑箭头），不与蛛网膜下腔相通；图K为DWI，可见部分残留脑组织呈高信号；图L为T₁WI图像，可见残留脑组织呈等稍高信号，提示脑组织梗死缺血

　　本病需与脑裂畸形和脑萎缩或脑发育不全相鉴别。分离型脑裂畸形可见较大裂隙与脑室相通，常伴有脑积水，需与脑穿通畸形相鉴别。形态上脑裂畸形呈中间窄、两端宽改变，而脑穿通畸形则相反，呈中间宽、两端窄改变。脑萎缩或脑发育不全通常可表现为外侧裂增宽并深达室管膜下，但与脑室不相通，且多双侧对称。

【预后】

　　脑穿通畸形的预后与病因、发病时间、病变范围、发生部位、发生部位及是

否伴有脑积水等有关。囊肿较小，病变范围较局限，脑破坏轻者，不伴有脑积水，预后较好，出生后仅表现为轻度神经功能缺陷，无明显智力障碍。囊肿较大，病变范围较广泛，脑破坏较重者，伴有脑积水，预后较差，出生后表现为痉挛性偏瘫或四肢瘫及癫痫发作和认知障碍，多伴有严重的智力障碍和神经后遗症，严重者甚至死于20岁前。

（严承功）

第五节　神经管闭合异常

神经管正常闭合使大脑及脊柱正常发育得以完成，胚胎生长发育前7周内神经管闭合发生障碍，就会产生神经管缺陷（neural tube defect，NTD），这是常见的胎儿先天性中枢神经系统畸形。相关研究表明，与神经管发育有关的基因异常和诸多环境因素均能导致神经管缺陷发生。因此，根据神经管闭合受阻时间及部位的不同，此类畸形可分为发生于头颅的无脑畸形（anencephaly）、露脑畸形（exencephaly）、脑膨出（encephalocele）及发生于脊柱的脊髓脊膜膨出、脊柱裂。其次依据是否有皮肤覆盖，神经组织是否直接暴露于外界环境，其可分为开放性神经管缺陷（open neural tube defect，ONTD）和闭合性神经管缺陷（closedneural tube defect，CNTD）两种类型，最常见的ONTD是脊髓脊膜膨出，是在受精后17～30d神经胚形成时期出现异常导致的，常伴有脊柱裂。而另一类有皮肤覆盖的神经管缺陷如脑膨出则属于CNTD。神经管缺陷是临床最常见的先天性畸形，影响着全球0.5‰～2‰的妊娠过程，其中最常见的神经管缺陷畸形是与脊柱裂关系密切的Chiari Ⅱ型畸形。

【神经管的胚胎发育及解剖】

神经胚形成即神经管形成过程，是早期胚胎发育中继原肠胚后的重要发育阶段。神经管形成开始于神经板形成，终止于神经管闭合。在妊娠的第3周，神经沟在背侧折叠并逐渐融合成神经管，其融合点先从神经板的中部开始，然后向头、尾两端方向进行，位于头侧的前神经孔在受精后第24天首先封闭，2～3d后尾侧的后神经孔封闭。因此在第6周末之前胚胎因某种原因受到损害，可形成无脑畸形及脊柱裂。当外胚层与神经外胚层完全未分离将导致脊髓脊膜膨出。局部未分离引起中枢神经系统与皮肤间出现永存通道（内衬上皮），这种永存通道被称为背侧皮窦。初级神经胚发生于孕3～4周，发育异常相关的疾病包括无脑畸形、脑膨出、脊髓脊膜膨出及Chiari Ⅱ型畸形。次级神经胚形成于孕4～7周，发育异常相关的疾病包括脊髓纵裂、脊膜膨出、脂肪脊膜脊髓膨出、脊髓栓系综合征及尾部发育不全综合征。

一、无脑畸形与露脑畸形

【疾病概述】

1.无脑畸形　是前神经孔闭合失败所致，发生于神经管头端，属于ONTD，是神经管缺陷中最严重的类型。其主要特征是颅骨穹窿缺如、覆盖颅骨的皮肤缺如，无大脑、小脑组织结构，50%以上的病例合并脊柱裂。临床上分为3类：①完全性无脑畸形，颅骨缺损达枕骨大孔；②不完全性无脑畸形，颅骨缺损局限于枕骨大孔以上；③颅脊柱裂畸形：为完全性无脑畸形合并开放性脊柱裂畸形。

2.露脑畸形　是指颅骨缺失、脑组织直接暴露，浸泡在羊水中，有脑膜覆盖，但无颅骨及皮肤，是前神经孔闭合失败所致，也属于ONTD。此类畸形常合并脊柱裂、羊水过多。这类畸形与无脑畸形的区别在于露脑畸形在妊娠晚期（如孕26周）还能发现脑组织，且脑组织表面有脑膜覆盖，而无脑畸形在妊娠早期脑组织已停止发育。

【影像学表现】

1.无脑畸形　这类疾病在妊娠中期（孕12周左右）通过产前超声即可做出诊断，MRI多应用于妊娠中晚期，仅在超声检查困难时，如母体肥胖、羊水过少、腹部瘢痕过多及部分牵涉伦理相关问题时作为一种重要的辅助检查手段用于鉴别相似表现病例，特别是对于多胎妊娠，MRI有助于明确正常胎儿的发育情况，MRI特征性表现为颅盖骨及脑组织缺失，仅见颅底结构。冠矢状位扫描双眼眶位于头颅最高处，冠状面扫描呈"青蛙"样面容特征性改变。

2.露脑畸形　这类疾病在妊娠中期（孕12周以后）通过产前超声即可做出诊断，MRI仅在超声观察困难或合并其他颅脑复杂畸形时发挥辅助诊断的作用。MRI表现与无脑畸形相似，但MRI较超声对暴露在外的脑膜结构显示更好。由于羊水中物质对脑膜及脑组织的化学刺激，对于胎龄较大的患儿，脑膜及脑实质出现缺失或不完整，此时诊断较为困难（图4-5-1）。

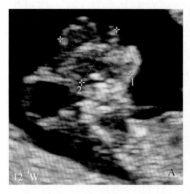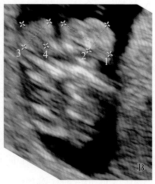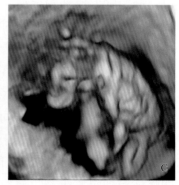

图4-5-1　露脑畸形，孕12⁺⁴周（12⁺⁴W）

A.胎儿头部颅骨强回声环消失，脑组织浸泡于羊水中（1，2），脑表面不规则，脑内结构紊乱，正常脑内解剖结构分辨不清，脑组织回声增强，不均；B.胎儿双侧眼球向前突出，呈"蛙眼状"（1，2，3，4）；C.胎儿头部三维图像

【预后】

无脑畸形与露脑畸形预后极差，一般此类新生儿在出生后几小时内死亡。

二、脑膨出与脑膜膨出

【疾病概述】

脑膨出是指颅骨与硬脑膜缺损并有颅内结构向外突出，属于CNTD。根据疝出内容物的不同，其分为脑膜膨出、脑膜脑膨出和积水型脑膨出。如果疝出的内容物只有脑脊液和脑膜，则为脑膜膨出；如果疝出的内容物包含脑、脑脊液和脑膜，则为脑膜脑膨出。如疝出内容物中除了脑膜（硬脑膜与蛛网膜）、脑组织外，还可有脑室，膨出的脑组织一般发育不良，则为积水型脑膨出（图4-5-2）。根据疝出具体部位不同，脑膨出分为枕顶部（累及枕骨、枕骨大孔、寰椎

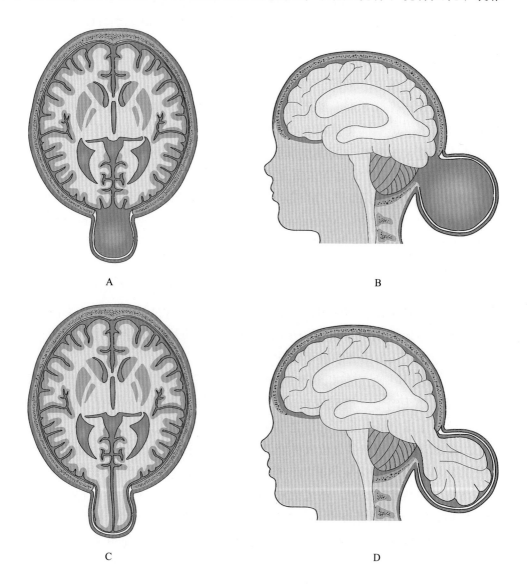

A

B

C

D

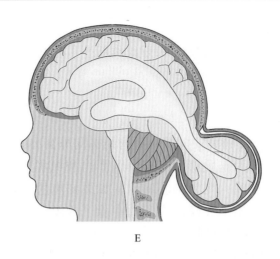

E

图4-5-2　根据疝出内容物分型示意图

　A、B.脑膜膨出的横断面及矢状面示意图；C、D.脑膜脑膨出横断面及矢状面示意图；E.积水型脑膨出矢状面示意图

后弓）、枕部、顶部、额部、颞部（沿岩骨嵴的上表面）、额筛部（鼻骨和筛骨之间）、蝶骨上骨部（眶上裂到翼腭窝）、蝶眶部（蝶骨缺损或视神经管、眶上裂进入眼眶）、鼻咽部（从筛窦、蝶窦或枕骨底进入鼻腔或咽部）、侧部（沿冠状缝或人字缝）脑膨出。其中枕部脑膨出最常见于欧美白种人，占全部脑膨出的80%，额筛部脑膨出最常见于东南亚地区。

　脑膨出常伴有小头畸形、脑积水、脊柱裂、胼胝体发育不全、羊膜带综合征、梅克尔-格鲁贝尔综合征（Meckel-Gruber syndrome）、Walker-Warburg综合征等。另外，额部脑或脑膜膨出常伴有面部中线结构畸形，如眼距过宽、鼻畸形等。

【影像学表现】

　1.超声表现

　（1）大部分病例可见颅骨强回声连续性中断，这是诊断脑或脑膨出的特征性表现之一。但应警惕颅骨缺损较小时，缺损和包块均不易显示因而漏诊，也不应将颅缝或颅囟误认为颅骨缺损而误诊。

　（2）颅骨缺损处有脑组织和脑膜膨出时，呈不均质低回声，大量脑组织膨出时，可导致小头畸形，脑膜膨出时，囊内仅含脑脊液呈无回声区。膨出脑组织较少时，超声很难分清是脑膨出还是脑膜膨出（图4-5-3，图4-5-4）。

　2.MRI表现　MRI多方位成像能清晰显示头颅轮廓、完整性、变形的脑组织、扩张的静脉窦，可直接显示膨出的部位和疝出物，对脑膨出的评估不仅包括对疝内容物的准确判定和描述，还包括对邻近硬膜窦（上矢状窦、直窦和横窦等）的评价。特别是SSFP序列能在水和组织间形成良好的对比，有助于准确显示出头颅缺损区域。同时MRI还可明确是否合并其他严重的畸形，如后脑异常、胼胝体发育不良、静脉窦畸形、背侧半球间囊肿、灰质异位、Chiari畸形或Dandy-Walker畸形等。

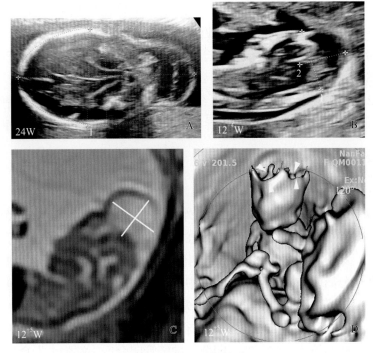

图4-5-3 脑膜脑膨出

A图为枕部脑膜脑膨出。孕24周产前超声，可见枕部颅骨强回声连续性中断，颅骨缺损较大，局部见大量脑组织、脑脊液及脑膜向脑外膨出。B～D图为另一胎儿，顶枕部脑膜脑膨出；B图为其孕12⁺⁴W产前超声，顶枕部颅骨回声连续性中断，局部脑组织、脑膜、脑脊液向脑外膨出，膨出包块表面皮肤连续；C图为其12⁺⁵W产前MRI矢状面，所见影像与超声一致，D图是利用仿真内窥镜技术重建，直观显示顶枕部颅骨骨质部分缺如（白箭头）

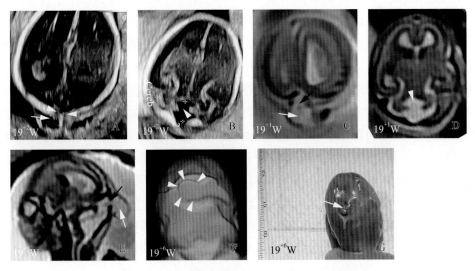

图4-5-4 枕部脑膜膨出并Dandy-Walker畸形

A图为孕19⁺²W胎儿产前超声，可见枕骨连续性回声中断（白箭头），局部脑膜及脑脊液经缺损处向脑外呈囊状膨出（白箭）。B图见小脑蚓部缺如（白箭头），四脑室扩大，与后颅窝池相通；两侧小脑半球分离。C～F图为孕19⁺¹W产前MRI，C、E图可见枕部骨质部分缺如（黑箭），经缺损处可见脑膜及脑脊液向外呈囊袋状膨出（白箭）；D图可见小脑蚓部缺如，四脑室扩大（白箭），与颅后窝池相通，双侧小脑半球分离。F图为引产后CT容积再现（VR）重建后显示枕部脑膜膨出（白箭头），G图为引产后枕部脑膜膨出外观图（白箭）

枕部脑膨出最常见，占75%，幕上及幕下受累比例相似，顶部脑膨出较少见，约占10%，位于人字缝上方或靠近矢状缝的中央。额部脑膨出缺损口位于额缝下部。前部脑膨出少见，缺损口位于前颅底及前部额筛骨之间，突出物位于鼻根部或眶内部。基底部膨出缺损口位于前颅底后部、蝶骨，突出物位于鼻咽部或鼻腔，其中2/3伴有中线鼻部或唇裂，约40%伴有视神经发育不全，囊内常含有第三脑室及下丘脑，垂体在囊内位置各异，视交叉及视神经通常向下延伸。

三、脊柱裂

【脊髓和脊柱的胚胎发育及解剖】

脊髓和脑一同起源于脊索背侧的神经外胚层细胞。胚胎第3周，神经外胚层细胞形成一增厚的细胞板，称神经板，胚胎第18天，神经板中央凹陷形成神经沟，其两侧隆起称神经褶。第3周末，神经沟加深，两侧的神经褶在背中线处逐渐愈合形成神经管，并与外胚层分离而陷入人胚体背侧的中胚层内。神经管与外胚层一旦分离过早、分离不全及马尾细胞团异常、脊索发育异常均会导致脊髓发育畸形。神经管愈合始于未来的颈部区域，并逐渐向头尾两端进行，在头尾两端分别留有前神经孔和后神经孔，并分别在胚胎第25天和第27天闭合。神经管闭合后头端膨大发育为脑，尾端变细，为脊髓的原基，其管腔形成脊髓中央管。后神经孔闭合失败则形成脊髓裂。

脊柱的胚胎发育分为胚胎期（最初8周）和胎儿期（受精第8周起至出生）。脊柱先天性畸形一般发生于胚胎期。胚胎第3周时，位于脊索两侧和神经板下方的轴旁中胚层增厚，形成双侧对称的实质性间充质纵行柱，并于20d时分节为成对的块，称为体节，脊柱的发育与体节和脊索密切相关。体节腹内侧的生骨节分化为椎骨，背外侧的皮肌节分化为骨骼肌和真皮，脊索降解退化为髓核。脊柱为软骨内化骨，其胚胎发育又可分为3个不同时期，即膜状期（软骨前期）、软骨期、骨化期。脊柱在受精后第6周开始形成脊柱软骨，2周后出现初级骨化中心，每个脊椎内有3个骨化中心，1个位于椎体，2个位于椎弓（横突根部）。骨化中心最先在胸腰椎交界处椎体内形成，然后逐渐向头侧和尾侧发展。位于椎弓的骨化中心通常在1岁以后双侧骨性愈合，先从腰段开始，然后向头侧发展，颈椎最后在3岁时融合。椎弓和椎体骨化中心之间起初以软骨连接，逐渐骨化，最后在椎弓根部的前方两者融合，在3~6岁完全骨性融合。寰椎及枢椎的发育不同于其他椎骨，寰椎从第4枕和第1颈生骨节发生，有3个骨化中心，2个在侧块，1个在前弓，后弓的骨化由两侧块伸展而成。胚胎期发育中的脊柱生长并不均匀，前6个月发育较快，后6个月逐渐减慢，正常的胎动能够促进脊柱发育。

【疾病概述】

胎儿脊柱裂为常见的先天性畸形，属神经管缺陷畸形，与胚胎期神经管闭合时中胚叶发育障碍导致椎管闭合不全有关，多发生于腰骶尾部。临床上对于脊柱裂的分类众多，根据病变部位有无明显特征，脊柱裂分为隐性脊柱裂和显性脊柱裂。隐性脊柱裂是指一个或数个椎骨的椎板未完全闭合，而椎管内容物并无膨出。显性脊柱裂是指椎管内容物向外膨出。根据是否有神经组织暴露在外或病变部位是否有完整的皮肤覆盖，脊柱裂可分为开放性脊柱裂和闭合性脊柱裂。

开放性脊柱裂是指病变部位皮肤连续性中断，椎管内成分部分或全部经过脊柱缺损处向后膨出，常伴有背部包块，脑脊液通过缺损处漏出。它是脊柱背侧中线部位间充质组织、骨组织及神经组织的融合缺陷引起的一系列先天性异常，是ONTD最常见的形式。这种神经管闭合障碍所导致的皮肤外胚层和神经外胚层在脊椎侧面永久性连接，间充质迁移障碍导致的椎管后壁缺损，使后部中线皮肤缺如，骨、软骨、肌肉和韧带在前侧壁形成。所引起的神经系统损伤包括截瘫、脑积水、大小便失禁、性功能低下、骨骼畸形，并伴智力损害，多与Chiari Ⅱ型畸形相关，胼胝体缺如及神经元移行障碍也常伴随出现。开放性脊柱裂可发生在脊椎任何节段，以腰骶段最常见，颈椎次之，胸椎最少。开放性脊柱裂包括脊髓脊膜膨出、脊膜膨出、脊髓外露，脊髓脊膜膨出疝出内容物为脊髓或马尾、脑脊液和硬脊膜，囊壁为脊膜；脊膜膨出疝出的内容物为硬脊膜和脑脊液，囊壁为脊膜；脊髓外露则是病变部位背部皮肤缺损，一段脊髓呈平板式自缺损处暴露于外界（图4-5-5）。

闭合性脊柱裂是指病变部位皮肤无缺损，完整连续，椎管内成分部分或全部经脊柱缺损处向后膨出或不膨出，可伴或不伴背部包块，脑脊液不能通过缺损处漏出椎管（图4-5-6）。根据是否有背部肿块，闭合性脊柱裂分为有包块型和无包

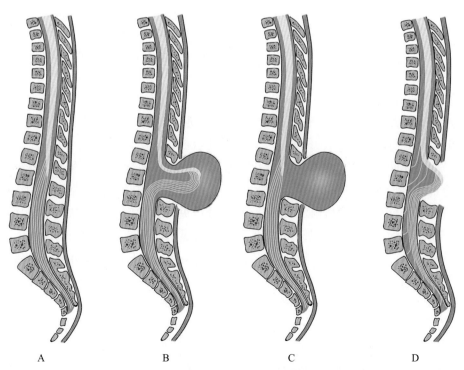

A   B   C   D

图4-5-5 正常脊髓和脊柱及开放性脊柱裂分类示意图
A.正常脊髓和脊柱；B.脊髓脊膜膨出；C.脊膜膨出；D.脊髓外露

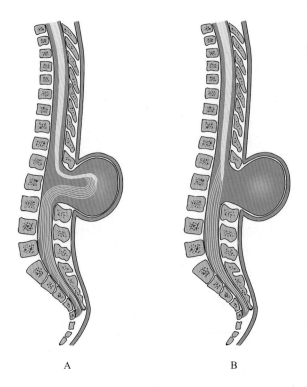

图4-5-6　闭合性脊柱裂部分分类示意图
A.脂肪脊髓脊膜膨出；B.脊膜膨出

块型。有包块型包括以下4个类型：脊膜膨出、脂肪脊髓脊膜膨出、脂肪脊髓裂、末端脊髓囊状膨出。无包块型包含以下5种类型：脊髓纵裂、终丝脂肪瘤、终丝紧张、皮毛窦、尾端退化综合征。

【影像学表现】

1.开放性神经管缺陷——脊膜膨出和脊髓脊膜膨出

（1）超声表现

1）矢状切面：正常脊柱椎体和骨化中心形成的前后平行排列的两条串珠样强回声带在脊柱裂部位后方的强回声线连续性中断，同时该处皮肤高回声带和软组织回声缺损，合并脊膜膨出或脊髓脊膜膨出时，裂口处可见一囊性包块，包块内有马尾或脊髓组织，囊壁较薄。脊柱裂较严重时，矢状切面可显示明显的脊柱后凸畸形。

2）横切面：脊柱三角形骨化中心失去正常形态，位于后方的两个椎弓骨化中心向后开放，呈典型的"U"或"V"形。

3）冠状面：可显示后方的两个椎弓骨化中心距离增大。

脊髓脊膜膨出和脊髓外露的区别在于神经基板相对于皮肤的位置，前者神经基板由椎裂部位向背侧突出，后者则与背部皮肤平齐；脊髓脊膜膨出和脊膜膨出均表现为背部囊性包块，前者囊内容物为马尾和脊髓组织，后者为脑脊液。

开放性脊柱裂常伴有颅脑的声像改变，表现如下：①颅后窝池消失，小脑变小，弯曲向前似"香蕉"，称为"香蕉小脑"，即小脑扁桃体疝，又称Chiari Ⅱ畸形。据文献报道，"香蕉小脑"对于诊断Chiari Ⅱ畸形的敏感度＞99%。②"柠檬头"征，脊柱裂胎儿脑内结构异位，颅内压力降低，妊娠中期横切胎头可观察到前额隆起，两侧颞骨内陷，形似柠檬，称为"柠檬头"征，这种征象最早可在孕13周观察到，孕24周前，98%的病例有此征象，随着孕周增加，双侧颞骨内陷所致的"柠檬头"征由于脑积水致颅内压力增高而缓解或消失。③脑室扩大，1/3的脑积水胎儿有脊柱裂。而3/4的脊柱裂胎儿到孕24周均可出现脑积水，随着孕周增大，几乎100%均有脑积水。④双顶径小于孕周，据报道，61%的胎儿双顶径可低于正常胎儿的5个百分位，而头围仅有26%低于正常。

（2）MRI表现：MRI可以发现椎管旁的囊状脑脊液信号影，内部信号较均匀，有时可见囊壁，基板后方的皮肤不完整或缺损，轴位可见突出的囊状影与椎管内蛛网膜下腔相通。而脊髓脊膜膨出还可发现囊状影内等信号的马尾或脊髓组织影。同时产前MRI可以发现一些伴发症状，如脊髓纵裂、脊髓栓系等。

2.闭合性脊柱裂

（1）脂肪脊髓膨出：实质就是一种脂肪瘤，是最常见的发生于脊柱的伴有皮下包块的CNTD类型；它与神经板紧连，并经骨性脊柱裂向背侧扩张，进而与皮下脂肪相连。超声表现为背部皮肤光带连续性完整，病变范围较大时，在脊柱横切面上可见典型的"U"或"V"形缺损，但对局部包块性质难以定性。MRI脂肪信号T_1WI表现为特征性高信号，而神经基板腹侧蛛网膜下腔大小正常，因而脊髓及基板与脂肪瘤的连接部均位于椎管内。脂肪瘤向背侧扩展，通过脊柱裂与皮下脂肪相连。MRI能更好地评估椎管病变层面，确定脊髓圆锥位置，以及皮下脂肪包块伴随的脊髓空洞（图4-5-7）。

（2）末端脊髓囊状膨出：是伴有脊柱后裂的神经管闭合不全中最少见的类型，属于CNTD，积水的脊髓和蛛网膜经脊柱后裂疝出。MRI表现为脊柱远端膨大

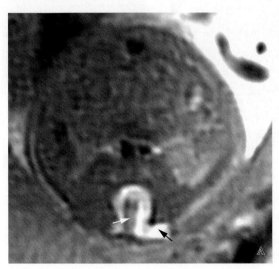
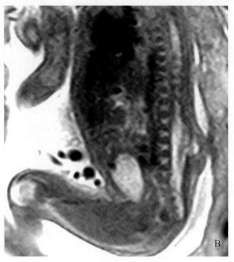

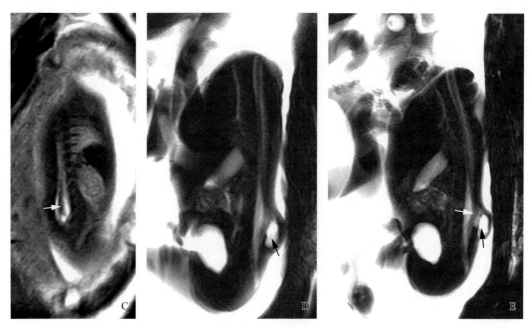

图4-5-7　孕28⁺⁶周，脂肪脊髓脊膜膨出并脊髓栓系

A～C.T$_2$WI横断面、矢状面及冠状面，脊柱下腰段椎体失去正常三角形骨化中心形态，位于后方的两个椎弓骨化中心向后开放，呈倒"U"形。自缺损处可见高信号的脑脊液（黑箭）及等信号脊髓、脊膜及脂肪组织，局部脊髓明显膨大（白箭），同层面蛛网膜下腔增宽。D、E.磁共振水成像显示局部脊髓及马尾向后经椎管缺损处膨出，且局部可见囊状含脑脊液包块影（黑箭），其内见等信号膨出脊髓（白箭），局部皮肤连续

外凸的囊状影，其内可见脊膜膨出与蛛网膜下腔直接相通，而囊肿与脊髓中央管相通（图4-5-8，图4-5-9）。

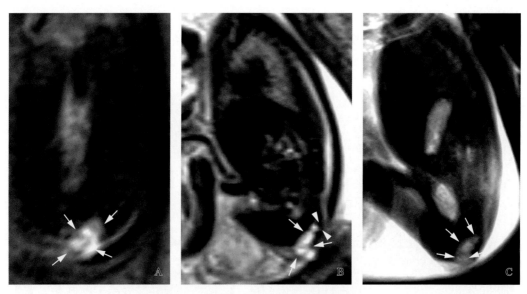

图4-5-8　孕24⁺⁶周，末端脊髓囊状膨出

A～C.T$_2$WI横断、矢状及磁共振水成像矢状面，可见脊柱远端膨大外突呈囊状异常信号影（白箭），并可见该脊膜膨出与蛛网膜下腔相通（白箭头），且囊肿与脊髓中央管相通

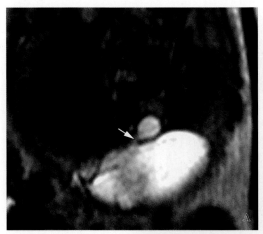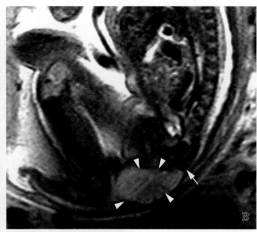

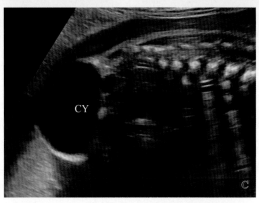

图4-5-9　孕32⁺⁴周，末端脊髓囊状膨出

A、B.T₂WI产前MRI横断位及矢状位，脊柱远端膨大向外突出，呈囊状异常信号影（白箭头），病变与蛛网膜下腔相通（白箭），且与脊髓中央管相通；C.产前超声脊柱声像，脊柱远端见一囊状无回声区（CY）

（3）皮毛窦：也称背侧上皮窦。文献认为皮毛窦是一种罕见的闭合性神经管闭合不全，实际并不少见。由于表皮与神经外胚层融合障碍，局部发生粘连。典型者见一内衬上皮的管道，从皮肤进入椎管称为窦道，背部皮肤常伴有毛发，皮肤凹陷，血管瘤等。毛皮窦好发于腰骶段，占50%，其次为枕部及胸椎。脊柱裂口较小且隐蔽。MRI能够清晰显示窦道皮下部分，显示窦道椎管内节段较困难（图4-5-10）。

（4）尾端退化综合征：多表现为尾端椎体和脊髓神经组织缺如（腰骶未发育），可伴有多种畸形，如并肢畸形（下肢融合）、肛门闭锁、外生殖器畸形、膀胱外翻、肾发育不良和异位肾等。

总而言之，对于怀疑有神经管缺陷的胎儿，产前MRI检查是必要的，它能够鉴别开放性与闭合性神经管缺陷，同时能够发现病变内的细微改变及其伴发的其他畸形，对胎儿的评估更加全面可靠。

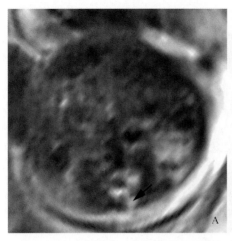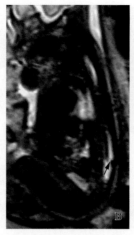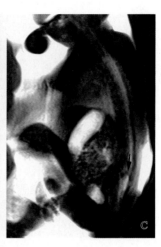

图4-5-10 背部皮毛窦并局部脊髓拴系，孕29周

A.T₂WI横断面，腰段背部可见一窦道连通皮肤与椎管（黑箭）；B.T₂WI矢状面，可见局部层面脊髓受牵拉移位并黏附于椎管后壁；C.MRCP，局部脊髓向后牵拉横向走行（黑箭）

【预后】

脊柱裂的预后和病变的平面有关。脊柱裂的平面越低，病变内仅含脑脊液而无神经组织，预后越好。开放性脊柱裂和闭合性脊柱裂的预后明显不同，开放性脊柱裂有2个方面的神经损伤，一是受累段脊髓神经损伤，导致双下肢运动异常和大小便失禁，合并足内翻畸形时，提示脊神经严重受损；二是Chiari Ⅱ型畸形，导致脑室扩张或脑积水，影响运动功能、脑神经、认知功能。闭合性脊柱裂受累段脊髓神经损伤常较轻，新生儿和婴幼儿期症状不明显，但随着年龄增长，椎管生长较脊髓快，而脊柱裂导致脊髓圆锥及马尾和椎管后壁粘连，使脊髓圆锥位置不能随发育向头侧移位，被粘连部位或者异常神经终丝牵拉缺血，导致脊髓栓系综合征。神经功能受损症状越来越明显。但随着诊断水平的提高，诊断时间的提前及神经外科显微手术发展，闭合性脊柱裂的治疗已取得较好的临床疗效。

（郝 鹏 黄婵桃）

四、Chiari畸形

Chiari畸形（Chiari malformation，CM），又称为小脑扁桃体下疝畸形，由奥地利病理学家Hans Chiari于1891年首次报道。

【疾病概述】

Chiari畸形是一组主要累及颅后窝，以小脑扁桃体下疝为特征的先天发育异常性疾病，主要表现为小脑扁桃体或小脑蚓部通过枕骨大孔疝入上颈段椎管内，可合并脊髓空洞症、脑积水、枕骨大孔区骨质畸形、脊柱裂、脊髓脊膜膨出、脊髓栓系综合征等。Chiari畸形的发病率为0.1%~0.5%，不过，增加MRI检查率有可能提高该病发病率。大部分临床队列研究显示，男女患病率基本相同，或女性发病率大于男性。该病没有特定的种族或地理分布，除了家族史以外没有其他已知的危险因素。

Chiari畸形有传统分型及新分型，以下分别介绍。

（一）Chiari畸形传统分型

Chiari根据小脑扁桃体下降及其他神经系统异常的严重程度对Chiari畸形进行分型，最初报道中Chiari畸形被分为Ⅰ、Ⅱ、Ⅲ型，后来又提出Ⅳ型，这种分类历经多次修改，但一直沿用至今。其中，Chiari Ⅰ型及Chiari Ⅱ型较为常见，Chiari Ⅲ型罕见，Chiari Ⅱ型和Chiari Ⅲ型可能彼此相关，而与Chiari Ⅰ型不相干。由神经管闭合障碍所致的胎儿Chiari畸形最常见的是Chiari Ⅱ型畸形。

1. Chiari Ⅰ型畸形　是最常见的后颅畸形，临床症状最轻，通常在成年期才得以发现，产前超声检查难以诊断。Chiari Ⅰ型畸形不属于神经管畸形，病因存在争议，不过一般认为其继发于颅后窝发育不足及脑脊液流量改变，目前较认同的假说是轴索中胚层发育畸形导致枕骨原节发育不良，导致颅后窝发育畸形而容积过小，正常发育的小脑扁桃体因畸形拥挤而向下疝入枕骨大孔以下，从而继发小脑扁桃体下疝。Chiari畸形患者颅后窝容积较正常人明显缩小，在一定程度上也支持了以上假设。

目前Chiari Ⅰ型畸形经典的诊断标准是小脑扁桃体下缘向下超过枕骨大孔内缘连线5mm，或3~5mm，并伴有明显临床表现，表现为小脑扁桃体向下移位至枕骨大孔下（≥5mm）并进入头侧颈椎椎管内，但小脑蚓部、延髓和第四脑室位置正常，30%~70%的患者伴有脊髓空洞，脑积水不多见。根据有无脊髓空洞症又可将Chiari Ⅰ型分为A型和B型：A型为小脑扁桃体下疝畸形合并脊髓空洞；B型无脊髓空洞，主要表现为脑干或延髓受压（图4-5-11）。

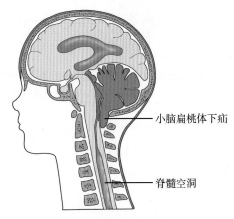

图4-5-11　Chiari Ⅰ型畸形（正中矢状面）示意图

小脑扁桃体下疝，脊髓空洞

2. Chiari Ⅱ型畸形　又称Arnold-Chiari畸形（ACM），是一种复合型神经畸形，包括颅后窝畸形，合并幕上大脑及脊柱畸形，同时由于脑脊液流动受阻而出现脑积水。其主要表现为脑干（延髓和脑桥下部）和小脑下部移位至椎管内，中脑导水管及第四脑室相应延长、变形，第四脑室向下移位并延伸至枕骨大孔以下，此型几乎100%合并脊髓脊膜膨出。同时，脑干及上位颈髓在颅颈交界处的结构拥挤，常引起第四脑室出口阻塞，使Chiari Ⅱ型畸形患者常合并脑积水（约70%）。大多数Chiari Ⅱ型畸形病例除后脑特征性表现外，还可出现幕上中枢神经系统异常，75%～90%的患者合并胼胝体异常，包括胼胝体发育不良、扭曲甚至缺如等。

Chiari Ⅱ型畸形与脊柱裂存在明显的相关性，特别是开放性脊柱裂与其关系密切，65%～100%的严重脊柱裂病例存在Chiari Ⅱ型畸形，因此当怀疑Chiari Ⅱ型畸形时，必须评估相关的脊髓脊膜膨出情况。Chiari Ⅱ型畸形发病机制也存在多种学说，比较被认同的观点认为，Chiari Ⅱ型畸形的原始缺陷是神经管闭合障碍，因开放性脊柱裂导致脊髓脊膜膨出，进而导致脑脊液压力不足以为大脑和小脑发生提供充足的膨胀和力学支撑，导致小脑及脑干延伸，从而导致Chiari Ⅱ型畸形发生。由于常合并脊膜膨出，且有比较典型的超声表现，Chiari Ⅱ型畸形可以由超声在产前进行诊断（图4-5-12）。

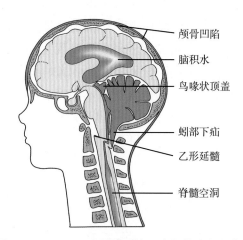

颅骨凹陷
脑积水
鸟喙状顶盖
蚓部下疝
乙形延髓
脊髓空洞

图4-5-12　Chiari Ⅱ型畸形（正中矢状面）示意图

小脑蚓和部分脑干及第四脑室下移，延髓扭曲成"乙"形，中脑顶盖鸟喙样变，颅骨内板凹陷

3. Chiari Ⅲ型（CM Ⅲ型）畸形　罕见，主要表现为后脑结构疝入上颈部/枕部的脑膨出囊内，脑膨出囊内可包含小脑的一部分，有时还包括枕叶，以及背侧的一些静脉结构，这些膨出物很大部分伴有坏死、胶质增生和纤维化等异常成分。此外，可合并小脑结构发育不良及小颅后窝，脑室扩大，以及胼胝体发育不良。50%的病例伴有脑积水。

Chiari Ⅲ型畸形的发育基础可能和Ⅱ型类似：颅后窝的发育需要脑室内脑脊液的压力支持，而由于神经管缺损，脑脊液转移至羊水中，因此后脑遭受狭小颅后窝的挤压作用向神经管缺损处异位。Chiari Ⅲ型畸形和Ⅱ型畸形之间在形态上存在相似之处，两者的区别在于Chiari Ⅱ型畸形的膨出位置往往为骶尾部，且其内容物不是后脑组织，而当Ⅱ型畸形出现高颈段的脊膜膨出时应严格区分。严格来讲，不累及上颈部椎管的病例应该诊断为"脑膨出"，而不是Chiari Ⅲ型畸形（图4-5-13）。

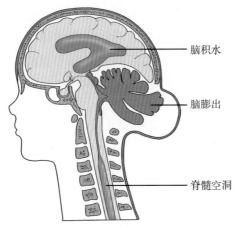

图4-5-13　Chiari Ⅲ型畸形（正中矢状面）示意图
小脑组织疝入枕后脑膜膨出

4. Chiari Ⅳ型畸形　罕见，其特征是存在伴有小脑幕不发育的严重小脑发育不良或小脑不发育，脑桥呈"鸽胸"改变，但延髓和小脑并不疝入颈椎椎管内；小脑下部向第四脑室内卷曲，造成正常在最低位的蚓垂及小结向上向前移位进入第四脑室，而蚓锥体成了小脑蚓的最低处，第四脑室的后壁卷曲并形成凹陷。不过，将Chiari Ⅳ型畸形从小脑发育不全中分离出来存在争议，也有学者认为该定义存在误用和滥用，主张将其从传统Chiari畸形分型中剔除（图4-5-14）。

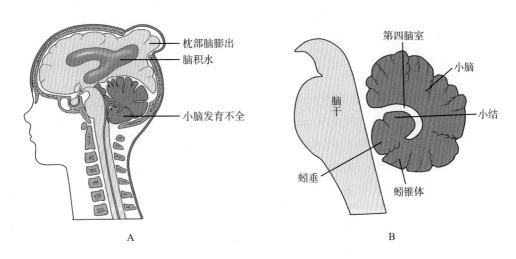

图4-5-14　Chiari Ⅳ型畸形示意图
A.正中矢状面显示枕上脑膨出及小脑发育不良；B.下位小脑蚓向上卷曲进入第四脑室内，而蚓锥体低位

（二）Chiari畸形新分型

一些学者认为许多文献报道似乎不符合Chiari对这些畸形的原始描述，因此提出新的分类以涵盖这些变体，如Chiari 0、Chiari 1.5和Chiari 3.5型畸形。Chiari 0型：存在颅颈减压术可缓解的脊髓空洞症，但无小脑扁桃体下疝或下疝＜3mm；Chiari 0型和Ⅰ型可能具有共同的病理生理基础，可能是同一类型的病变的不同亚型。Chiari 1.5型具有与ChiariⅠ型畸形一样的扁桃体下疝，同时具有向下位移的闩及部分脑干；除小脑扁桃体外，第四脑室及脑干都降至枕骨大孔以下，可弥补ChiariⅠ型畸形对脑干结构描述的缺如（图4-5-15）。

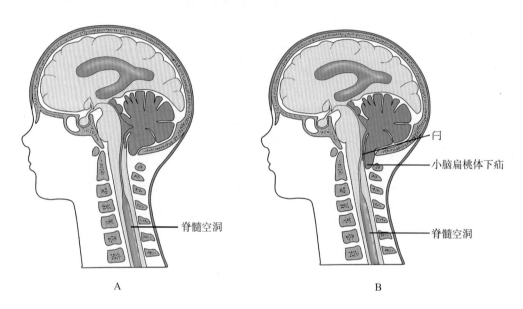

图4-5-15　Chiari 0型和Chiari 1.5型畸形示意图

A.Chiari 0型畸形（正中矢状面）示意图：不存在明显的小脑扁桃体下疝；B.Chiari 1.5型畸形（正中矢状面）示意图：闩及部分脑干下降至枕骨大孔平面以下

【影像学表现】

Chiari畸形的诊断主要依靠影像学检查，其核心病理特征及影像表现是小脑扁桃体向下疝入椎管内。在MRI矢状面，一般将小脑扁桃体疝入枕骨大孔平面以下5mm作为诊断标准。小脑扁桃体的正常位置随着患者的年龄变化而变化。在健康新生儿中，由于脑组织生长速度快于颅骨生长速度，小脑扁桃体可位于枕骨大孔以下，该现象会随着生长发育的继续而消失。在成年人中，小脑扁桃体通常位于枕骨大孔附近，而位于枕骨大孔以下3mm以内可以认为是正常的，称为良性扁桃体性下疝。小脑扁桃体位于枕骨大孔以下3～6mm是不确定的，其临床意义需根据临床症状判断。

1.超声表现　产前超声筛查较容易检出ChiariⅡ型畸形和脊髓脊膜膨出。孕

18～24周为超声检查Chiari Ⅱ型畸形异常的最佳时期，很多超声征象的形成与脊膜膨出或脊柱裂有关；产前超声检查发现以下胎儿脑部异常征象同时合并开放性脊柱裂可提示Chiari Ⅱ型畸形。

（1）"柠檬头"征：胎儿头颅形态异常，双侧额骨呈扇贝状凹陷，称为"柠檬头"征。"柠檬头"征通常在16～22周胎龄时发现，而在25周胎龄后该征象可能会消失。其机制多认为是开放性脊柱裂导致颅内压力降低，因早期胎儿颅骨可塑性强而内陷形成该征象；妊娠晚期，胎儿颅骨硬度增加，不易受压力影响，从而该征象少见。不过，"柠檬头"征并不是脊髓脊膜膨出特有的征象，在脑膨出或不涉及神经管缺陷的先天性大脑异常中也有可能出现。

（2）"香蕉"征：在胎儿小脑横切面上观察，发现小脑延髓池消失，胎儿小脑受压变形而表现为不同寻常的细长形态，称为"香蕉"征（或"香蕉小脑"征）。其主要原因是开放性脊柱裂时，脑脊液从椎管流出，椎管压力低于颅脑压力，导致小脑蚓部疝入枕骨大孔，第四脑室、小脑幕和延髓后移，颅后窝消失。同时，发现"香蕉"征及颅后窝池消失等一系列脑部特征时，应该高度警惕脊柱裂发生的可能。

（3）在25周胎龄后，超声冠状面成像显示胎儿侧脑室后角扩张呈三角形。

（4）脊柱裂：脊柱横切面时脊椎三角形骨化中心失去正常形态，位于后方的两个椎弓骨化中心向后开放，呈典型的"V"或"U"形改变。合并脊髓脊膜膨出时，裂口可显示囊性包块，内含马尾或神经组织（图4-5-16）。

2. MRI表现 由于胎儿脊柱及颅骨的遮挡、胎儿体位及孕妇肥胖、羊水量少等因素的影响，超声有时难以对相关的脊髓畸形和脑实质异常进行更详细的分析，同时，胎儿MRI对脊髓纵裂、后脑疝入上部颈椎和幕上脑畸形的观察优于超声，因此，胎儿MRI是常规产科超声检查后的重要补充检查方法，可能更有助于对中枢神经系统发育进行完整的分析。

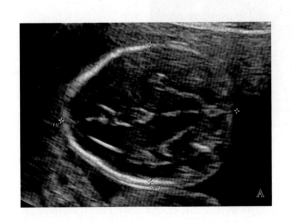

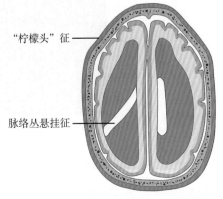

"柠檬头"征

脉络丛悬挂征

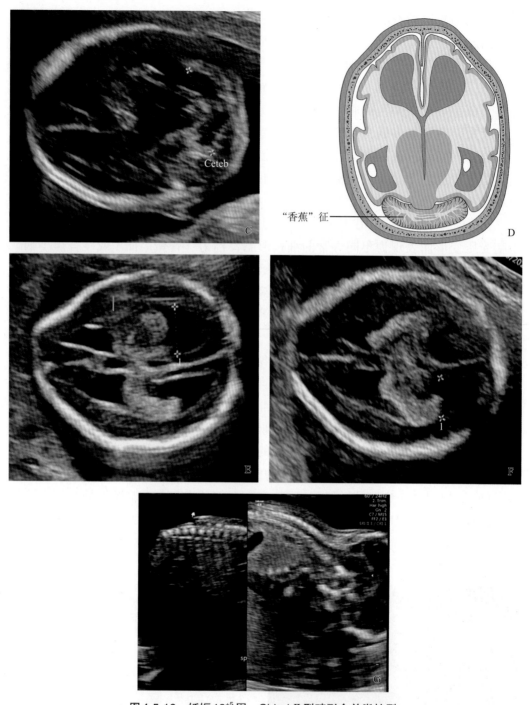

图4-5-16　妊娠19⁺⁵周，Chiari Ⅱ型畸形合并脊柱裂

A.颅骨光环呈"柠檬头"征；B."柠檬头"征示意图；C.小脑半球形态受压变形，呈"香蕉"征，颅后窝池消失；D."香蕉"征示意图；E、F.双侧侧脑室轻度增宽；G.胎儿脊柱矢状切面显示L₃～₄脊柱回声缺失，L₃～₄皮肤中断

　　MRI横断面可显示"柠檬头"征、双侧侧脑室扩张表现；MRI正中矢状位观察颅后窝结构具有优势，可清楚地显示颅后窝和颈枕区的组织情况，同时，MRI可以显示其他关键的预后因素，包括下疝程度、脑干畸形、胼胝体发育不全及大

脑皮质或白质异常等。大范围的成像视野还可以直观、清晰地显示Chiari Ⅱ型畸形胎儿骶尾部椎管后壁闭合不全、皮肤局部缺损、脑脊液与羊水相通等征象。

各型主要的MRI表现如下。

（1）Chiari Ⅰ型畸形：①单纯小脑扁桃体下疝，小脑扁桃体楔形疝入颈椎椎管内，且于斜坡下端到枕骨大孔的距离≥5mm；小脑扁桃体呈舌形、三角形或钉状。②可合并颅底凹陷、扁平颅、寰枢椎畸形等颅底及颅颈交界区畸形。③常合并脊髓空洞症，空洞仅位于上颈髓或延伸至上胸髓，也有空洞贯穿整个脊髓。④脑积水少见（图4-5-17～图4-5-19）。

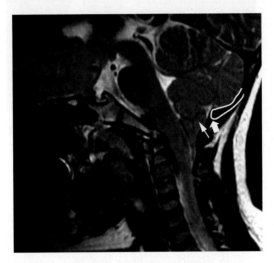

图4-5-17　Chiari Ⅰ型畸形

3岁患儿，视物模糊，眼科检查正常。小脑扁桃体下缘突入枕骨大孔（细白箭），下缘距枕骨大孔（粗白箭）约15mm，延髓延长、扭曲，并向椎管内移位，枕大池消失

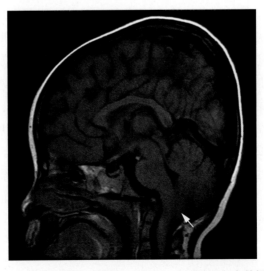

图4-5-18　小脑扁桃体下疝畸形（Chiari Ⅰ型畸形）合并颅底凹陷

2岁患儿，小脑扁桃体下移，经枕骨大孔疝入颈段椎管内，矢状位显示小脑扁桃体下端变尖呈舌形，下端距离枕骨大孔约10mm（白箭）。枢椎齿状突超过硬腭与枕骨大孔下缘连线距离约12mm

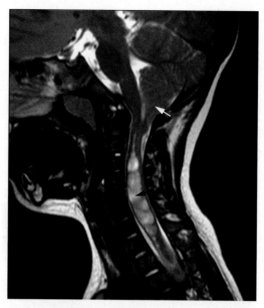

图4-5-19　小脑扁桃体下疝并脊髓空洞（Chiari Ⅰ型畸形）

2岁患儿，发现驼背2个月。小脑扁桃体呈舌状下移至枕骨大孔及上段椎管内（白箭），其下缘距枕骨大孔约11mm，部分延髓也可见下移，延髓及上段颈髓受压，脊髓中央管明显扩张（黑箭）

（2）Chiari Ⅱ型畸形：①延髓、脑桥、小脑蚓部向颈椎椎管移位，延髓最下缘延伸至颈椎椎管内，颈髓也被挤压下移，但被齿状韧带固定，延髓扭曲成"乙"形（kinking），形成特征性"颈髓延髓缠结"；颅后窝容积缩小，小脑向下并向侧前方挤入脑桥小脑角池和小脑延髓池，严重时小脑包绕脑干；枕大池、小脑延髓池变小或消失。②第四脑室延长、下移，前后径变窄，呈"裂隙状"，偶见"孤立性第四脑室"；中脑导水管狭窄。③中脑顶盖出现"鸟喙状"外观；丘脑间联合（中间块）增大。④小脑幕常常呈心形或"V"形外观，且由于小脑幕低位，直窦的角度更为垂直。⑤幕上大脑实质发育异常、灰质异位、胼胝体发育不良、枕叶密集小脑回等。⑥常合并脑积水，当发生脑积水或孤立性第四脑室时，伴发脊髓空洞症的发生率较高。⑦可伴有枕骨大孔扩大，但其合并颅底凹陷及扁平颅等颅颈交界区畸形的比例低于Chiari Ⅰ型畸形。⑧几乎总合并腰骶段脊髓脊膜膨出（图4-5-20）。

（3）Chiari Ⅲ型畸形：特点是枕部或颈部脑膜脑膨出，需存在颅后窝及上颈髓结构疝入膨出囊；MRI及CT均可显示枕骨及上位颈椎后部的骨质缺损，以及斜坡背侧和岩骨的扇形改变，伴有颅骨的不完全骨化。

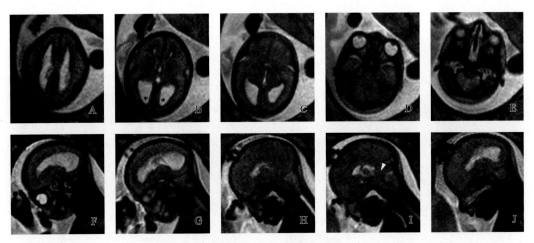

图4-5-20　Chiari Ⅱ型畸形

孕23+6周的胎儿的MRI T₂WI横断位（A～E）和矢状位（F～J）图像，可见典型的"柠檬头"征（A），小颅后窝，中脑顶盖延长（I，白箭头），第四脑室消失，小脑蚓部下疝（I，黑箭头），双侧脑室后角呈尖形而不是圆形（B，黑色星号）

【预后】

Chiari Ⅲ型畸形患儿在出生时即可表现出呼吸衰竭、吞咽困难及肌强直，早期死亡率非常高。Chiari Ⅰ型畸形预后相对好，对于无临床症状的Chiari Ⅰ型畸形患者可非手术治疗并长期随访，而对于有临床症状的患者应积极进行手术治疗，产后治疗以手术减压为主，手术目的：①解除后脑和脊髓压迫，防止神经损害进展；②纠正解剖结构，重建通畅的脑脊液循环。Chiari Ⅱ型畸形合并脊髓脊膜膨出早期即可存在不可逆的神经功能损害及多种神经系统形态学异常，预后相对较差。如今，宫内胎儿脑脊髓膜膨出的外科修复术取得了许多进展，产前宫内手术可逆转后脑脑疝，有可能降低产后脑积水及Chiari Ⅱ型畸形的发生率，不过这种产前干预的长期效果仍需要进一步研究；产后通常进行髓鞘膜膨出关闭术、栓系松解术和脑室腹膜分流术，严重情况下也可进行颅后窝减压。

（卢晓丹　黄婵桃）

第六节　脑血管畸形

一、Galen静脉瘤

Galen静脉瘤（vein of galen aneurysmal malformation，VGAM）又称大脑大静脉动脉瘤样畸形，先天性Galen静脉瘤是由于颅内动脉（如脉络膜动脉、胼胝体周动脉、大脑后动脉等）与Galen静脉的先天性交通，大量血液进入Galen静脉，静脉呈瘤样扩张的疾病，以动静脉瘘最常见，常合并直窦扩张或直窦缺如，镰状窦残留（图4-6-1）。

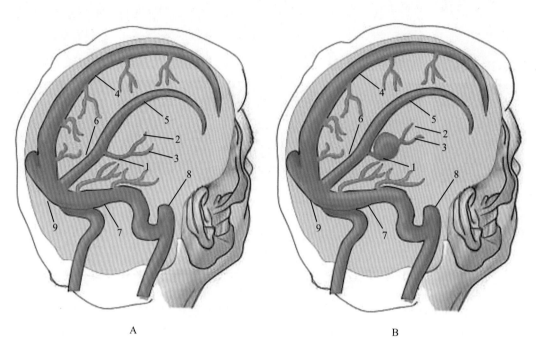

图4-6-1　正常颅内静脉示意图（A）及Galen静脉瘤示意图（B）

1.Galen静脉（大脑大静脉）；2.右基底静脉；3.左基底静脉；4.上矢状窦；5.下矢状窦；6.直窦；7.横窦；8.乙状窦；9.窦汇

【胚胎发育及解剖】

Galen静脉即大脑大静脉，正常长约1cm，位于胼胝体和丘脑的后下方，由双侧大脑内静脉、Rosenthal基底静脉等汇合而成，而后与下矢状窦共同汇入直窦，Galen静脉为短粗而脆弱的静脉主干，由前向后走行。在孕6～11周，发育异常导致中间帆池残留胚胎前脑内侧静脉与动脉沟通，形成动静脉瘘，从而导致高速血流进入Galen静脉，致Galen静脉扩张，影响了正常静脉窦的形成，可导致胎儿时期的静脉窦（如镰状窦）被保留。镰状窦为胎儿时期的正常静脉窦，连接Galen静脉及上矢状窦后部，一般出生后即关闭。

【疾病概述】

Galen静脉瘤，是一种少见的颅内血管病，约占颅内血管畸形的1%，但约占儿童颅内血管畸形的30%。病因主要有两种，第一种为胚胎时期大脑大静脉本身发育异常，第二种由于动静脉短路，大量血液进入Gallen静脉，导致Gallen静脉瘤样扩张所致，第一种极为少见，第二种多见。患儿可出现一系列中枢神经系统、心血管系统并发症。瘤体较大时可压迫中脑导水管、第三脑室后部和引起颅内静脉压升高而导致脑积水；动脉血未经循环直接进入脑静脉窦，形成无效循环，导致周围脑组织血流供应减少而引起局部皮质梗死及周围白质软化；大量血液流入静脉，返回心脏，增加心脏前负荷，可造成充血性心力衰竭，导致心脏增大、体静脉系统明显扩张、胎儿水肿。出生后临床症状可表现为难治性慢性心力衰竭，以及颅内血管杂音，婴儿期的脑积水和癫痫、大龄儿童或青年期脑出血。

【影像学表现】

1. B超表现　本病多在妊娠中晚期才可被超声检出，胎儿丘脑横切面显示脑中线区、丘脑后下方近中线部位的薄壁型囊性无回声区，彩色多普勒超声显示无回声区内充满彩色血流，脉冲多普勒超声显示其内可探及高速低阻血流频谱。

2. MRI表现　胎儿颅中线部位、大脑大静脉池、四叠体池区可见圆形或管状流空信号影，边界清楚光滑，与开放的镰状窦相连。其中血流较快的表现为T_2WI低信号"流空现象"，湍流和血流淤滞表现为T_1WI低信号或等信号，T_2WI稍高信号，附壁血栓在T_1WI和T_2WI上均为高信号。MRA可直接显示供血动脉、扩张的大脑大静脉及引流的静脉窦。

本病需与以下疾病相鉴别：①硬脑膜窦畸形，硬脑膜动静脉窦畸形位于硬脑膜外，而Galen静脉瘤位于硬膜下；②脑实质的动静脉畸形，显示明确的畸形血管团，直窦仍存在；③蛛网膜囊肿，多发生在一侧大脑半球，位于蛛网膜下腔内，为非血管性囊性病变，常表现为脑内出现囊性无回声区，圆形或不规则形，囊壁薄而光滑，与侧脑室不相通，彩色多普勒超声显示无血流信号。

【预后】

出生后约50%的Galen静脉瘤患儿无症状，部分可表现为高心排血量性充血性心力衰竭，或表现为发育缓慢、脑积水和癫痫发作等。由于胎儿期与新生儿期的循环不同，心力衰竭通常是在出生后发生。心力衰竭可以是新生儿的首发症状，并且是积极治疗的适应证。如果通过血管内栓塞能成功地阻断动静脉分流，则患儿的神经系统症状有可能完全恢复，需要追求的是患儿正常神经系统发育，而不是追求血流的完全阻断。但血管内治疗成功后，仍需对患儿进行密切随访观察，以便及时发现颅内静脉高压的发生，预防晚期并发症。早期行导管插管血管内栓塞术，疗效可。Paladini等对产前诊断的49例Galen静脉瘤的研究显示，合并脑组织畸形或损伤、三尖瓣反流，Galen静脉瘤体积≥20 000mm³，提示预后不良。

（崔丹婷　刘希垄）

二、硬脑膜窦畸形

硬脑膜窦畸形（dural sinus malformation，DSM）是一种罕见的先天性脑血管畸形，属于硬脑膜动静脉分流血管病变（dural arteriovenous shunts，DAVS），又称硬脑膜动静脉瘘（dural arteriovenous fistulas，DAVF），发病率不详。

【硬脑膜窦胚胎发育及解剖】

硬脑膜窦为硬脑膜的两层在某些部位分开，内衬内皮细胞，构成特殊的颅内静脉管道，输送颅内静脉血。由于窦壁不含平滑肌，无收缩性，同时窦内无瓣膜，故其损伤时出血较多，易形成颅内血肿。人的硬脑膜静脉窦可分为后上群与前下群。后上群包括上矢状窦、下矢状窦、左右横窦、左右乙状窦、直窦、窦汇、左右岩鳞窦及枕窦等；前下群包括海绵窦、海绵间窦、左右岩上窦和岩下窦、左右蝶顶窦及基底窦等，此外，还有旁窦、大脑镰静脉和小脑幕静脉。大脑静脉由深浅2个系统组成：脑浅静脉又称皮质静脉，主要汇集大脑半球表面的静脉血液回流至上矢状窦、横窦-乙状窦，脑深静脉主要有大脑内静脉和基底静脉，汇集深部白质与灰质的血液，经Galen静脉汇入直窦。

硬脑膜血管超微结构研究发现，硬脑膜存在极为丰富的血管网，动脉吻合尤为发达。静脉系统常与动脉并行，有时动脉会突入静脉腔内，并常存在动静脉间正常的生理性交通，这种交通在静脉窦附近尤其多见。

【疾病概述】

目前，对于发生该畸形的确切胚胎发育基础尚不清楚，主要存在两种假说。一种观点认为硬脑膜窦畸形起源于正常的静脉窦球，静脉窦球在胚胎4~6个月发育，其持续存在可导致静脉高压，继发形成硬脑膜动静脉瘘，这些细小的低速分流血管在硬脑膜窦畸形形成和维持中起重要作用。另一种假说认为该畸形起源于硬脑膜窦的反常过度发育，硬脑膜窦血栓继发于不成熟及畸形发育静脉窦的血流量失调、内皮内层的改变及静脉窦壁的低速分流。

硬脑膜动静脉分流分为3种类型：硬脑膜窦畸形（新生儿中常见）、婴儿型及青少年型硬脑膜动静脉分流、成人型硬脑膜动静脉分流。硬脑膜窦畸形以巨大的血管湖和多发的窦壁动静脉分流为特征，大部分在出生后1个月内被发现，但也有20%~26.7%的病例在产前被发现，按畸形所在位置，分为2种。①中线处硬脑膜窦畸形，常伴有巨大的静脉湖，常累及窦汇和颈静脉球，窦内血流侧支引流较差，预后不良；②侧硬脑膜窦畸形，常累及横窦、乙状窦和颈静脉球，由于扩张的硬脑膜窦内血流向周围引流良好，常在出生后偶然发现，预后良好。由于产前超声检查是胎儿畸形的首选筛查方法，因此胎儿硬脑膜窦畸形多由超声首次发现，继而行MRI检查。最早发现的孕周为18周，最晚发现的孕周为35周。

【影像学表现】

1.超声表现

（1）颅脑横切面上，颅内近枕骨窦汇处出现囊性无回声区，多呈三角形或不规则形，边界清晰，囊壁回声较强，其内常可见细密点状流动；伴血栓形成时，囊内可见圆形或类圆形高回声团，周边低回声区环绕。

（2）彩色多普勒超声显示病灶内无血流信号，部分病灶囊壁可见细小血流信号，并可见上矢状窦、横窦血流在肿块边缘中断。

（3）病灶与侧脑室不相通，小脑及脑干常受压向前、向下移位。

（4）伴上矢状窦扩张时，颅脑横切面上近颅顶下方可见扩张的大脑间裂，内可见液性无回声区。

（5）部分病例伴脑室扩张等。

2. MRI表现　幕上窦汇区由于硬膜窦扩张畸形，可形成巨大的静脉湖，后者以宽基底与颅板相连，边缘与颅板呈钝角，并可累及邻近大静脉及硬膜窦，如上矢状窦；轴位和冠状位图像扩张的硬膜窦呈楔形，边缘平直或略隆起，矢状位上呈纺锤状或新月形，常伴有不同程度的上矢状窦扩张，边界清楚。硬脑膜窦畸形硬脑膜窦内正常流空效应消失，代之以不同时期的血窦信号，信号改变与血窦内血红蛋白状态和血管再通情况有关。由于扩张畸形的静脉窦内血液淤滞，最终硬膜窦内偏心性血栓形成，按血栓发生的时间不同，可呈高信号、低信号或等信号。

此外，一些间接征象也有助于诊断硬脑膜窦畸形，包括脑积水，由于静脉回流和脑脊液吸收障碍，颅内脑脊液量增加，脑室系统扩张；占位效应，脑实质受推压向前移位；脑水肿或梗死，静脉回流受阻甚至闭塞可导致引流区域脑实质水肿或发生静脉性脑梗死（图4-6-2）。

鉴别诊断：本病应主要与Galen静脉瘤、蛛网膜囊肿、Dandy-Walker畸形和颅内肿瘤相鉴别。

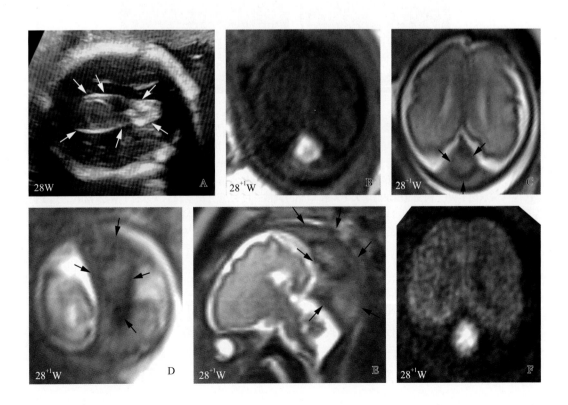

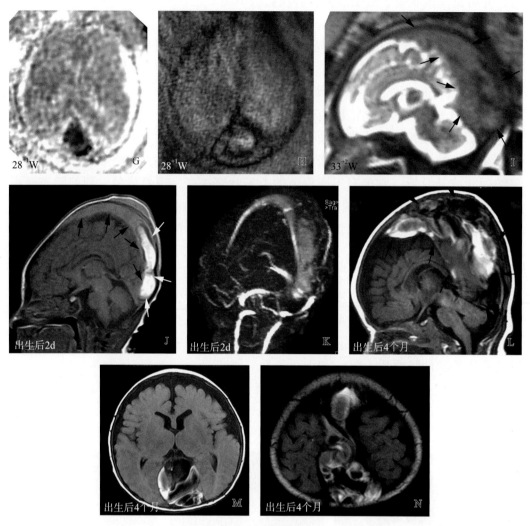

图4-6-2 硬脑膜窦畸形

A.产前28周（28W）超声图像，颅内顶部蛛网膜下腔不均质回声团，其内可见液性弱回声（白箭）。B～H. 孕28⁺¹周（28⁺¹W）产前MRI图像。其中图B为T₁WI，病变呈高信号；图C～E为T₂WI横断、冠状及矢状位，病变沿矢状窦及窦汇走行，呈混杂信号，等信号为主，其内间杂斑片状低信号及高信号影（黑箭）；图F～H分别为DWI、ADC及SWI，DWI呈高信号，ADC呈低信号，SWI呈稍高信号，周围绕以低信号环；图I为孕33⁺²周（33⁺²W）矢状面T₂WI，病变范围较前增大（黑箭），信号同前。J、K.患儿出生2d后矢状位T₂WI及MRV，病变仍呈混杂信号（黑箭），其内可见纡曲增粗的血管影，T₂WI呈高信号（白箭），MRV可见沿上矢状窦及窦汇区走行分布的条形高信号。L～N.出生后4个月MRI，其内见多发纡曲增粗血管影，部分可见血管流空效应（黑箭）

【预后】

硬脑膜窦畸形在儿童期和胎儿期预后不同。新生儿硬脑膜窦畸形常可引起心力衰竭、巨头、静脉血栓和脑发育不良等。儿童硬脑膜窦畸形预后也差，文献报道26%～38%死亡，3%～26%有严重的神经发育障碍，30%～37%轻度神经发育障碍，7%～10%预后良好。产后诊断的中线处的硬脑膜窦畸形预后不良，累及窦汇的硬脑膜窦畸形侧支引流不畅，常发展为大的动静脉短路，引起充血性心力衰竭、巨头、脑积水等。其他影响预后的因素包括脑损伤、颈静脉球发育不良、产后自发血栓形成等。胎儿硬脑膜窦畸形总体来说预后良好，预后与静脉湖大小、血栓数量、是否累及上矢状窦无明显关联。文献报道以下假说可能与产前硬脑膜窦畸形预后良好有关：①静脉系统内存在大量吻合支，连接大脑深静脉与浅静脉，1支血管堵塞时，可通过侧支循环引流；②窦汇的解剖学形态多种多样，在直窦、上矢状窦、下矢状窦和侧窦之间，可形成多种类型的吻合支；③静脉窦血栓的自发溶解可能与自身血流调节平衡有关。

对于产前超声疑有硬脑膜窦畸形的胎儿，建议对胎儿进行详细的超声检查，以明确是否合并其他畸形。同时，建议行胎儿颅脑MRI检查，由于硬脑膜窦畸形具有一定的影像学特点，产前MRI不仅可以做出明确诊断，而且还可观察窦汇扩张程度、血栓的位置、大小、数量等，对临床决策及预后判断能提供更多信息。胎儿硬脑膜窦畸形的产前自然病程尚不清楚，随着孕周增加，部分血栓会自发消失，部分病例则进行性恶化，因此建议产前超声密切监测。对于产前诊断的病例，有学者建议行产后颅脑MRI检查，以明确有无颅脑损伤和判断畸形位置。对于累及窦汇较大的硬脑膜窦畸形，产后应及时行血管造影评价静脉解剖结构。加强对本病的认识，提高本病的影像诊断能力，为产科做出相应临床处理提供指导，减轻孕妇及家庭成员心理负担。

（李慧燕　刘希垄）

第七节　颅后窝畸形

一、Dandy-Walker综合征

Dandy-Walker综合征（Dandy-Walker syndrome，DWS）是一种特殊类型的颅后窝畸形，对于Dandy-Walker综合征的分型并不统一，部分根据小脑蚓部发育情况将Dandy-Walker综合征分为3型。①典型Dandy-Walker畸形（Dandy-Walker malformation，DWM）：以小脑蚓部完全或部分缺失，第四脑室和颅后窝池扩张且两者相通为特征，此型较少见；②变异型DWM（Dandy-Walker variant，DWV）：以小脑下蚓部发育不全为特征，可伴有或不伴有颅后窝池增大，可伴有第四脑室扩张，且两者相通；③单纯颅后窝池增大（mega cistern magna，MCM）：小脑蚓部完整，第四脑室正常，小脑幕上结构也无异常，且颅后窝池与第四脑室不相通。部分文献以往将Dandy-Walker综合征可分为Dandy-Walker畸形（Dandy-Walker malformation，DWM）、Dandy-Walker变异型（Dandy-Walker variant，DWV）、大枕大池、永存Blake陷窝囊肿及小脑后蛛网膜囊肿，本节采

用这一分型。但不管怎么分型，对于Dandy-Walker变异型这一型，有学者建议舍弃Dandy-Walker变异型的概念，最近文献也不再使用，而是改为小脑蚓部发育不良。以上疾病均是颅后窝池增宽常见的原因。不同病因所致颅后窝池增宽的示意图及其影像特点如下（图4-7-1，表4-7-1）。

表 4-7-1　不同病因所致颅后窝增宽的影像学特点

疾病分类	影像特征
Dandy-Walker畸形	小脑蚓部可缺如或发育不全，蚓部明显向上方旋转，窦汇位置上移
永存Blake陷窝囊肿	小脑蚓部完整，并轻度向上方旋转，窦汇位置正常
小脑发育不良	小脑体积小，蚓部较小，小脑延髓池增大
小脑蚓部发育不良	小脑蚓部发育不良，蚓部中度向上方旋转，窦汇位置正常
大枕大池	小脑延髓池增大（>10mm），小脑蚓部完整且无向上方旋转，窦汇位置正常
颅后窝蛛网膜囊肿	囊性占位，病变较大时有占位效应，且压迫邻近小脑引起变形

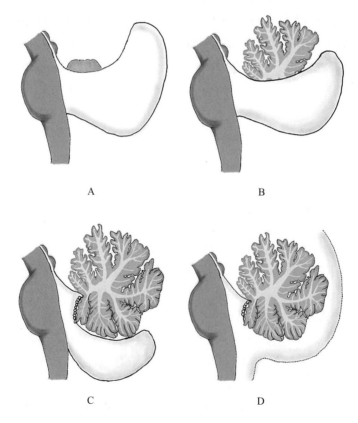

图 4-7-1　不同病因所致颅后窝增宽示意图

A.Dandy-Walker畸形；B.小脑蚓部发育不良；C.永存Blake陷窝囊肿；D.单纯颅后窝池增大（大枕大池）

【小脑蚓部胚胎发育及解剖】

双侧小脑半球中间部狭窄，即为小脑蚓部，它是连接两侧小脑半球的重要结构，主要接受脊髓小脑束纤维。小脑蚓部与大脑皮质进化、维持肌张力、稳定身体重心、维持平衡和调节肢体共济运动密切相关，此外也参与调节高级认知和情感功能，如语言、学习等。

在胚胎发育上小脑蚓部起源于菱脑翼板，孕9周，由中央的原基直接增殖（非两侧小脑半球的融合）形成中线结构，既往观点认为蚓部由头侧向尾侧发育，但系统发育学更多证据支持由腹侧向背侧发育。孕14~16周原裂可见，蚓部增大并沿顶点折叠覆盖第四脑室顶，孕18~19周小脑蚓部头尾径长度同小脑半球相同，第四脑室被完全覆盖，此时小脑蚓部完全闭合，至孕28周，蚓部发育完全成熟。孕周小于18周时，小脑蚓部本身体积较小，畸形的诊断要慎重。

胚胎发育早期，第四脑室的顶部被原始脉络丛分为位于上方的前膜区（anterior membrane area，AMA）和下方的后膜区（posterior membrane area，PMA），正常情况下前膜区逐渐被吸收形成脉络丛球的一部分，后膜区伸出指状结构及Blake陷窝，Blake陷窝开窗、Blake陷窝颈部遗留一个孔道，即第四脑室正中孔，此时蛛网膜下腔、第四脑室相通（图4-7-2）。翼板（小脑的始基）发育障碍可引起蚓部的发育改变及前膜区的持续存在，即引起Dandy-Walker畸形，蚓部上旋；前膜区发育正常、后膜区发育障碍可引起永存Blake陷窝囊肿和大枕大池。

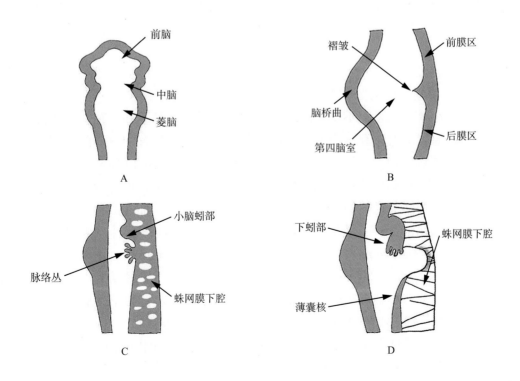

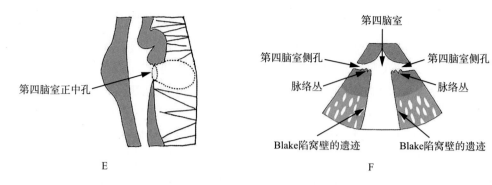

图4-7-2 菱脑的胚胎发育示意图

A.胚胎第7周形成前脑、中脑、菱脑；B.胚胎第7～10周为菱脑泡脑桥曲形成期，在菱脑泡顶部形成褶皱和原始脑膜，褶皱将第四脑室分成前膜区和后膜区；C.胚胎第10～12周，褶皱和原始脑膜发育成脉络丛，前膜区向下增生、增厚形成小脑蚓部，并覆盖后膜区，同时原始脑膜腔化形成蛛网膜下腔；D.胚胎第14～15周由于覆盖物和周围结构增长，后膜区在下蚓部和薄囊核之间向后翻卷形成Blake陷窝，同时将脉络丛卷进其顶部，原始脑膜腔化、融合形成网格状的蛛网膜下腔；E.胚胎第16～17周时，Blake陷窝开窗，在Blake陷窝颈部遗留一个孔道，称为Blake中孔，即第四脑室正中孔，此时蛛网膜下腔、第四脑室相通；F.Blake陷窝的壁的遗迹为小脑延髓池间隔

小脑蚓部的发育始于胚胎第9周，小脑始基的中线处融合，从头侧向尾侧发育，至孕16周，下蚓部才能发育完整覆盖第四脑室，其腹侧与脑干平行，此过程也称第四脑室关闭，因此，蚓部的缺失或发育不良多为下蚓部的畸形。孕17.5周时仍有4%的胎儿小脑蚓部处于开放状态，第四脑室与颅后窝仍相通，因此，下蚓部的发育不良在孕18周以后才能诊断。在孕18周以后，甚至到孕25～26周，第四脑室与颅后窝仍相通，而小脑半球及其他颅内邻近结构无异常，此种情况称为小脑蚓部生理性关闭延迟。

胎儿小脑蚓部在孕18周已经具备9个蚓叶的雏形，随着孕周增大，蚓叶逐渐发育成熟，各蚓叶内的分支明显增多，至孕28周完全发育成熟，可分为上蚓叶和下蚓叶，小脑蚓部发育不良多发生于下蚓叶，尤其是蚓垂和小结。在蚓部正中矢状面上，原裂、次裂和第四脑室顶部是判断蚓部正常发育的重要的解剖学和影像学特征（图4-7-3）。3.0T MRI薄层扫描图像矢状位上可以分辨蚓部诸小叶，山顶位置最高，蚓锥体位置最低，山顶诸叶片可清晰显示，可清楚分辨原裂和下后裂，蚓叶与蚓结节之间的水平裂往往显示欠佳。小脑蚓部外形狭窄、卷曲，分为上蚓和下蚓两部分。上蚓从前向后依次为小舌（lingula）、中央小叶（central lobule）、山顶（culmen）、山坡（declive）、蚓叶（folium）；下蚓从前向后依次为小结（nodule）、蚓垂（uvula）、蚓锥体（pyramis）、蚓结节（tuber）。小脑上蚓的血供来自小脑上动脉的分支，下蚓的血供来自小脑后下动脉的分支。小脑蚓除小舌外，每个小叶向两侧都与相应半球的小叶相连。

小脑蚓部上旋指在正中矢状切面上小脑蚓部失去与脑干的平行关系，向后上方旋转，可伴有小脑延髓池的增宽和蚓部的发育不良；小脑蚓部和脑干之间的角

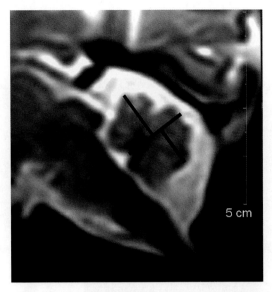

图4-7-3　小脑蚓部前后径及上蚓、下蚓高度测量

小脑蚓前后径：正中矢状面第四脑室顶点至（蚓叶与蚓结节之间）蚓部后缘最大距离；上蚓高度及下蚓高度：上蚓的最高点及下蚓的最低点分别到前后径线的垂直距离

度，即BV角（brainstem-vermis angle）可定量衡量小脑蚓部上旋的程度，其正常值的范围及定量评估小脑蚓部上旋的意义仍需进一步研究。

（一）Dandy-Walker畸形

【疾病概述】

Dandy-Walker畸形（DWM）是以第四脑室和小脑蚓部发育障碍为主，伴有多种先天性异常的复合畸形。极少见，其发生率为1/35 000～1/25 000，多数DWM合并神经系统的其他畸形，其中以胼胝体发育不全最常见。DWM常伴发50多种遗传综合征，15%～45%合并染色体异常，常为18-三体综合征和13-三体综合征。

DWM的发病机制有两种假说：一种假说认为，在胚胎发育的第7～12周，物理、化学和生物等致畸因子作用于后（菱）脑，导致小脑蚓部不发育或发育不全。还有一种假说认为，第四脑室正中孔及其侧孔的早期闭锁导致第四脑室明显扩张及小脑蚓部前移。

【影像学表现】

1.超声表现　小脑横切面上，典型DWM超声表现为两侧小脑半球分开，蚓部完全或部分缺如，颅后窝池明显增大，第四脑室增大，两者相互连通。小脑蚓部正中矢状切面上，小脑蚓部缺失或蚓部面积缩小（一般超过50%）；小脑蚓部重度向上方旋转，即逆时针旋转，窦汇明显上移。

2. MRI表现　横断面上两侧小脑半球分开，下蚓部缺如或蚓部完全缺如，第四脑室及颅后窝池明显扩大，两者可见相互交通，小脑蚓部正中矢状面上小脑蚓部体积显著减小，所测得小脑蚓部各径线数值均小于同月龄正常胎儿，小脑蚓部重度向上方旋转，天幕及窦汇抬高，并可见脑积水（图4-7-4～图4-7-6）。

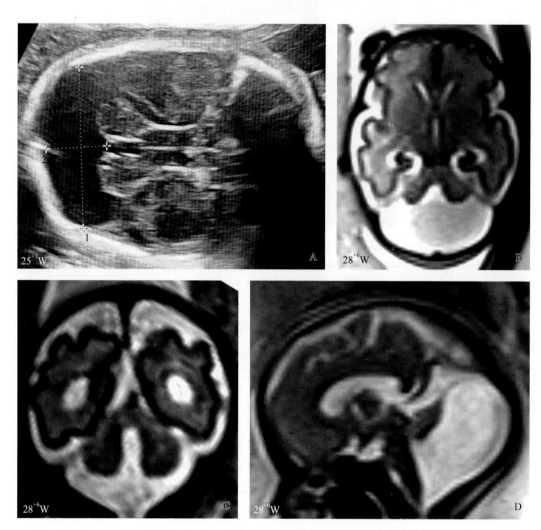

图4-7-4　DWM

A.孕25⁺³周（25⁺³W）产前超声筛查提示小脑蚓部缺如，颅后窝积液与第四脑室相通；B～D.孕28⁺⁶周（28⁺⁶W）产前MRI，两侧小脑半球分离，小脑蚓部缺如，颅后窝池明显囊性增宽并与第四脑室相通，天幕及窦汇抬高

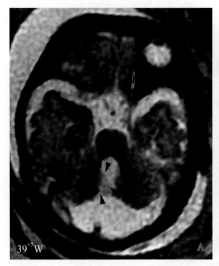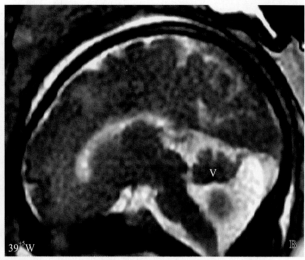

图4-7-5 胎儿DWM

A、B.孕39⁺⁵周产前MRI，其中图A横轴位可见少量蚓部残留（黑箭头），图B正中矢状位示小脑蚓部发育不良、细小（V），以下蚓部为著，颅后窝池增宽约13mm，与第四脑室相通，蚓部上旋，脑干-蚓部夹角增大，小脑幕及窦汇上抬；两侧小脑半球间距增宽

脑干-蚓部夹角（BV角）是判断蚓部向上方旋转的重要指标，有研究表明，DWM、永存Blake陷窝囊肿有重要意义。正常胎儿BV角<18°，永存Blake陷窝囊肿BV角为19°～26°，DWV胎儿BV角为24°～40°，DWM胎儿BV角>45°。

MRI与超声检查相比有更大的视野、多方位快速成像、计算参数多、良好的软组织对比性、不受肥胖或羊水影响的优势。MRI显示小脑蚓的结构更清晰，空间结构更明确，对小脑蚓是否完整的判断可提前1～1.5周，平均于胚胎第16周可分辨小脑蚓与第四脑室的分界关系，已成为诊断DWM的最佳影像学方法。

【预后】

DWM常合并颅内外畸形及染色体异常，当产前怀疑DWM时，应建议对胎儿行系统性扫查，明确畸形类型，必要时行胎儿染色体核型检查。

DWM的预后较差，总病死率高达70%，婴儿病死率约为25%，尤以典型DWM的产后病死率更高（约20%），因此在妊娠期可选择终止妊娠。存活者常在1岁内出现脑积水或神经系统症状。40%～70%的患者出现智力障碍和神经系统功能发育障碍。DWM越典型，预后不良的可能性越大。影响DWM预后的2个主要因素是染色体核型和胎儿有无合并其他异常。伴染色体异常的DWM妊娠终止率达57%～68%，而未引产的胎儿或新生儿死亡率约为40%。存活者发育异常呈高风险，死亡率高达1/9。

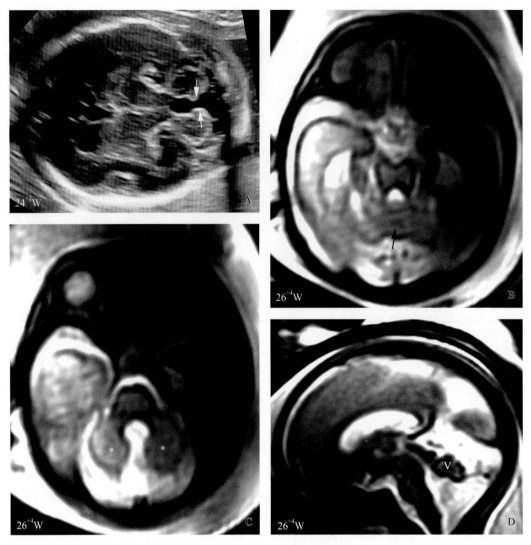

图4-7-6　Dandy-Walker畸形

A.孕24+2周（24+2W）产前超声，双侧小脑半球分离，小脑蚓部部分缺如，第四脑室与颅后窝池相通（白箭）。B～D.孕26+4周（26+4W）产前MRI，其中图B可见少许小脑蚓部（黑箭），图C可见两侧小脑半球间距增宽（＊），图D为正中矢状位，可见小脑蚓部发育不良、细小（V），颅后窝池与第四脑室相通，蚓部上旋，脑干-蚓部夹角增大，约为45°，小脑幕及窦汇上抬

（张　静　黄婵桃）

（二）永存Blake陷窝囊肿

永存Blake陷窝囊肿（Blake pouch cyst，BPC）是Blake陷窝开窗失败、第四脑室正中孔和侧孔阻塞导致的Blake陷窝退化失败并向颅后窝膨出而形成。

【疾病概述】

Blake陷窝发育开始于孕8～9周，约孕17周Blake陷窝开窗并与蛛网膜下腔相通，Blake陷窝颈部遗留一个孔道，即第四脑室正中孔形成，至Luschka孔（第四脑室侧孔）开孔形成后，胎儿脑脊液循环通畅。此后，Blake陷窝退化形成小脑延髓池间隔（cisterna magna septa，CMS），为Blake陷窝发育的遗迹。CMS发育正常是后脑发育正常的标志之一。正常胎儿CMS的长径和宽径在孕14～22周随着孕周增加而增大，在孕23～26周变化不大，在孕27周之后有缩小趋势，这可能是因为Blake陷窝正中孔缺如，加上脑室内脉络丛分泌脑脊液增加，脑室内压力增高，使得脑室及Blake陷窝可逆性增大（即小脑蚓部生理性延迟关闭），随着侧孔形成，脑室扩大和Blake陷窝增大逐渐恢复正常。若第四脑室正中孔和侧孔发生狭窄，即可导致永存Blake陷窝囊肿。若第四脑室正中孔和侧孔发生闭锁，可导致Blake陷窝持续增大，压迫小脑蚓部，引起小脑蚓部压迫性萎缩。

【影像学表现】

1.超声表现　小脑横切面上，两侧小脑半球分开，第四脑室与颅后窝池相通呈"锁匙孔"征，枕大池正常或增宽。在正中矢状切面上，小脑蚓部大小、形态正常，第四脑室顶部存在，蚓部轻度向上方旋转，窦汇位置正常。永存Blake陷窝囊肿的顶部可见，这是与DWM重要鉴别点之一。

2. MRI表现　正中矢状位上，小脑蚓部形态和大小正常，第四脑室和颅后窝相通，蚓部轻度向上方旋转，窦汇位置正常。建议在孕26周之前，影像学上表现为小脑蚓部形态和大小正常，第四脑室和颅后窝相通者诊断为小脑蚓部的生理性关闭延迟，而孕26周之后诊断为产前BPC或永存BPC（图4-7-7）。

【预后】

产前诊断的BPC不合并其他异常的患儿至出生后1～5年，90%以上患儿神经系统发育正常，提示单纯性BPC预后较好，但BPC有合并心脏异常和染色体异常的风险。当产前诊断怀疑BPC时，建议对胎儿进行系统性检查，除外合并其他异常；合并其他结构异常时，建议必要时行染色体检测。

出生后BPC患者与DWM、DWV患者在小脑幕的位置、小脑蚓部的形态结构、颅后窝的占位效应方面相似，但BPC出现脑积水的概率更高、更严重，且是诊断BPC的首要条件。

儿童及成年人BPC临床表现及预后差异很大，患者可以终生无症状，也可以有严重脑积水所致的一系列症状，但大多数无神经系统发育异常，脑积水者可行颅后窝池囊肿开窗术或脑室腹膜分流术，预后较好。

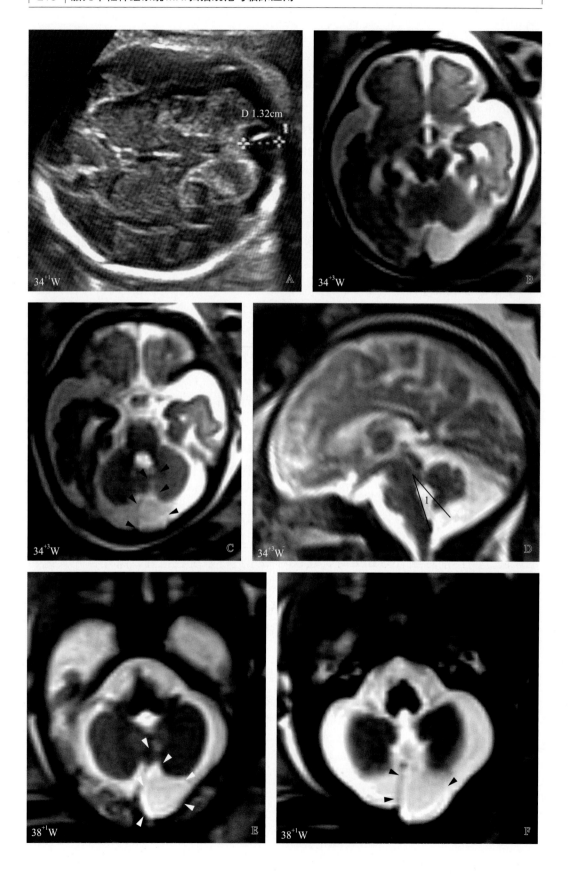

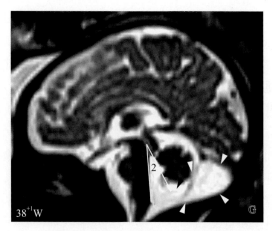

图4-7-7　胎儿永存Blake陷窝囊肿

A.孕34⁺¹周（34⁺¹W）产前超声，可见颅后窝池扩大；B～D.孕34⁺³周（34⁺³W）产前MRI，第四脑室与颅后窝池相通，局部可见一局限性的囊袋状含脑脊液样异常信号影，可见"钥匙孔"征（黑箭头），枕大池增宽，小脑蚓部轻度向上旋转，BV角（1）略增大，为27°（正常＜18°）；E～G.孕38⁺¹周（38⁺¹W）产前MRI，局部囊袋状含脑脊液信号影较前增大（白箭头和黑箭头），且可见BV角增大，为31°（2）；两次产前小脑蚓部正中矢状位T₂WI显示小脑蚓部形态和大小正常，窦汇位置正常

（张　静　黄婵桃）

（三）小脑蚓部发育不良

【疾病概述】

小脑蚓部发育不良（cerebellum vermian hypoplasia，CVH）以往称为Dandy-Walker变异型，主要是以小脑下蚓部发育不良为特征。其病因多样，与环境、遗传及生物因素均有关，包括13-三体综合征、18-三体综合征等染色体异常；乙醇、糖尿病、风疹病毒、巨细胞病毒等也可能是致病因素。小脑蚓部发育不良可以没有症状，由于其常合并其他发育异常与染色体异常，临床上出现的症状可能不一定是小脑蚓部发育不良引起的，因此它的预后仍有待进一步的研究和观察。小脑蚓部缺失常伴有其他畸形或智力与精神异常，即使单纯蚓部发育不良也与精神分裂症、孤独症等相关。小脑蚓部发育不良是导致胎儿畸形的主要原因，确诊后多数孕妇会选择终止妊娠，因此产前进行小脑蚓部发育不良诊断鉴别至关重要，不仅是疾病判断及预后的重要依据，而且是决定引产与否的主要指标。Joubert综合征是以小脑蚓部发育不良或不发育为特征的疾病，伴有齿状核、延髓的神经核团发育不良及锥体束几乎完全缺如（小脑上脚纤维不交叉而增粗、移位），其主要与第四脑室顶膜及小脑蚓部发育不良有关，有特殊的相关临床特征，典型的是短暂的新生儿呼吸过度、异常的眼球运动、有节律的伸舌，运动迟缓和轻至中度智力迟钝。

【影像学表现】

超声及MRI成像除了能对小脑蚓部进行形态学观察，还可测量小脑蚓部各径线，包括小脑蚓部前后径（anteroposterior diameter，AP）、小脑蚓部顶尾径

（craniocaudal diameter，CC）、小脑蚓部宽度（vermian width，VW）、小脑半球高度（cerebellar height，CH）、脑干-小脑蚓部夹角（BV角）及脑干-小脑幕夹角（BT角）。小脑蚓部顶尾径测量，如利用MRI测量，则需在孕18周后，在正中矢状位上测量（详见第三章第三节）。测量其生物学径线成为小脑蚓部发育情况评估的关键，并有重要的鉴别诊断意义。正常胎儿CC/CH＞0.7，而蚓部发育不良的胎儿其CC/CH＜0.7，故其可以作为判断蚓部发育不良的一个参考指标。小脑蚓部高度随孕周增加而线性增加，因此可预测不同孕周的小脑蚓部头尾径值。单纯小脑蚓部发育不良组的BV、BT值与正常值差异无统计学意义，而Dandy-Walker综合征、单纯颅后窝增宽及Blake囊肿的BV、BT值显著高于正常组，因此BV、BT值有重要的诊断及鉴别诊断意义。

1.超声表现　二维超声及三维超声容积对比成像C平面（VCI-C）技术是产前诊断胎儿小脑蚓部发育不良的最常见和主要的影像学手段。

小脑蚓部发育不良的超声表现：小脑横切面上，可见枕大池扩大，第四脑室呈类圆形，而不是正常的菱形，两侧小脑半球之间分离，但在颅后窝偏上方仍可见小脑蚓部相连；矢状位正中切面上，小脑蚓部体积缩小，变细或部分缺失，发育不良的小脑蚓部可以分隔第四脑室和枕大池，中度向上方旋转，但窦汇位置正常。第四脑室与颅后窝间可见细管状相通。蚓部面积小于相同孕周正常胎儿蚓部面积的3个标准差以上，但一般大于相同孕周正常胎儿蚓部面积的50%。原裂、次裂显示欠清或部分不显示，第四脑室顶部变浅，9个蚓叶分叶的强回声较相同孕周少（图4-7-8）。

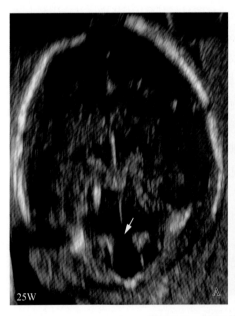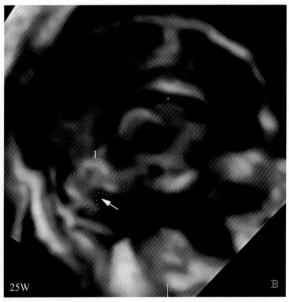

图4-7-8　孕25周（25W）胎儿，横切面超声

显示枕大池扩大，两侧小脑半球分离（短箭），第四脑室与颅后窝相通，矢状切面显示小脑蚓部体积缩小（长箭）

2. MRI表现 随着MRI技术的不断发展，因图像分辨率高、对比度高、视野广、多方位成像等特点，其已成为胎儿畸形诊断的"金标准"。

MRI正中矢状位表现为小脑下蚓部发育不良为特征，即在两侧小脑半球之间有少量小脑蚓部组织（需注意区分邻近小脑半球组织的部分容积效应）。原裂显示不清。第四脑室顶部消失，轻度扩张，呈正方形或圆形，而非三角形，可伴有或不伴有颅后窝池增大。胎儿颅后窝MRI正中矢状位能显示颅后窝池的大小、与第四脑室的连续性及下蚓部残量，有助于该病的诊断（图4-7-9，图4-7-10）。

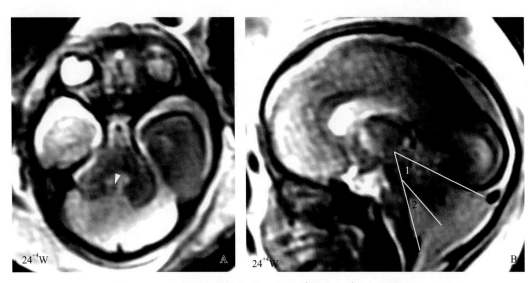

图 4-7-9 小脑蚓部发育不良，孕24⁺⁴周（24⁺⁴W）产前MRI

A.轴位T$_2$WI图像，两侧小脑半球之间见少量小脑蚓部组织（白箭头）。B.矢状位，BV角（∠2）增大，为26.9°（正常＜18°）；小脑幕位置正常，BT角（∠1）为46.3°（正常21°～44°）；小脑下蚓部体积缩小。原裂显示不清，第四脑室顶部非正常三角形，轻度增宽，颅后窝池增宽

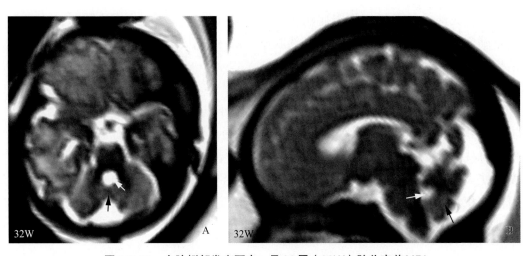

图4-7-10 小脑蚓部发育不良，孕32周（32W）胎儿产前MRI

A.横断位T$_2$WI图像，第四脑室为圆形（白箭），非正常菱形，小脑蚓部缩小（黑箭）；B.原裂显示不清，小脑蚓部形态失常，第四脑室呈圆形（白箭），而非三角形，下蚓部体积缩小（黑箭）

【预后】

小脑蚓部发育不良的临床表现可相差较大，大部分患儿可无明显症状，小部分可有轻微的共济失调、肌张力减退、平衡和视觉障碍或大动作、精细动作、语言发育延迟和认知紊乱，而当小脑蚓部发育不良合并其他脑干异常发育时，患儿预后将恶化。

（熊　伟　黄婵桃）

（四）大枕大池

大枕大池（mega cisterna magna，MCM），或称巨大小脑延髓池，是指小脑后方充满脑积液的巨大蛛网膜下腔，它属于先天性后脑发育变异，与第四脑室和蛛网膜下腔自由交通，第四脑室位置形态正常，小脑发育正常。它没有占位效应，对小脑半球没有压迫，也不伴有小脑蚓部发育不良。大枕大池一般是指枕大池在小脑皮质或小脑蚓部距离枕骨内板超过10mm以上，但小脑结构正常。

【枕大池胚胎发育及解剖】

枕大池的发育具有一定的规律性，在孕9～15周，两侧小脑半球逐渐融合，孕18周时，枕大池形成。小脑蚓部发育异常会导致枕大池形态及径线异常。有研究通过随访观察发现，孕32周前，胎儿小脑延髓池逐渐增大；孕32周后，胎儿小脑延髓池体积逐渐缩小，且与孕周具有显著的线性关系。通过大样本测量，小脑延髓池宽度范围为2～10mm，当其宽度≥8mm时，提示小脑延髓池宽度增大；其宽度＞10mm则为明显增宽。枕大池即为小脑延髓池，它位于颅后窝的后下部，小脑下面、延髓背侧面与枕鳞下部三者之间，向前经小脑池通第四脑室；向前外经延髓侧面通延髓池。

【疾病概述】

大枕大池一般无任何临床症状，多数为意外发现，伴有临床症状时，一般也很难确定这些症状与大枕大池的必然联系，故一般认为是先天性解剖变异，无须治疗。

【影像学表现】

1.超声表现　超声检查表现为小脑蚓部和小脑半球完全正常，仅存在枕大池扩张（≥10mm）。在测量枕大池宽度时，显示出小脑水平切面是至关重要的，然后对枕大池宽度、小脑、小脑蚓部、第四脑室等颅后窝结构进行客观评价。当发现枕大池扩张时，应与颅后窝异常结构相鉴别，如蛛网膜囊肿、小脑萎缩、梗阻性脑积水等，并详细检查胎儿其他系统，确定是否合并其他系统畸形；对于枕大池增宽，应定期随访观察，不应过早下结论，因大部分胎儿随着发育可恢复正常。

2. MRI表现　MRI观察胎儿颅后窝的最佳断面为正中矢状面，T_2WI为显示胎儿颅后窝的常用序列，颅后窝主要包括枕大池和小脑。正常胎儿枕大池在孕32周之前随孕周增加而增宽，孕32周之后随孕周的增加而缩窄，在MRI图像中，枕大池表现为小脑蚓部及后方的枕骨间脑脊液腔隙，在正中矢状面定位后，可准确、客观地测量枕大池宽度。大枕大池MRI表现为颅后窝扩大，一般前后径＞10mm为异常，但脑桥及脑干正常，小脑幕位置正常，蚓部形态及小脑半球正常，第四脑室无扩大。对于产前超声检查提示颅后窝池增宽的胎儿行MRI检查时应仔细评估小脑半球、小脑蚓部、脑干等颅内结构的发育情况（图4-7-11）。

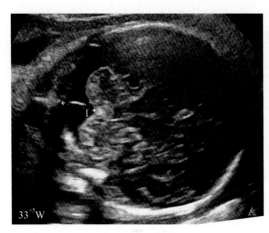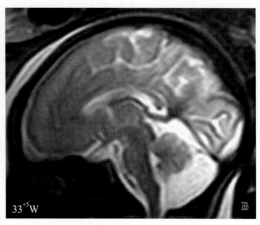

图4-7-11 孕33⁺⁵周（33⁺⁵W），大枕大池

A.超声显示胎儿颅后窝池增宽，约为13.7mm；B.MRI矢状面显示双侧小脑半球显示清楚，颅后窝蛛网膜下腔约13.5mm，小脑蚓部存在，第四脑室大小及形态未见异常

【预后】

国内外有研究表明，当胎儿枕大池宽度＞10mm时，产后枕大池异常的概率增加。枕大池宽度异常的胎儿，发育情况差于正常胎儿，提示胎儿枕大池宽度越大（＞10mm），胎儿预后生长发育越受影响。枕大池单纯性增大的胎儿与正常胎儿出生后其大运动发育存在着显著性差异。从解剖学上分析，枕大池宽大，相对而言，小脑的发育就有可能小，这样产生临床症状的基础可能存在。但外部压力对小脑的发育产生影响的临床机制尚不清楚。运动功能与小脑之间的微妙联系早已被证明。对于枕大池宽大者，大运动功能是第一个涉及的能力。枕大池增大胎儿产后婴幼儿智力发育正常，但大运动发育相对迟缓。

（雷李智 刘希垄）

（五）小脑后蛛网膜囊肿

小脑后蛛网膜囊肿表现为颅后窝囊肿，颅后窝蛛网膜囊肿指颅后窝池内，蛛网膜包裹脑脊液形成的充满液体的袋状结构而构成的囊肿，其囊腔与总的蛛网膜下腔完全隔开，而形成真正的闭合性囊肿。

【颅后窝胚胎发育及解剖】

从孕16周起MRI可分辨小脑蚓部和第四脑室的分界，随着小脑和蚓部发育，第四脑室逐渐闭合，孕25～28周时第四脑室完全被小脑蚓部覆盖。

颅后窝包括小脑延髓池和小脑，位于脊髓后面的蛛网膜下腔，其后面为颅骨。颅后窝的中线是小脑蚓部，其前上面朝向脑室，前面被覆一层灰质，在此以双层软脑膜与第四脑室相隔。

【疾病概述】

蛛网膜囊肿指蛛网膜发育异常所形成的包裹脑脊液样无色清亮液体的囊性病变，是一种良性占位性病变，病因尚不明确，约占颅内占位性病变的1%，胎儿蛛网膜囊肿发生位置为中线附近，最常见于小脑幕上及小脑幕下的颅窝池内、小脑蚓部后方等。当囊肿较大时，会有明显的占位效应，邻近发育正常的小脑半球、小脑蚓部及第四脑室受压变形。小脑后蛛网膜囊肿，约占颅内蛛网膜囊肿的5%。

小脑后蛛网膜囊肿发病原因尚不明确，目前有以下2种推测：①可能是在胚胎发育时，有小块蛛网膜落入蛛网膜下腔内发展而成；②胚胎发育过程中，脉络丛搏动导致髓周网分离及脑脊液反向流动。

【影像学表现】

1.超声表现 小脑后蛛网膜囊肿常位于颅后窝一侧，出现囊性无回声区，呈圆形或不规则形，囊壁薄而光滑，彩色多普勒超声不能检出囊内血流信号，应与Dandy-Walker畸形等相鉴别，后者两侧小脑半球分开，蚓部完全或部分缺如，或下蚓部有裂隙，典型的Dandy-walke畸形伴有颅后窝池明显增大，第四脑室增大，两侧相互连通。

2. MRI表现 蛛网膜囊肿MRI表现为颅后窝颅板内孤立囊性的脑脊液样信号，边缘光滑锐利，位于中线小脑的后方，或偏一侧，不与第四脑室及枕大池相通，无小脑发育不良，同时其明显的特点是，囊肿较大时具有占位效应，颅骨可出现受压变薄，枕部轻度向后膨出，小脑轻度受压向前贴近脑干（图4-7-12）。

【预后】

小脑后蛛网膜囊肿的产前自然病程尚不清楚，文献报道一部分继续生长，可能导致梗阻性脑积水，另一部分则可能自然消失。产前部分与Dandy-Walker畸形、Blake永存陷窝囊肿等难以鉴别时，可行MRI检查，产前MRI检查有助于准确鉴别蛛网膜囊肿。动态观察囊肿的变化和有无脑积水，根据病情选择分娩方式。出生后新生儿是否出现临床症状取决于蛛网膜囊肿的大小。病灶较小且无症状者无须特殊处理。较大且有症状者，需要手术治疗，包括囊肿切除术、开窗术及引流入邻近脑室、腹腔或心房。

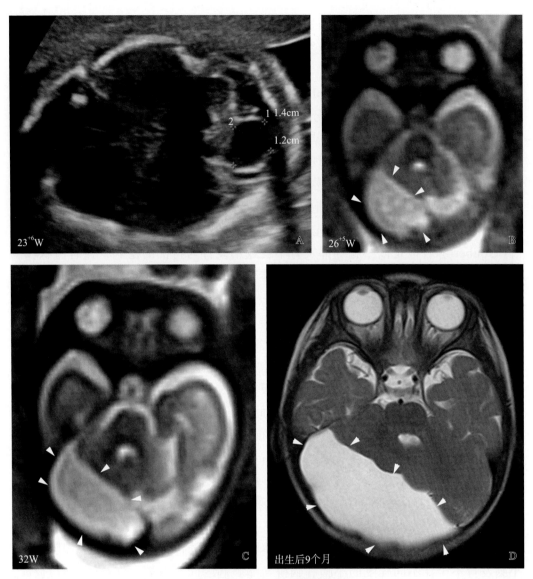

图 4-7-12 小脑后蛛网膜囊肿

A. 孕 23⁺⁶ 周（23⁺⁶W）产前超声，于颅后窝池偏右侧可见一囊状无回声区；B. 孕 26⁺⁵ 周（26⁺⁵W）MRI 横断位，颅后窝池右侧可见一局限性含脑脊液信号影，占位效应明显（白箭头），邻近右侧小脑半球受压移位；C. 孕 32 周（32W）复查发现病变增大（白箭头）；D. 出生后 9 个月横断位，可见病变进一步增大（白箭头），邻近右侧小脑半球、小脑蚓部、部分左侧小脑半球明显受压移位，局部枕骨受压变薄

（雷李智 刘希垄）

二、小脑发育不全、小脑发育不良与Joubert综合征

小脑发育不全（cerebellar hypoplasia，CH）指的是小脑解剖结构部分或完全缺失。发生原因包括细胞增殖、移行减少或过早停止，发育中的小脑细胞凋亡加速。因此，小脑发育不全表现为小脑形成不完整或体积小。由于细胞增殖减弱

不一定总是弥漫性的，因此小脑发育不全可分为局限性和弥漫性，局限性发育不全包括孤立蚓部、一侧小脑半球发育不全；弥漫性发育不全包括脑桥小脑发育不全、桥新小脑发育不全等。

小脑发育不良（cerebellar aplasia，CA）指的是小脑结构完整，但容积原发性减少，包含不同程度的脑萎缩成分的存在，Norman等研究发现，该组织病理学的基础最常见的是颗粒细胞变性。小脑发育不良是细胞移行和皮质构成异常的小脑叶和脑裂发生变形。小脑发育不良表现为小脑出现异常的叶或脑裂结构。局限性小脑发育不良包括Joubert综合征、菱脑融合、局限性小脑皮质发育不良或异位、Lhermitte-Duclos病（小脑发育不良性节细胞瘤）。弥漫性小脑发育不良包括先天性肌营养不良伴小脑皮质"鹅卵石"畸形、先天性巨细胞感染及弥漫性脑叶结构异常等。

Joubert综合征是以小脑蚓部发育不良或不发育为特征的疾病，伴有齿状核、脑桥基底核、延髓的核团发育不良及椎体交叉几乎完全缺如（小脑上脚纤维不交叉因而增粗、移位）。

【小脑胚胎发育及解剖】

在胚胎发育中，小脑发育出现较早，却成熟最晚，其发育过程长，形态结构变化复杂。小脑由后脑发育而来，最初始于第四脑室侧壁的菱唇，此后菱唇上部突入第四脑室腔形成小脑板，两侧小脑板在中线的接合部在第15周末形成蚓部，小脑板向外侧突起形成两个小脑半球，此生长过程伴随着小脑主裂、后外侧裂（第8～9周）、原裂（第11周）和中央前裂（第14周）的形成。小脑按形态结构和进化可分为绒球小结叶（原小脑或古小脑）、小脑前叶（旧小脑）、小脑后叶（新小脑）。小脑位于大脑的后下方，颅后窝内，延髓和脑桥的背面。矢状面上，MRI可清楚显示小脑与延髓、脑桥和第四脑室的相互位置关系。

【疾病概述】

小脑发育不全是一组罕见的常染色体隐性遗传的神经退行性疾病，其特点是小脑发育不全伴不同程度的小脑和脑桥萎缩。病因尚不清楚，在小脑发育过程中任何因素的变化均会影响其发育，包括遗传，如染色体疾病及基因突变，9-染色体、13-染色体、18-染色体及三倍体，PAX-6基因突变，7q22.1的RELN基因的突变；代谢性疾病，如先天性糖基化病；宫内感染，特别是巨细胞病毒感染；产前暴露于致畸药物，如抗惊厥药物或可卡因；小脑缺血改变及出血性疾病。按发育不全部位其可分为以下几类。①旧小脑发育不全：蚓部后部变小或发育不全，多伴第四脑室扩大；②新小脑发育不全：表现为小脑半球扁平，体积缩小，而蚓部和绒球发育良好，相对增大；③小脑的脑回畸形：小脑皮质某些区域小叶不发育，形成无脑回或表面光滑。按病变范围其可分为局灶性和弥漫性，可伴有幕上神经元移行异常、胼胝体发育异常。

小脑发育不良的病因尚不明确，国外文献报道的病因包括遗传异常、宫内感染、出血及缺血缺氧等。本病可单独出现，也可以是临床综合征如PHACES综合征的一个表现。小脑发育不良可以是小脑整体对称性缩小，表现为小脑横径（TCD）明显小于孕周，多累及蚓部。若合并脑桥细小，则称为桥小脑发育不良；也可以是单侧小脑发育不良，即单侧小脑半球变小和形态异常。单侧者可由出血引起，多发生于孕18～24周，出血部位多位于软脑膜下的小脑外颗粒层。小脑蚓部可正常或受累。

Joubert综合征是常染色体隐性遗传，伴有遗传异源性，目前已定位20多个基因位点。这些基因所编码的蛋白质全部表达于初级纤毛或中心体，故该病现被认为属于纤毛病，其表型谱除中枢神经系统异常外，还涉及视网膜、肾、手指、口和肝等异常。Joubert综合征及相关疾病按所累及的器官的不同可分为6个不同的临床亚型，即单纯性Joubert综合征、Joubert综合征并眼部缺陷（JS-O）、Joubert综合征并肾脏缺陷（JS-R）、Joubert综合征并眼肾缺陷（JS-OR）、Joubert综合征并肝脏缺陷（JS-H，或COACH综合征）和Joubert综合征并口面指缺陷（JS-OFD，或OFDⅥ综合征）。

【影像学表现】

由于小脑发育不良或不全是胎儿脑室扩大的常见现象，从而测量小脑径线很重要。小脑发育不良或不全主要表现为小脑体积缩小，脑叶、脑裂分布异常，脑白质成树枝状分布，可伴随脑白质减少，灰白质分界模糊（图4-7-13）。胎儿MRI可以在较早期发现脑桥和小脑的异常，超声常在孕30周后通过测量小脑横径发现小脑体积减小。产后MRI小脑发育不良或不全常表现为小脑半球扁平，体积明显缩小，在冠状位上呈"蜻蜓"征，脑桥小。

产前MRI通过测量TCD评估小脑发育情况。小脑整体发育不良或不全时，表现为TCD明显缩小。此时，需注意观察其他脑结构，如脑干、脑室、大脑皮质、胼胝体等，以排除合并其他畸形。单侧小脑发育不良或不全的MRI表现差异较大，程度较轻者表现为一侧小脑半球局部缩小，较重者表现为患侧小脑半球完全缺失，并伴有蚓部发育不良。

Joubert综合征的影像学具有特征性，较易做出诊断。在影像上，小脑蚓部缺失，双侧小脑半球在中线直接相连，构成第四脑室后壁呈双弧形隆起，使扩大的第四脑室上部呈"蝙蝠翼"状，中部呈倒三角形。"磨牙"征由小脑上脚增粗延长并水平走行形成的"牙根"及中脑脑桥连接部变窄及脚间池加深形成的"牙冠"构成。形成"磨牙"征的病理解剖学基础为双侧小脑上脚在中脑脑桥连接部的"X"形交叉纤维缺失。研究认为，"磨牙"征是确定诊断的特征表现。产前MRI最早在孕18～22周时即可辨认出"磨牙"征。需要注意的是，MRI在矢状位上定轴位扫描线时，扫描线应与脑干背面成60°左右的夹角，方能充分展示"磨牙"征。

【预后】

小脑是重要的运动调节中枢，其功能主要是维持身体平衡、调节肌张力、协调随意运动和管理编程运动，是人体的生命中枢。小脑发育不良或不全的预后与

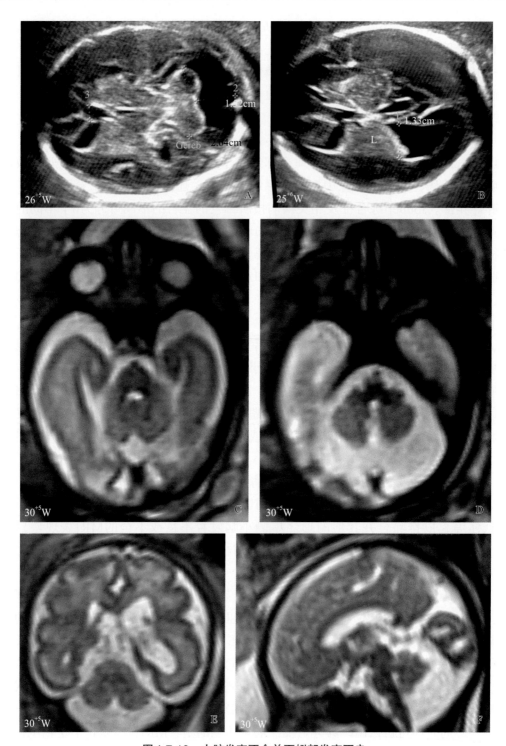

图4-7-13　小脑发育不全并下蚓部发育不良

A、B.孕26⁺⁵周（26⁺⁵W）产前超声，其中图A.显示小脑半球TCD缩小，TCD 26.1mm（正常值约30.1mm），颅后窝池增宽，15.2mm。图B显示左侧侧脑室增大，13.3mm。C～F.孕30⁺⁵周（30⁺⁵W）产前MRI，小脑半球体积缩小，TCD 30.4mm（正常值约38.7mm），颅后窝池增宽，19.0mm，左侧侧脑室增宽，12.7mm，其中图F可见小脑下蚓部体积缩小

小脑缩小的程度、蚓部是否受累及有无合并其他脑畸形相关。

小脑发育不良或不全的患儿出生后，常见的临床表现为肌张力异常和共济失调，还可有生长发育迟缓和认知功能障碍。单侧小脑发育不良或不全的预后总体上要好于完全受累者，其预后主要与小脑蚓部是否受累相关。蚓部正常时，临床症状可不明显；蚓部受累时，除表现为小脑神经功能异常外，还会有患儿智力障碍和孤独症的风险。有文献报道，儿童表现为肌张力减退和整体发育迟缓，小脑体征体现较晚。神经学方面包括躯干共济失调（49%～93%）、低张力（47%～49%）、构音障碍（38%）、意图性震颤（9%～35%）和小头畸形（20%）。癫痫发作比普通人群更普遍（28%～56%）。言语障碍很常见，范围从轻度损害到语言发育完全缺失。行为异常也较为常见，5%～20%的患者有自闭特征。也有文献报道超过60%的患者存在智力障碍，其中约35%的患者存在严重智力障碍。

Joubert综合征及相关疾病在胎儿出生后表现为肌张力降低、共济失调、精神运动发育迟缓、动眼不能等，还可出现偶发性新生儿喘息、间歇性伸舌、多指（趾）畸形及轻度视网膜病。

（郑 欢 黄婵桃）

第八节 脑室扩张与脑积水

脑室扩张（ventriculomegaly，VM）是一个描述性的医学术语，指胎儿侧脑室宽度超过10mm，常分为单纯性脑室扩张（isolated ventriculomegaly，IVM）或病理性脑室扩张。胎儿脑积水（hydrocephalus）是指脑脊液过多聚集于脑室系统内，致使脑室系统扩张和压力增高。

【脑室系统的胚胎发育及解剖】

脑室系统由原始神经管内腔演变而来，胚胎第7周时脉络丛出现并开始分泌脑脊液，孕13～14周时，双侧侧脑室即可见，体积随孕周增加而相对缩小，且形态随孕周增加而出现显著变化。孕16周前，原始侧脑室相对较大，随着颞枕叶、胼胝体及脑室周围结构的发育而缩小并最终塑形达成年人状态。丘脑与纹状体的发育促进了室间孔（Monro孔）形成；而尾状核的发育重塑了额角；枕角约在孕24周形成，于晚孕早期随距状沟回发育形成枕角内侧的分离形态。妊娠前3个月，脉络丛填充在整个侧脑室内，到妊娠中期脉络丛开始向后退，但仍与脑室的侧壁保持密切接触。

脑室包括两侧侧脑室、第三脑室和第四脑室。左、右侧脑室借左室间孔、右室间孔与第三脑室相连，后者通过中脑导水管与第四脑室相通，第四脑室向下与脊髓中央管相通，并通过第四脑室顶下角的正中孔和两侧角的外侧孔（左、右各一）与蛛网膜下腔相通。脑室系统内含脑脊液，由位于各脑室内的脉络丛产生，经侧脑室、第三脑室到第四脑室，最终经第四脑室的正中孔和左、右外侧孔进入蛛网膜下腔，经蛛网膜颗粒渗透到硬脑膜上矢状窦中，回流到血液循环。胎儿期脉络丛每天分泌的脑脊液量尚不清楚，据估计，新生儿每天分泌脑脊液约650ml（成年人近140ml/d）。

【疾病概述】

脑室扩张的发病率为1‰～2‰，其中仅20%为单纯性脑室扩张。脑室扩张的发病机制各不相同，部分仍不明确。脑室扩张系脑室脑脊液流出通路狭窄或闭塞引起的，分为单纯性脑室扩张及病理性脑室扩张。其中病理性脑室扩张占70%～85%，合并其他中枢神经系统和躯体异常，如脑发育障碍、脑萎缩、脑软化灶、胼胝体缺如等。不合并其他畸形时为单纯性脑室扩张。

孕15～20周，胎儿侧脑室宽度维持稳定，5.4～7.6mm。胎儿侧脑室增宽是指侧脑室房部径线≥10mm。轻中度侧脑室增宽的发生率约为1%。双侧侧脑室常不对称，侧脑室增宽可为单侧或双侧，其中单侧增宽者占50%～60%，双侧增宽者占40%～50%。尽管男性胎儿轻度侧脑室增宽的比例更高（65%～75%），但尚未证实侧脑室增宽的预后与胎儿性别相关。

【影像学表现】

1.超声表现　正确测量侧脑室宽度是非常重要的，测量方法上的轻微差异可导致假阳性或假阴性的结果。侧脑室宽度的测量标准切面是侧脑室水平的横切面，图像要求显示侧脑室前角、透明隔腔，且双侧大脑半球对称。取样点置于侧脑室内、外侧壁的内缘，在顶枕沟及脉络丛球部水平，垂直于侧脑室长轴进行测量。脑室系统内脑脊液呈无回声区，当脑室系统扩张时，可为一侧或双侧的侧脑室增宽（≥10mm），三角区的脉络丛似"悬挂"于脑室内（图4-8-1）。由于产前超声一般只测远侧侧脑室大小，近侧侧脑室由于超声多次反射而显示不清，因此，对于近侧侧脑室扩张，远侧侧脑室正常者，产前超声难以发现。当有严重脑积水时，脑组织可受压变薄，一侧重度积水时，脑中线可向对侧偏移。当病变位于中脑导水管、正中孔或以下的部位时，可合并第三脑室、第四脑室扩张。除侧脑室绝对宽度以外，侧脑室比率也是诊断脑室增宽程度的一个重要参数，侧脑室比率＝脑中线至侧脑室壁宽度/脑中线至颅骨内侧缘宽度，当侧脑室比率＞0.3时认为存在异常。

2. MRI表现　MRI测量侧脑室时，取胎儿脑冠状面，测量脉络丛（三角区）垂直侧脑室长轴中部内侧壁的间距。妊娠任何时期三角区横径≤10mm为正常。三角区横径＞10mm而无其他畸形时为单纯性侧脑室扩大。根据2018年美国母胎医学会指南建议，将侧脑室增宽程度分为轻度、中度、重度：10～12mm为轻度扩大；13～15mm为中度扩大；＞15mm为重度扩大。但需注意的是，指南中仍有不够严谨的地方。当胎儿侧脑室宽度为12～13mm时，应诊断为轻度还是中度增宽，

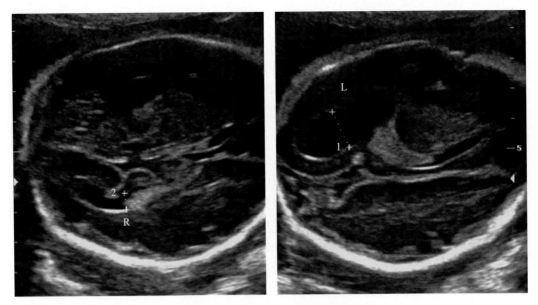

图4-8-1 侧脑室单纯性扩张超声图

左侧（L）侧脑室宽度约13mm，右侧（R）侧脑室宽度约6mm

指南中交代不够清楚。也有根据脑室扩大程度及邻近脑皮质的厚度进行分度，10~15mm为轻度；>15mm及邻近脑皮质厚度>3mm为中度；>15mm且邻近脑皮质厚度<2mm的为重度。MRI与超声对胎儿侧脑室的测量结果相近。当侧脑室径>15mm时应考虑有脑积水或明显脑室扩张（图4-8-2）。

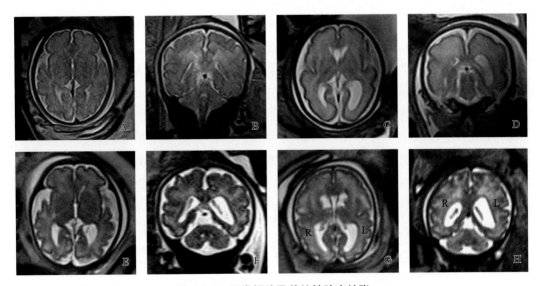

图4-8-2 正常颅脑及单纯性脑室扩张

A、B.正常脑侧脑室三角区脉络膜球平面横断面及冠状面；C、D.轻度脑室扩张病例，左侧侧脑室三角区宽度10.6mm；E、F.中度轻度脑室扩张病例，左侧侧脑室三角区宽度14.4mm；G、H.重度及轻度脑室扩张病例，左侧（L）侧脑室三角区宽度15.2mm，右侧（R）侧脑室三角区宽度11.6mm

　　超声通常作为侧脑室扩张的初步评估工具，当筛查为阳性时，应进一步行MRI检查排除可能存在的神经系统其他病变。因为MRI能够发现超声难以诊断的结构畸形。MRI通常在孕18周以后进行，其额外的应用价值取决于胎儿脑室扩张程度及超声检查者的经验。侧脑室增宽的胎儿中，MRI发现额外结构异常的概率为5%～50%。对于轻度或中度侧脑室增宽的胎儿，MRI检查提示具有临床意义的结构异常概率为1%～14%。需要注意的是，MRI测量的侧脑室宽度会稍大于超声测量值。

　　脑室的扩大也可表现为额角或颞角的膨出呈圆形。合并第三脑室扩张时，第三脑室可呈球状、丘脑受压下移、胼胝体受压上抬。单侧脑室扩大时，可清楚显示中线结构向对侧偏移。侧脑室重度扩张时，可见脑实质受压，甚至可见脑脊液透入室管膜的重吸收征，以T_2WI显示最为清楚。当发现胎儿脑室扩张时，应进一步判断脑室扩张程度及其对周围脑组织的影响，寻找原因及伴发畸形。

【预后】

　　脑室扩张的程度及是否有伴发畸形共同决定了脑室扩张的预后。通常合并其他畸形的脑室扩张比单纯性脑室扩张预后更差，因为往往是这些畸形导致胎儿或新生儿疾病或死亡而不是脑室扩大本身。而脑室本身的扩张对周围脑实质的压迫，可能对脑实质发育造成一定的影响，因此扩张程度越严重预示着更差的预后。胎儿期自然消失的单纯性脑室扩张预后较好，且侧脑室<13mm的胎儿宫内自然消退的可能性更大。超声通常作为初步评估工具，当筛查为阳性时，应进一步行MRI检查排除可能存在的神经系统其他病变。

　　近期的一项Meta分析显示，单纯轻度侧脑室增宽的患儿中，神经系统发育迟缓的发生率约为7.9%，与普通人群的发生率相近。研究显示，孤立性轻度侧脑室增宽新生儿存活率为93%～98%，神经系统发育正常的比例大于90%，与普通人群接近。产前诊断单纯中度侧脑室增宽的新生儿较轻度侧脑室增宽的新生儿预后差，新生儿存活率为75%～93%。若中度侧脑室增宽的胎儿同时合并其他结构异常，其预后更多取决于合并结构异常的种类，而不是侧脑室扩张的程度。侧脑室扩张程度持续恶化者，不良后果的发生率高达44%；然而在侧脑室扩张程度改善的病例中，大于90%的患者出生后正常。多数情况下，单纯侧脑室增宽的下次妊娠再发风险低。在有潜在因素的背景下，如染色体或基因异常，复发风险将取决于具体的遗传学诊断。

（李晓丹　刘希垚）

第九节 其他颅脑异常

一、脉络丛囊肿

【疾病概述】

胎儿期脉络丛囊肿（choroid plexus cyst，CPC）较为常见，发病率为1%～4%。胎儿脉络丛于孕6周开始发育，由血管增生形成原始脉络丛。孕10～12周，脉络丛几乎占据整个侧脑室，孕12周后，随孕周增长脉络丛迅速缩小。脉络丛局部血管部分扩张包裹脑脊液，可形成脉络丛囊肿，其囊肿壁一般由血管瘤样毛细血管网和基质构成，不是上皮细胞，因此是假性囊肿。囊肿内容物主要是脑脊液和一些细胞碎片。在妊娠中期，脉络丛内疏松的结缔组织被纤维组织取代，瘤样毛细血管网被波浪状折叠结构取代，囊肿逐渐变小甚至消失。90%以上的胎儿脉络丛囊肿在孕28周前消失，但有少数脉络丛囊肿可持续存在到成年。

【影像学表现】

1.超声表现 脑室内高回声脉络丛内出现边界清楚的圆形或类圆形的无回声区，囊壁薄，边缘光滑，其内无血流信号。囊肿大多为单侧，也可双侧出现，单发或多发，大小不等，绝大多数囊肿直径＜10mm，少数可达20～30mm，脉络丛囊肿可位于侧脑室、第三脑室或第四脑室任意部位，但以侧脑室常见。

2.MRI表现 胎儿脉络丛囊肿表现为侧脑室、第三脑室或第四脑室内出现的单发或多发的囊状异常信号影，以侧脑室常见，T_1WI呈低信号，T_2WI呈高信号，边界清楚，大多数较小，常＜10mm（图4-9-1），有时阻塞脑脊液循环通道可引起梗阻位以上脑室积水。

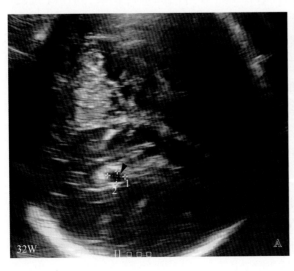
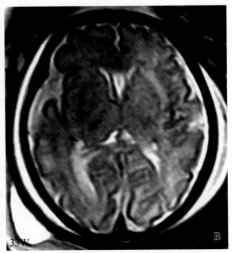

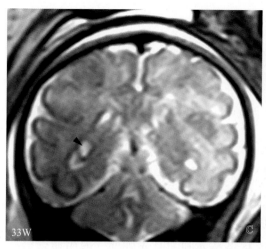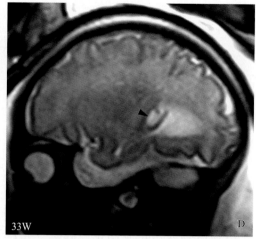

图4-9-1　胎儿产前超声和产前MRI

A.孕32周胎儿产前超声，右侧侧脑室三角区可见一液性暗区（黑箭头），边界清，提示脉络丛囊肿；B～D.产前MRI，右侧侧脑室三角区可见一囊状长T_2信号影（黑箭头），边界清晰，信号与脑脊液相似

【预后】

胎儿脉络丛囊肿是一种微小结构异常，多数可短期内消失，但也有囊肿消失较晚，甚至持续存在。单纯脉络丛囊肿常没有明确的病理意义，预后良好，其不会造成胎儿发育异常，一般认为它是生理变异，具有良好的妊娠结局。但脉络丛囊肿的发生与染色体异常（主要为18-三体和21-三体）的危险性增加有关。因此，在诊断时需注意有无其他畸形。

二、蛛网膜囊肿

【疾病概述】

蛛网膜囊肿（arachnoid cyst）属于颅内良性非肿瘤性占位病变，其较为少见，约占颅内占位性病变的1%，是脑脊液在脑外异常的局限性积聚，有蛛网膜囊样囊壁及脑脊液样的囊液。囊肿可压迫脑组织，较大时可推压脑室引起脑积水，囊肿破裂则可导致蛛网膜下腔积液或进展为硬膜下积液。先天性蛛网膜囊肿的发病原因尚不明确。目前推测其可能是由于胚胎发育时，有小块蛛网膜落入蛛网膜下腔内发展而成；或是在胚胎发育时，由于脉络丛的搏动，对脑脊液起到泵作用，阻滞周围疏松的髓周网分开，形成蛛网膜下腔，如早期脑脊液流向反常，则可在髓周网内形成囊肿。

【影像学表现】

1.超声表现　胎儿蛛网膜囊肿常位于中线附近，多见于小脑幕上、大脑半球间裂、第三脑室后方或幕下颅后窝内，多为单发，以颅后窝常见。其表现为胎儿脑内囊性无回声区，囊壁薄，边缘光滑，可呈圆形或不规则形。囊肿不与侧脑室相通，阻塞脑脊液循环通道可引起脑积水。囊内无血流信号。其可伴有其他畸形，如胼胝体发育不良等。

2. MRI表现　胎儿蛛网膜囊肿呈颅内孤立性的囊状异常信号，可呈圆形或不规则形，常位于中线，颅后窝常见，多为单发。T_1WI呈低信号，T_2WI呈高信号，边缘光滑锐利，不与脑室相通。囊肿较大时，具有占位效应，压迫邻近脑组织移位变形，甚至压迫脑室引起脑积水。其也可压迫邻近颅骨，导致颅骨变薄（图4-9-2）。

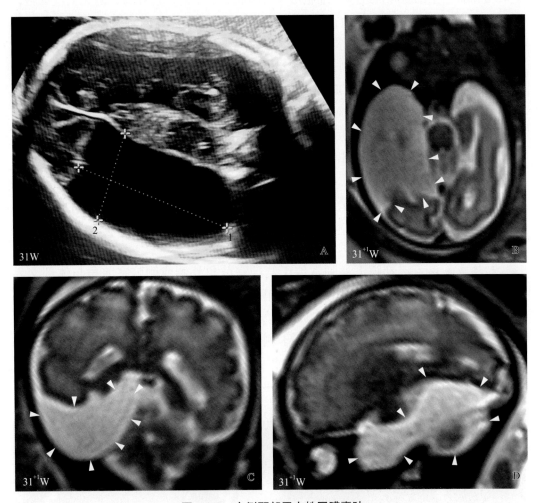

图4-9-2　右侧颞部巨大蛛网膜囊肿

A.产前超声，右侧颞部见一巨大囊状液性暗区，邻近脑组织受压（1，2）；B～D.产前MRI，右侧颞部见一巨大囊状长 T_2 信号影（白箭头），边界清晰，右侧颞叶受压向后上移位

【预后】

蛛网膜囊肿的预后与囊肿的大小、位置及是否合并其他畸形相关。单纯的小蛛网膜囊肿对胎儿发育无影响，终生可无症状。体积大者压迫脑组织及颅骨，可产生神经症状及引起颅骨形态改变，如引起颅内高压、脑积水、局灶性神经功能障碍及其他头围增大或颅骨不对称、癫痫、发育迟缓等。

三、室管膜下囊肿

【疾病概述】

室管膜下囊肿（subependymal cysts）是一种少见的脑部良性囊肿，是由胚胎期生发层基质萎缩残留的血管网引起的低氧-局部缺血、出血、嗜神经性感染所导致。其囊腔覆盖有生殖细胞和神经胶质细胞形成的包膜，囊壁薄，边界清，因无上皮细胞，属假性囊肿。目前多认为其由宫内感染或颅内出血导致。宫内感染常见的有巨细胞病毒感染和风疹病毒感染，主要是胚胎生发基质受到病毒的损伤性侵袭，导致生发基质的液化、分解，最终形成囊肿。胚胎24周左右，在脑室系统和脊髓中央管的室管膜下出现胚胎生发层基，孕28～32周以后，该基质逐渐萎缩，仅残留于尾状核丘脑交界处、侧脑室前角外侧，该区域对缺血、缺氧敏感，此时如果出现缺血、缺氧，易发生坏死、崩解、出血，吸收液化后形成室管膜下囊肿，故该囊肿好发于妊娠晚期。

据文献报道，室管膜下出血的病理生理过程如下：①残留的胚胎生发层基质由于受大脑中动脉垂直供血，易发生缺血、缺氧而形成囊肿；②此部位血管壁脆弱，易发生出血，而后形成囊肿；③此部位病毒亲和力强，易受感染而形成坏死液化灶，此时囊肿可逐渐缩小，甚至足月时基本消失。

【影像学表现】

1.超声表现 室管膜下囊肿常位于侧脑室前角外侧或侧脑室前角与体部交界处的外侧，可单侧，也可双侧出现，以单侧常见，囊肿壁薄，边界清，部分内可见分隔，无血流信号，直径一般<15mm。

2. MRI表现 室管膜下囊肿多位于侧脑室前角或前角与体部交界处，多为单侧出现，也可双侧出现，呈类圆形，边界清楚，壁薄，T_1WI呈低信号，T_2WI呈高信号，很少引起脑积水（图4-9-3，图4-9-4）。

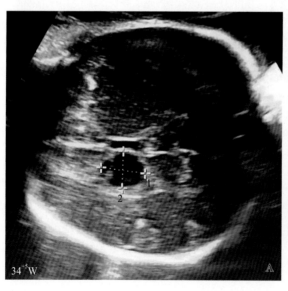
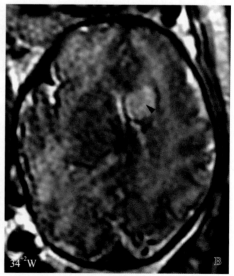

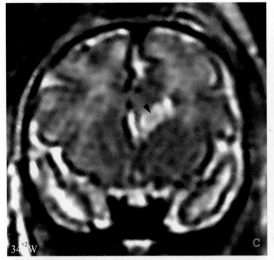

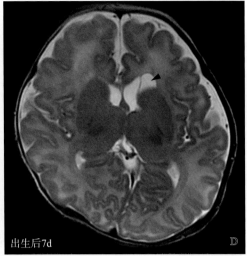

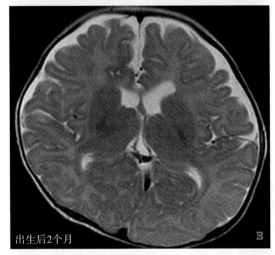

图 4-9-3　左侧侧脑室前角室管膜下囊肿，出生后随访病灶消失

A. 孕 34^{+5} 周（34^{+5}W）产前超声，左侧侧脑室前角可见一液性暗区（1，2），提示室管膜下囊肿；B、C. 孕 34^{+2} 周（34^{+2}W）产前 MRI 横断位及冠状位 T$_2$WI，左侧侧脑室前角可见一囊状长 T$_2$ 信号影（黑箭头）；D. 出生后 7d 复查，病灶较前缩小（黑箭头）；E. 出生后 2 个月，可见局部囊状异常信号消失

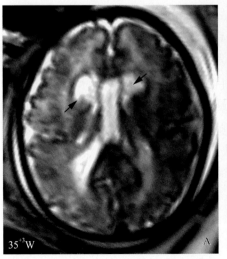

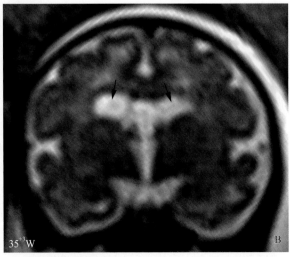

图 4-9-4　双侧室管膜下囊肿

图 A 及图 B 分别为 T$_2$WI 横断位及冠状位图像，双侧侧脑室前角各见一囊状异常信号影（黑箭），边界清晰

【预后】

室管膜下囊肿如果单独存在，多会自行消失，但消失的时间长短不一。预后良好，胎儿期间复查室管膜下囊肿大小未见改变者，对胎儿生长发育一般不造成明显影响。伴有脑内或其他形态学畸形的室管膜下囊肿，预后则与合并畸形的严重程度有关。

（林炳权　黄婵桃）

四、缺血缺氧性脑损伤

胎儿缺血缺氧性脑损伤（hypoxic-ischemic encephalopathy，HIE）是指由不同因素引起的胎儿缺氧、缺血，导致胎儿脑灌注不足及脑细胞代谢异常，从而造成神经细胞水肿、坏死，血管调节功能障碍，梗死、出血、静脉淤血，新生毛细血管增生等改变。

【疾病概述】

导致胎儿脑缺氧、缺血的原因主要分为母源性、胎源性及胎盘源性因素。母源性因素多为母体缺氧、子痫前期、低血压、腹盆部外伤等；胎源性因素多为脐带绕颈或绕身、感染、血小板减少、动脉栓塞等；胎盘源性因素多为胎盘前置、胎盘早剥或胎盘动脉栓塞等。此外，在子宫内多胎妊娠情况下，其中一胎的死亡可以增加其他活胎发生缺血缺氧性脑损伤的风险。

胎儿脑损伤程度与缺血缺氧持续时间、胎儿成熟度密切相关。脑代谢旺盛区常为胎儿缺血缺氧性脑损伤好发部位，随着妊娠的发展，胎儿发育脑代谢最旺盛的区域也有所改变。孕13～26周，缺血缺氧性脑损伤主要发生于脑室旁室管膜区，其深部的生发基质层具有大量不成熟的毛细血管网及极薄壁的静脉血管，为胎儿早期大脑中血流灌注最丰富的区域，极易出现脑损伤并出血，也可导致脑室周围白质发生出血性脑梗死，吸收后形成囊腔性病变，可与邻近侧脑室形成穿通畸形。在孕26周时，胎儿脑组织具有修复功能，脑梗死多表现为多房小囊状改变。在孕34～36周之前，随着生发基质层的逐渐退化，白质区中少突胶质细胞的增殖及亚板神经元的出现，来自皮质表面的脆弱的未成熟动脉向脑室周围白质供血，导致这一区域发生缺血缺氧性脑损伤的概率大大增加。孕34周之后，深部脑动脉开始发育并逐渐为大脑深部结构供血，皮质动脉区域开始向皮质表面退移，这一时期皮质下白质对缺血缺氧敏感度增加，较容易发生脑损伤。

【影像学表现】

目前，胎儿缺血缺氧性脑损伤的诊断方法主要依靠MRI检查，产前超声诊断价值较为局限。

MRI上，胎儿缺血缺氧性脑损伤常表现为生发基质层及脑室内出血、脑室周白质出血性脑梗死及脑室旁白质软化等征象。

（1）生发基质层及脑室内出血：生发基质层出血多发生于尾状核丘脑切迹，急性期多表现为脑室壁边缘圆形或卵圆形的T$_1$WI等信号、高信号及T$_2$WI低信号改变；亚急性早期，红细胞尚未溶解破坏，病变呈T$_1$WI高信号及T$_2$WI低信号；亚急性晚期，随着红细胞溶解破坏，病变于T$_1$WI及T$_2$WI上均呈高信号；生发基质层出血严重时可破入脑室内，脑室内积血并扩张，可继发脑积水（图4-9-5）。

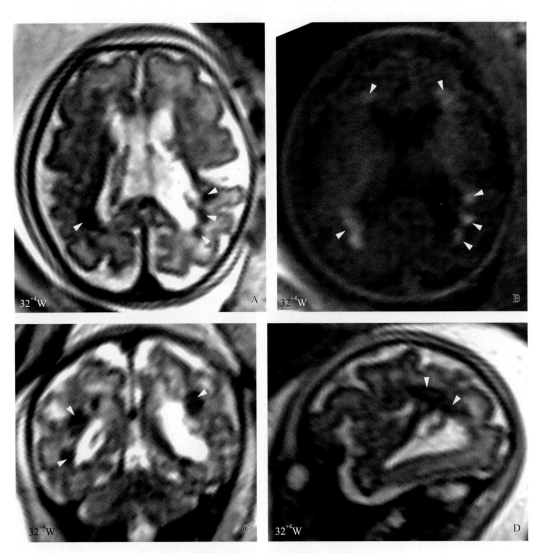

图4-9-5 双侧侧脑室旁生发基质层及周围白质区出血

孕32^{+4}周（32^{+4}W）产前MRI，图A、图C、图D为T$_2$WI横断、冠状及矢状位图像，显示双侧侧脑室旁生发基质区及周围白质区可见多发条带状及斑片状低信号影（白箭头）。图B为T$_1$WI横断位，显示双侧侧脑室相应区域可见多发条带状及斑片状高信号影（白箭头）

（2）脑室周白质出血性脑梗死：急性期，T$_2$WI可显示出血区域周围环绕的非出血性静脉梗死的高信号影；随着病程进展，出血逐渐吸收，梗死灶液化，形成脑室旁较大的T_1WI低信号，T_2WI高信号的单房性囊肿，并可与侧脑室形成穿通畸形（穿通性囊肿）（图4-9-6）。

（3）脑室旁白质软化：多发生于侧脑室后角及三角区旁白质区，急性期常表现为侧脑室旁斑片状或斑点状T_1WI高信号影，周围可见片状的T_2WI高信号水肿带，由于细胞毒性水肿，DWI表现为高信号，较常规序列能更早地发现脑组织损伤；随着病程进展，DWI信号降低，并逐渐形成多发小囊状的T_1WI低信号、T_2WI高信号软化灶，终末期囊萎缩可引起邻近脑室牵拉性扩张。病变严重进展时，可累及深部核团及脑干核团、大脑皮质及小脑半球等区域（图4-9-7，图4-9-8）。

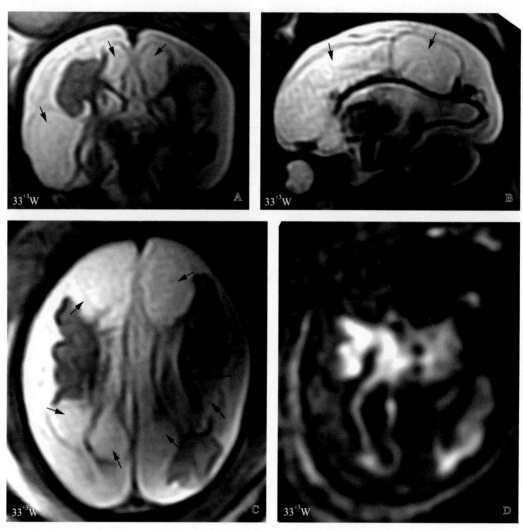

图4-9-6　双胎妊娠，一胎宫内死亡；活胎颅内双侧大脑半球多发梗死灶，双侧侧脑室旁多发穿通性囊肿形成

孕33^{+3}周（33^{+3}W）产前MRI。A～C.T_2WI冠状位、矢状位、横断位，双侧大脑半球脑内可见多发大小不等囊状高信号影（黑箭），与双侧侧脑室形成穿通畸形。D.DWI（b值=1000）横断面示双侧大脑半球可见多发片状高信号影，提示急性期脑梗死

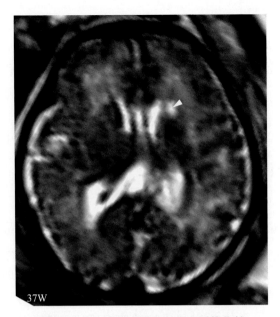

图4-9-7 左侧侧脑室前角旁白质软化灶

孕37周（37W）胎儿产前MRI，T_2WI横断位显示左侧侧脑室前角旁可见小片状高信号影（白箭头）

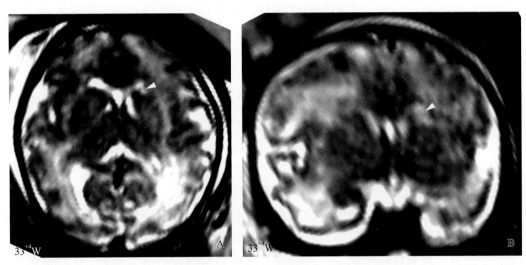

图4-9-8 孕33⁺⁴周（33⁺⁴W），左侧侧脑室前角旁白质软化灶

图A为T_2WI冠状面，图B为T_2WI横断面，均显示左侧侧脑室前角旁可见小片状高信号影（白箭头）

【预后】

妊娠期间，胎儿完全依赖于胎盘供给氧气与营养，缺血缺氧可导致胎儿发生脑损伤，是新生儿死亡和新生儿期后残疾的主要原因之一。根据2016年世界卫生组织调查显示，新生儿缺血缺氧性脑损伤发生率为5%～10%，其中23%的患者与缺血缺氧有关，主要发生于胎儿时期，具有预后差、死亡率高、病残率高等特点。不同孕周、不同的缺血缺氧程度及损伤时程导致的神经损伤部位不同，影响的相应功能也不同。胎儿期间发生缺血缺氧性脑损伤的新生儿，临床多表现为智力及神经功能障碍，严重者可出现意识障碍、惊厥、癫痫、肌张力增加、脑水肿、脑瘫甚至死亡等。缺血缺氧性脑损伤属于不可逆性脑细胞损害，一旦确诊，需尽早进行干预治疗，减少神经系统后遗症，改善缺血缺氧性脑损伤患儿预后，如采取控制颅内压、惊厥、纠正低氧血症、高碳酸血症等治疗措施，密切观察患儿症状体征变化。

（郑泽宇 黄婵桃）

五、结节性硬化

【疾病概述】

结节性硬化（tuberous sclerosis complex，TSC）又称Bourneville病，属神经皮肤综合征的一种，是致病基因导致神经外胚层、中胚层和内胚层畸形发育引起的，表现为多器官、多系统发育不良和新生物形成，主要病理特征为多器官错构瘤样损害（斑痣样错构瘤）。TSC是一种侵犯多器官系统的常染色体显性遗传疾病。它的发生与位于染色体9q34和6p13的*TSC1*和*TSC2*基因突变密切相关。基因检测是产前诊断TSC的金标准。羊水或绒毛组织中发现*TSC1*或*TSC2*基因突变时即可确诊。但基因检测有一定的假阴性率，需要综合产前影像检查以降低漏诊率。TSC典型的临床三联征表现为智力发育迟缓、癫痫、特征性皮肤病变如皮脂腺瘤。随着人们对本病认识的提高，产前诊断的进步，TSC发病率已由1/1000降低至1/10000。

胎儿期TSC主要累及大脑和心脏，表现为脑内室管膜下结节或皮质下结节及心脏横纹肌瘤。胎儿期心脏横纹肌瘤可能是产前TSC的早期表现形式。产前诊断TSC多依赖于超声检测出心脏横纹肌瘤。TSC以脑部神经组织受累最为常见，特征性病理变化为神经胶质增生性硬化结节，主要包括4种病理类型，即皮质结节、脑白质异常、室管膜下结节及室管膜下巨细胞星形细胞瘤。结节质地较硬，可有钙化，多位于脑室体部和三角区的侧脑室壁，并可突出于脑室外。室管膜下结节可演变为室管膜下巨细胞星形细胞瘤，后者多见于室间孔附近。脑白质异常的特征表现为脑部出现束样白质病变。神经影像尤其是MRI检查被认为是TSC诊断最重要的一个诊断依据，约95%的患儿具有特征性神经影像改变，中枢神经病变可在出生前被检出。

【影像学表现】

产前影像主要发现的主要相关异常包括2个方面，一是心脏横纹肌瘤，多由产前超声发现，表现为心肌壁或心腔内点状、结节状或团块状强回声，可多发，超声最早可在胎儿孕20周检出。Sonigo等研究发现87%的胎儿心脏横纹肌瘤是TSC。然而，只有约50%的胎儿TSC表现为心脏横纹肌瘤，由于脑内结节较心脏横纹肌瘤更常见，而超声对脑内结节的显示多为阴性，并且孕20周之前超声难以发现心脏横纹肌瘤，因此大部分胎儿TSC在孕20周之前的产前筛查不能发现病变。二是脑内病变，在颅内病变的诊断上，产前MRI较超声更具优势。MRI对胎儿中枢神经系统疾病的诊断具有无可替代的优势，是胎儿期TSC的主要产前诊断方法。MRI对胎儿尤其是中枢神经系统的显示具有优势，对脑内结节的显示敏感度高，产前超声联合MRI，有助于提高TSC产前诊断率，降低TSC的漏诊率。

1.超声表现　产前超声由于受孕妇腹部脂肪、胎头颅骨、脑沟回及仪器分辨率等因素影响，目前超声难以检出较小的胎儿颅内病变。有些病例显示脑室增宽征象，室管膜下结节呈高回声，它们很难与室管膜下出血或灰质异位区别，说明超声对TSC胎儿颅脑病变不易显示，很难进行诊断，需联合MRI检查后确诊。产前超声对胎儿心脏横纹肌瘤的显示具有优势，但对胎儿脑内的室管膜下结节及皮质下结节不具优势，所以孕妇产前超声检出胎儿心脏横纹肌瘤者，均建议行胎儿颅脑MRI检查除外TSC。

2. MRI表现　MRI能更好地显示TSC病灶在颅内的范围、大小、位置，并能显示脑白质区异常信号。Yion等认为TSC颅内最常见的特征性病变是室管膜下结节与皮质结节，以皮质结节最具特征性。而Barkovich认为TSC颅内最常见的是室管膜下错构瘤。室管膜下结节与皮质结节在MRI上均可显示。室管膜下结节最早可见于孕21周，表现为室管膜下多发性、局灶性结节影，T_2WI呈低信号（相较于脑脊液），T_1WI和DWI呈高信号（相较于邻近白质），为与伪影鉴别，诊断标准为至少两个层面上观察到结节并且有侧脑室轮廓的变形（图4-9-9）。由于胎儿期白质未髓鞘化，胎儿MRI上脑室旁小结节在脑室内脑脊液衬托下境界清晰，容易发现。胎儿期皮质结节呈脑回状，以皮质下分布为主，较难观察到，需仔细寻找病灶。皮质下结节表现为脑皮质下结节状或小的不规则形实性结节，脑内结节T_1WI表现为稍高信号，T_2WI表现为低信号，原因可能为病灶细胞含量多。由于T_1WI上等信号脑实质及低信号脑脊液的衬托，脑内高信号结节更易于发现。结节有钙化

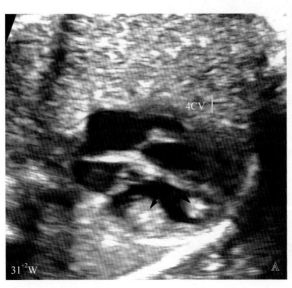

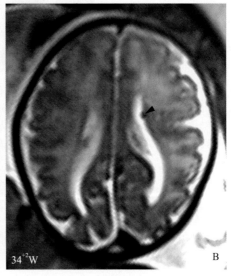

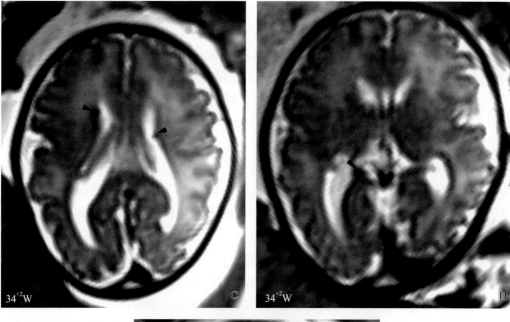

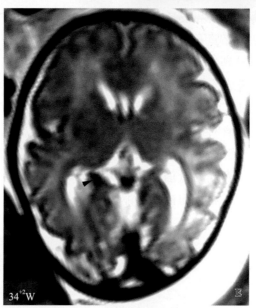

图4-9-9　结节性硬化

孕34^{+2}周（34^{+2}W），羊水染色体检查提示20p13杂合缺失，高精度临床外显*PLUS-TSC1*基因杂合变异。A.胎儿孕31^{+2}周（31^{+2}W）为产前超声，显示左心室内多发横纹肌瘤（黑箭）。图B～D.胎儿34^{+2}周（34^{+2}W）产前MRI T$_2$WI横断位见双侧脑室体部、右侧侧脑室后角室管膜下多发低信号小结节（黑箭头）

时，T$_2$WI可表现为极低信号结节。

【预后】

TSC病变涉及多个系统，以中枢神经系统损害最常见，还可伴有肾脏、心脏等多处器官和组织损害，预后不良，严重影响患者生活质量。80%的患者在婴幼儿期或儿童早期即出现症状而就诊。TSC是常染色体显性遗传疾病，具有遗传倾向。TSC易合并癫痫、智力低下等神经系统永久性异常；伴有心脏横纹肌瘤时可能并发心力衰竭、水肿。超声发现心脏横纹肌瘤越大、数量越多，结合MRI发现室管膜下结节及脑皮质结构异常诊断TSC的可能性越大。两者综合检查使临床产前诊断更及时。因目前尚缺乏有效的治愈手段，经过胎儿影像学检查，或结合基因学检测，进行胚胎或胎儿筛选，具有极重要的优生优育意义，应重视其产前诊断和筛查工作。

（谭月发　黄婵桃）

六、胎儿颅内感染

【疾病概述】

据国内外调查，先天性感染（宫内感染）占胎儿和新生儿疾病的近20%，其中胎儿感染导致的畸形占所有先天性畸形的2%~3%。在妊娠期间的获得性感染与孕产妇-胎儿的宫内感染发病率和死亡率呈显著相关性，基本是由孕妇将感染传递给胎儿导致不良的围生期和新生儿结果。目前已经证实，先天性感染是造成先天性缺陷和先天性残疾的重要原因。在妊娠期间受到感染的大多数胎儿在妊娠早期超声筛查是正常的，但在妊娠晚期发现与感染相关的临床表现，这种不可预测的结果给医师和父母带来了许多困惑。

宫内感染的胎儿的影像学表现是一个复杂的问题，它与感染时的胎龄、孕妇的免疫状态、致病微生物的种类及感染的严重程度有关，一般认为妊娠早期感染较为严重，可造成流产、先天性畸形、死产等。胎儿感染主要是经绒毛膜、羊膜逆行性感染或经胎盘垂直传播（血液传播）给胎儿，也可为围生期时的获得性感染，前两者为主要的感染途径。上行性感染是最常见的宫内感染，主要为体积较大的微生物，如细菌（大肠杆菌、链球菌）、支原体、衣原体、念珠菌等，继发引起胎儿缺氧、死产；血液传播多为小体积的病毒，如风疹病毒（rubella virus，RV）、巨细胞病毒（cytomegalovirus，CMV）、单纯疱疹病毒（herpesvirus，HSV）、梅毒螺旋体等，原虫如弓形虫及少部分细菌如单核细胞增多性李斯特菌，前两类微生物合称TORCH。据统计，90%的宫内感染来自CMV和梅毒螺旋体，我国以CMV、乙型肝炎病毒（HBV）及弓形虫感染最常见，近年来人类免疫缺陷病毒（HIV）感染增加。与脑损伤密切相关的最常见嗜神经病毒包括RV、CMV、HSV及肠道病毒、腺病毒、水痘带状疱疹病毒（VZV）和HIV等。国外文献表明，5%~10%的脑瘫可能与先天性巨细胞病毒感染有关。

炎性反应在宫内感染致脑损伤中发挥着核心作用。孕20周以前胎儿免疫系统未成熟，因此胎儿的炎性反应罕见，孕20周后可出现炎性反应即所谓的胎儿炎性反应综合征（fetal inflammatory response syndrome，FIRS），宫内慢性缺氧也可诱发FIRS。FIRS将导致血液异常、内分泌活跃、心功能失调、肺损伤、肾功能障碍、消化酶缺失或异常，还可累及皮肤及大脑。FIRS通过胎儿免疫细胞的活化、胎儿炎性细胞因子的调节等一系列复杂的机制参与和干扰胚胎发育。当微生物或其产物到达胎儿后，可刺激细胞因子或基质金属蛋白酶家族（MMP）产生，引起FIRS发生，从而导致脑损伤和早产的发生，进一步促进脑瘫发生。不同孕周发生的宫内感染对胎儿神经系统产生不同的影响。感染出现越早，对胎儿的影响越大。妊娠早期感染导致胚胎细胞分化异常，使染色体断裂、畸变，直接导致流产、死胎或死产。妊娠3～6个月感染影响神经元增殖、迁移和皮质发育，导致小头畸形及巨脑回或多小脑回，严重者甚至死亡。妊娠6～9个月发生颅内感染，多引起脑积水、脑内钙化、脑出血、脑白质异常、脑穿通畸形等脑损伤改变，轻者可无影像学异常。

【影像学表现】

产前MRI检查是疑诊宫内感染胎儿在超声检查后的重要补充，尤其是在产前超声中已发现脑室增宽、室管膜下囊肿、脑实质内强回声（钙化）、头围明显偏小等异常情况下。产前MRI检查的重点是超声较难观察的大脑皮质发育情况，首先排除如无脑回-巨脑回畸形、多小脑回畸形、脑裂畸形、灰质异位及小头畸形等较为严重的神经元移行障碍性疾病；其次排除脑出血、脑白质软化、白质弥漫性T_2信号增高及脑穿通畸形等脑损伤性病变。此外，还需注意有无小脑或蚓部发育不良等颅后窝异常。脑内钙化是提示预后不良的因素，但产前MRI在显示脑内钙化方面不如超声。有时其在T_1WI上显示为点线状异常高信号。少数情况下，胎儿颅内感染，如巨细胞病毒感染，可引起颞极部脑囊肿形成，呈边界清晰的类圆形长T_1长T_2信号影。CMV感染是宫内感染最常见的病因，损害皮质下及室旁带，导致室管膜下囊肿和钙化；随着大脑发育，受感染的神经细胞发生迁移，导致感染扩散，最终波及大脑皮质和海马。胚胎任何时期感染均可出现白质损伤，表现为水分增多，即T_2WI白质信号增高。弓形虫感染可导致中脑导水管梗阻而引发严重的脑积水；妊娠4～6个月感染，可出现脑穿通畸形或积水性无脑畸形，脑内及脑膜或眼的钙化，可伴有胎儿水肿和肝脾大。风疹病毒（rubella virus，RV）感染所致宫内发育迟缓常见，可见白质损伤和脑实质钙化（图4-9-10）；妊娠前2个月感染，常出现眼部、心脏畸形（常见动脉导管未闭和外周动脉狭窄）。

【预后】

胎儿颅内感染的预后取决于感染的时间、病原体、脑受累的程度等。脑病变较重者出生后可出现永久性神经发育缺陷，包括听力丧失、视力障碍、脑瘫和癫痫等。

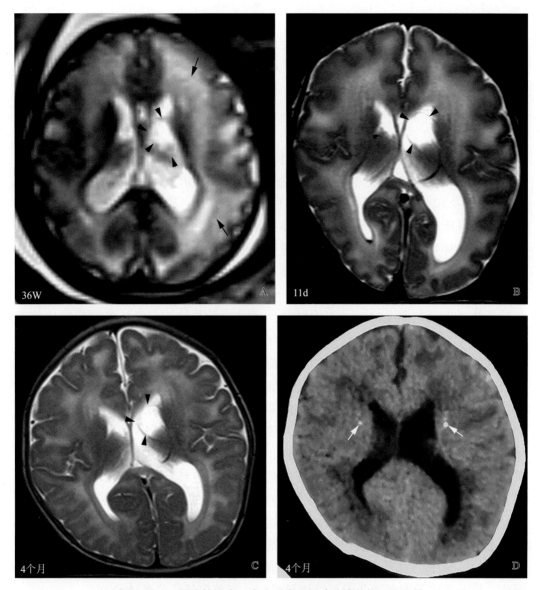

图 4-9-10 风疹性脑炎，出生后查血风疹病毒抗体 IgM 阳性

A.孕 36 周（36W）产前 MRI，双侧侧脑室增宽，左侧侧脑室室管膜下囊肿（黑箭头），双侧大脑半球脑白质信号弥漫性增高（黑箭）；B、C.出生后 11d 和 4 个月颅脑 MRI，左侧侧脑室室管膜下囊肿仍存在（黑箭头），脑白质信号仍广泛增高；D.出生后 4 个月 CT，双侧侧脑室旁脑白质内见点状钙化灶（白箭）

（黄婵桃　乔文俊）

第五章

胎儿染色体异常

胎儿染色体异常指胎儿细胞内遗传物质的载体——染色体的数目与结构异常，其中以21-三体的发生率最高。染色体异常导致死产或围生儿死亡，据报道，6%的死产及12%的围生儿死亡是由染色体异常所致。染色体异常胎儿可表现为多器官多系统畸形，但也有很多染色体异常在胎儿期并不表现出任何形态与结构异常。染色体数目与结构异常主要通过绒毛取样、羊膜腔穿刺、脐血管穿刺、胎儿活检等获取胎儿细胞培养进行染色体核型分析来诊断。超声及胎儿MRI虽不能直接观察到胎儿染色体的结构及数目，但近年来超声医学及胎儿MRI发展迅速，尤其是超声医学与胎儿MRI的有力结合，通过对胎儿结构异常、各结构的比例关系、外形轮廓的变化及某些特殊征象的细致及系统研究，积累了大量丰富的临床经验及检测数据，使得超声及MRI在产前筛查染色体异常方面发挥越来越重要的作用，并且正在为人类的优生优育积极贡献力量。

胎儿染色体异常与胎儿主要结构异常的关系：胎儿有明显结构异常时，如颈部囊性淋巴管瘤、先天性心脏畸形、脐膨出、脑积水等，超声或MRI较易发现，虽然这些异常不都是染色体异常的表现，但许多严重畸形与染色体异常有密切关系。多数研究及报道表明，在结构异常的胎儿中染色体异常的发生率较高，可达12.4%～35%。但是新生儿染色体异常发生率相对较低，而在妊娠早期与中期染色体异常胎儿发生率却明显高于新生儿，这主要是因为许多染色体异常胎儿不能生存到足月即流产或死亡，或因产前确诊畸形后终止妊娠。据估计约30%的21-三体胎儿、74%的18-三体胎儿及71%的13-三体胎儿在孕16周到足月期间流产或死亡。因此，产前影像学发现胎儿明显结构异常时，应首先排除染色体异常。

许多产前超声研究表明，染色体异常常表现为胎儿多发性结构异常。产前胎儿影像学检查检出的胎儿结构异常越多，其患染色体异常的可能性越大。胎儿不同类型结构异常可以出现在某种特定的染色体异常中，而某种特定染色体异常又可以表现不同类型的结构异常，也就是说每一具体类型的染色体异常有其特有的结构异常谱。因此产前影像学检查不仅要找出可能出现的结构异常，还可将这些具体类型的结构异常组合起来分析推断出可能类型的染色体异常。

（1）强烈提示胎儿染色体异常的结构异常：①颈部囊性淋巴管瘤；②颈部水肿；③十二指肠闭锁；④心脏畸形如房室共道畸形、右心室双出口等；⑤前脑无裂畸形；⑥Dandy-Walker畸形；⑦脑室扩张及脑积水；⑧某些泌尿系统畸形；⑨胎儿水肿；⑩小的脐膨出。

（2）提示可能发生染色体异常的结构异常：①单纯唇腭裂；②单纯足内翻畸形；③裂腹畸形；④空肠闭锁；⑤大肠梗阻；⑥单侧多发性囊性发育不良肾；⑦卵巢囊肿；⑧肠系膜囊肿；⑨半椎体畸形；⑩胎儿肿瘤；⑪肺囊腺瘤畸形；⑫脑穿通囊肿；⑬脑裂畸形；⑭Galen静脉瘤；⑮肢体体壁综合征；⑯心脏内占位，如横纹肌瘤；⑰致死性侏儒；⑱成骨发育不全；⑲羊膜带综合征。

第一节　13-三体综合征

【疾病概述】

13-三体综合征（13 trisomy syndrome），又称δ-三体或Patau综合征，发病率为1/20 000~1/5000，是由于多余一条13号染色体所导致的先天性畸形，为多一整条染色体或整条移位到另一条染色体上。目前还不清楚多余染色体的出现是如何在器官形成时破坏众多系统的。80%的13-三体是由原发性染色体不分离产生，80%的核型为47XX（XY）＋13，多与母亲高龄有关，约5%为嵌合体（图5-1-1）。15%~20%是由易位产生的，通常为t（13q14q）。家族性者罕见。3条13号染色体载有相同基因，额外的13号染色体扰乱了正常的胚胎发育，并导致多种缺陷。13-三体是比较常见的三体之一，在新生儿中发病率为1/5000。这一频率低于21-三体综合征（唐氏综合征），后者在新生儿中发病率为1/700。与18-三体综合征（爱德华综合征）的发病率类似，大多数学者认为在活产儿中的发病率为1/5000，女性胎儿出生时存活率较男性高。

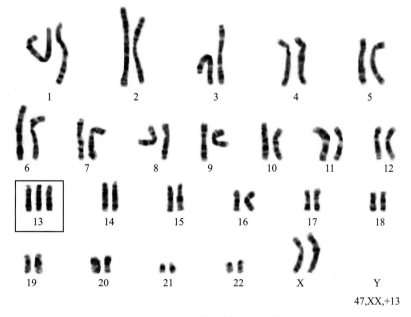

47,XX,+13

图5-1-1　13-三体女性胎儿的核型

【影像学表现】

13-三体可在妊娠早期通过超声检查发现异常。13-三体的胎儿与18-三体的胎儿相比，在宫内更加活跃。另外，13-三体重大先天性畸形的发病率比21-三体更高。13-三体最常见的异常是前脑无裂畸形（孕12周就可以发现），其他中枢神经系统畸形中，与13-三体有关的重要异常包括面中部畸形，表现为器官间距缩短、唇裂或腭裂，甚至独眼畸形；还有心脏畸形等，许多研究表明，13-三体患儿先天性心脏病的发病率大大增高，最常见的心脏畸形包括室间隔缺损、左心室发育不良或者右心室双流出道。其他常见的超声异常包括多指（趾）、肾脏强回声或多囊肾。妊娠早期13-三体胎儿超声异常表现为胎儿颈后透明层厚度（NT）增厚，早期出现胎儿生长受限、胎儿心动过速、前脑无裂畸形、巨膀胱和脐膨出。13-三体的非特异超声表现包括侧脑室轻度增宽、肠道内强回声和心脏内强回声光点（echogenic intracardiac foci，EIF），EIF和左心室发育不良是13-三体的标志。MRI是评估胎儿中枢神经系统畸形的最佳检查方法，有助于诊断中枢神经系统畸形。

13-三体综合征胎儿的超声、MRI表现可能与18-三体综合征、21-三体综合征或其他染色体异常重叠。

13-三体综合征可通过绒毛取样、羊膜穿刺术或胎儿游离DNA分析进行产前评估诊断。产前超声和MRI还可帮助检测13-三体综合征的畸形，如全前脑或其他中枢神经系统畸形、面部异常、骨骼异常、肾或心脏缺陷及典型的生长受限（图5-1-2）。妊娠17周后的产前超声对诊断13-三体综合征最敏感。

【预后】

13-三体综合征胎儿出生可表现为体重小、小头畸形、脑发育畸形（包括胼胝体缺失、前脑无裂畸形）；无眼、独眼或小眼球，虹膜缺损，视网膜发育不良，眼距宽，低位畸形耳，唇腭裂，小颌，多指（趾）及并指（趾）；多数先天性心脏病（主要为室间隔缺损、动脉导管未闭或房间缺失）；肾脏囊性畸形、隐睾、卵巢发育不良；严重智力障碍；肌张力异常。13-三体综合征胎儿的存活率低，在活产患儿中，中位生存期为7~10d，90%的生存期不到1年。尽管积极治疗，也有存活时间更长的患儿，但是仍面临严重残疾的挑战。婴儿时期存活下来的患儿可有严重的精神运动障碍、发育不良、智力发育迟缓和癫痫发作。

13-三体综合征的强化治疗是有争议的，因为尽管接受了治疗，患者的预后仍普遍较差。诊断为13-三体综合征的婴儿，分娩时可能需要产后氧合和通气；由于面部缺陷，可能需要插管或气管切开。患有心脏缺陷的患者可能需要心脏手术来修复常见的心脏异常。其他手术可能包括疝修补术、唇裂修复、喂养管放置或矫形外科手术。可能还会进行额外的治疗，包括专门的饮食喂养、预防癫痫、预防尿路感染，以及使用助听器。尽管采取了积极的治疗措施，但在最近的患者队列中，中位生存期仅延长到733d。

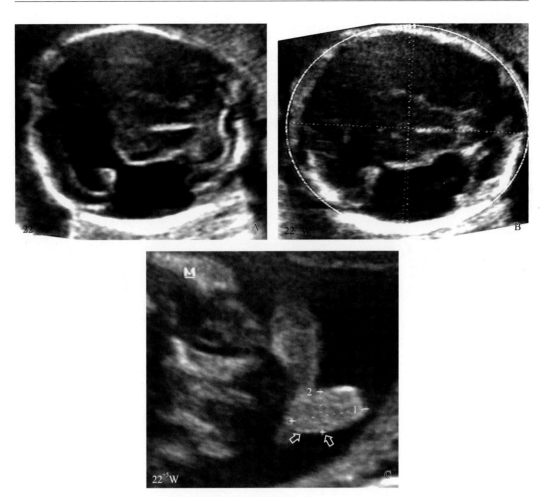

图5-1-2　13-三体，染色体核型：G带核型，47XN，＋13，妊娠22⁺⁵周（22⁺⁵W）

A、B.脑中线前部中断，前角融合为单一脑室；C.颜面部形态异常，眼眶显示不清，上方见一实性凸起，约1.4cm×0.8cm（粗箭）。引产排出女性死胎，正常鼻腔部位未见鼻腔结构，额部中央见圆柱状凸起，约1.0cm×2.0cm×0.5cm，双侧眼睑无法撑开，内扪及球状结构，右手及双足均见六指（趾）畸形

（黄莲花　黄婵桃）

第二节　18-三体综合征

【疾病概述】

18-三体综合征又称Edward综合征，是由于18号染色体额外多了一条导致的先天性畸形，它是活产儿第二常见的染色体异常，1960年由Edwards首先描述而得名。18-三体综合征患者按核型可分为3种类型，即完全型（约94%）、嵌合型（不足5%）和易位型（2%）。

完全型18-三体综合征（47，XY，＋18或47，XX，＋18），每个细胞都包含

3个完整的18号染色体副本，这是迄今为止最常见的18-三体类型（图5-2-1）。此综合征常表现为多发性严重畸形，主要包括严重心脏、肢体、面部及颅脑畸形。嵌合型18-三体综合征，既存在完整的18号染色体三体，也存在正常细胞系；表型是非常可变的，其严重程度取决于带有多余副本的细胞的数量、类型和位置。临床表现多样，最多见面部畸形、肢体长度不对称、脊柱侧凸或后侧凸、身材矮小、牙齿发育不佳等。易位型18-三体，只有一条额外18号染色体的一部分，该额外部分可能附着在卵子或精子中的另一条染色体上；结构畸形不明显，但会出现身材矮小、精神发育迟缓等问题。

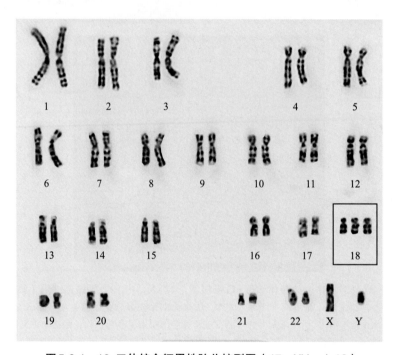

图5-2-1 18-三体综合征男性胎儿核型图（47，XY，＋18）

18-三体综合征患者在活产中的发病率为1/7000～1/3000，因为其较高的死胎风险，18-三体综合征的总体患病率（包括死产婴儿、终止妊娠和活产婴儿）将高于活产患病率，约为1/2500。甚至有研究报道，在妊娠早期筛查时，18-三体综合征的发生率约为1/400。

18-三体综合征主要的结构异常如下。

1.心脏异常　73%～90%的18-三体综合征患儿有心脏畸形。最常见的心脏畸形为室间隔缺损，其次为房室共道畸形和右心室双出口。

2.肢体异常　手指屈曲、重叠且姿势固定是18-三体综合征最具特征性、最明显的异常之一。最典型的表现是示指压于中指上，小指压于环指上，这一姿势长时间固定不变。桡骨发育不全及桡骨缺如，同时有严重手畸形。足内翻及摇椅状足也常见。拇指发育不良或缺如和并指畸形较少见。多指（趾）畸形在18-三体综合征中偶可出现。

3.颜面部异常　本病颜面部最常见畸形是小颌，可高达70%。耳低位、小耳畸形也是18-三体综合征的常见特征，据统计，96%的18-三体综合征患儿存在耳畸形，此外，也可出现小眼、眼距过宽、唇裂、腭裂等。

4.颅脑异常　18-三体综合征可有许多颅脑异常表现。头颅形态异常——草莓头颅，常是18-三体综合征的重要特征，发生率可高达45%。颅后窝池扩大、Dandy-walker畸形、小脑发育不全（小脑横径常低于正常值的2个标准差）也较常见。部分病例可有脑膜脑膨出和脑室扩大。50%的18-三体胎儿有脉络丛囊肿。

5.腹部异常　小的脐膨出及膈疝在18-三体胎儿中常见。15%有肾畸形，主要为肾囊性发育不良、肾积水和马蹄肾。

6.其他　50%的18-三体胎儿有宫内发育迟缓，妊娠中期可出现，妊娠晚期最明显。38%～50%的18-三体胎儿合并单脐动脉。21%有羊水过多。少数有颈部囊性淋巴管瘤和胎儿水肿、脐带囊肿及脐静脉瘤（图5-2-2，表5-2-1）。

表5-2-1　常见18-三体异常谱

颅脑异常	颜面部异常
头颅形态异常——草莓头	小下颌畸形
胼胝体发育不全	小耳畸形
脉络丛囊肿	耳低位
Dandy-Warker畸形	唇腭裂
后颅窝池增大、脑积水	眼畸形（小眼畸形、眼距过宽）
小脑发育不全、脑膜脑膨出、先天无脑畸形、前脑无裂畸形、大脑镰缺损、额叶缺损、神经元移行障碍、脊髓脊膜膨出等	
心脏异常	**肢体异常**
室间隔缺损（最常见）	严重的生长受限
房间隔缺损	典型的手指姿势（示指压于中指上，小指压于环指上，这一姿势长时间固定不变）
房室共道畸形	手指屈曲、重叠指
右心室双出口	足内翻、扁平足
	桡骨发育不全
腹部异常	**肾异常**
脐膨出	多囊性肾发育不良
膈疝	马蹄肾
胃肠道畸形	肾积水
食管膨出、食管闭锁伴气管食管瘘、幽门狭窄、梅克尔憩室等	
其他	
单脐动脉、脐带囊肿、脐静脉瘤、宫内发育迟缓、羊水过多	

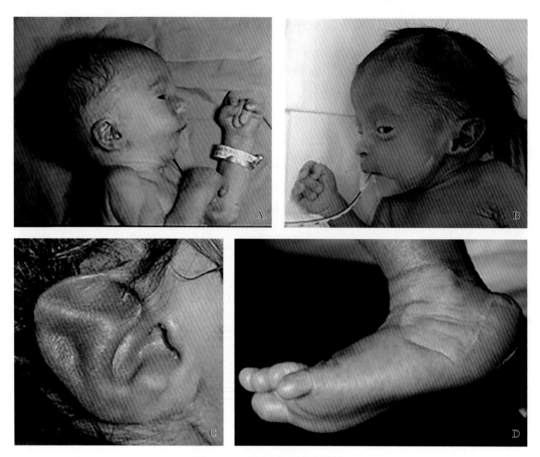

图5-2-2　18-三体综合征婴儿

A、B.小下颌、枕骨突出、小头畸形、颅骨狭长、紧握拳且示指压于中指上，小指压于环指上；C.小耳畸形；D.扁平足且跟骨突出

【影像学表现】

1.超声表现　18-三体胎儿可以有各种各样的超声异常，妊娠早期就可能出现胎儿宫内生长迟缓，四肢长骨缩短，而且下肢缩短的程度比上肢明显。孕24周之前常见的超声异常包括水囊瘤、NT增厚、脐静脉血流搏动和脑脊膜膨出。孕24周后，胎儿宫内生长迟缓、心脏畸形、小脑延髓池增宽是最常见的超声异常，25%的18-三体胎儿有脉络丛囊肿。

73%～90%的18-三体综合征患儿都有心血管畸形，最常见的包括大的室间隔缺损、房间隔缺损、动脉导管未闭和多瓣膜疾病，采用高分辨率的彩色多普勒血流显像检查，有可能提高心脏畸形检出率。草莓头颅常是18-三体综合征的重要特征，在18-三体胎儿中发生率可高达45%。18-三体综合征患儿还有肢体异常，包括典型的手指交叠、手腕或手指的姿势异常、摇椅足。38%～50%的18-三体胎儿可见单脐动脉。小的脐膨出在18-三体综合征胎儿中也较常见。

2.MRI表现　超声及MRI均能有效地发现18-三体胎儿的各种发育异常。相较于超声，MRI能更清晰、直观地显示18-三体胎儿的颅脑畸形类型。在超声筛查发现"草莓头"样畸形时，可进一步行MRI成像，对颅内发育畸形进行更全面、更准确的评估（图5-2-3～图5-2-5）。

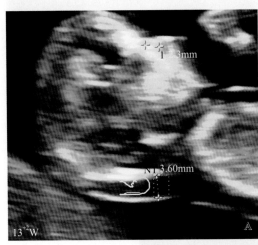
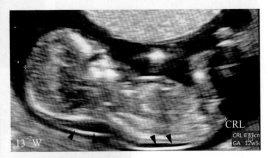
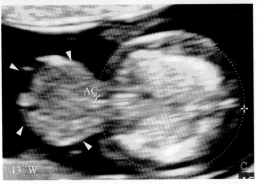

图5-2-3　18-三体综合征，孕13⁺²周（13⁺²W），胎儿发育小于孕周
A.胎儿NT增厚；B.全身皮下水肿（黑箭头）；C.可见脐膨出（白箭头）

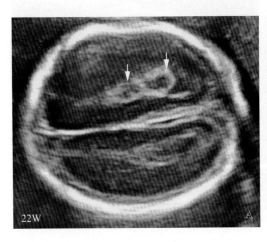
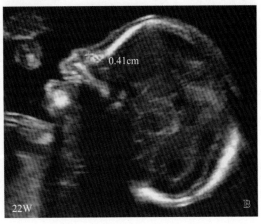

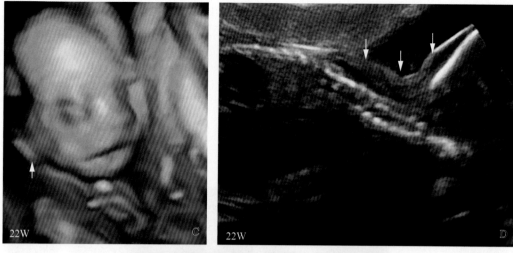

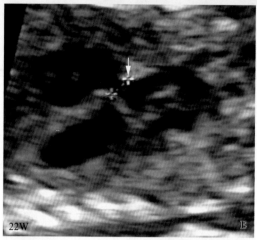

图5-2-4　18-三体综合征，孕22周（22W）

A.胎儿右侧脉络丛囊肿（白箭）；B、C.可见鼻骨发育不良、扁平额、短下巴、小耳朵、低耳位（白箭）；D.全身水肿（白箭）；E.可见室间隔缺损（白箭）

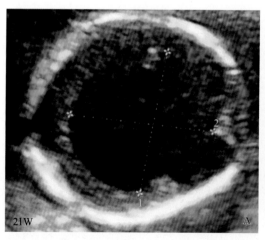

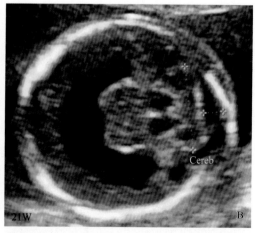

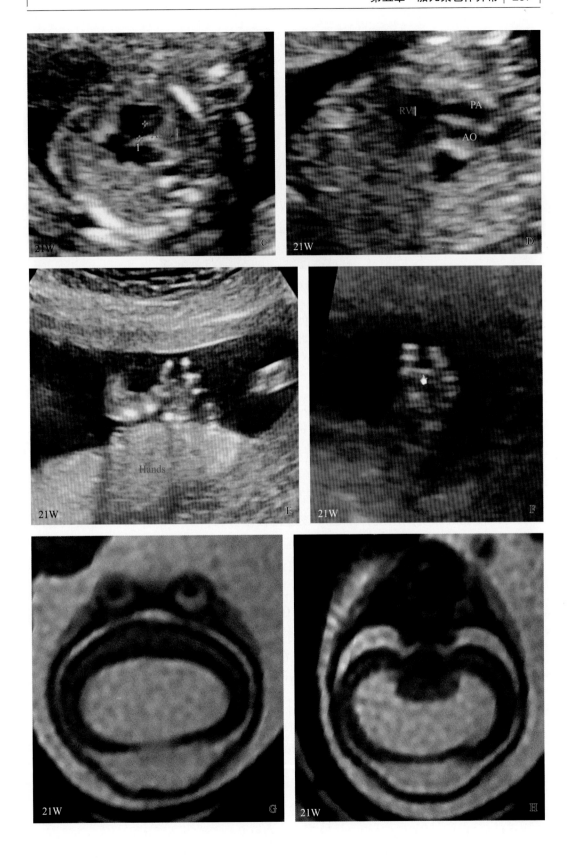

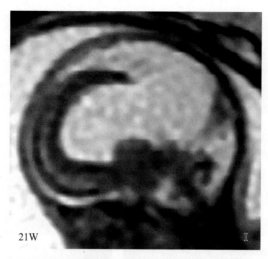

图5-2-5　18-三体综合征，孕21周（21W）

　　A～F为产前超声，图G～I分别为产前MRI横断、冠状及矢状位，图A、B及图G～I可见双侧大脑半球融合，脑中线消失，见单一巨大脑室，丘脑融合，枕叶缺如，局部代以巨大背侧囊肿，可见双侧丘脑融合，为无叶型前全脑畸形；图C、D可见室间隔缺损、右心室双出口，图E、F显示鹰爪手及草鞋脚

Cereb.小脑；ASD.室间隔缺损；RV.右心室；PA.肺动脉；AO.主动脉；Hands.手

　　妊娠期发现NT增厚、胎儿宫内生长迟缓或血清学筛查异常，就要考虑18-三体可能。唐氏筛查的血清学指标中，18-三体异常会出现妊娠相关蛋白A（PAPP-A）、甲胎蛋白（AFP）、游离雌三醇（UE_3）和β-人绒毛膜促性腺激素（β-HCG）降低。应用妊娠早期和妊娠中期的序贯筛查，可使18-三体的检出率达90%，而假阳性率仅为0.1%。无创产前基因检测技术可使18-三体检出的准确性达99%。即使在妊娠晚期发现异常也应该进行核型分析。有一部分18-三体胎儿容易发生过期妊娠或由于胎儿窘迫行急诊剖宫产，对18-三体的明确诊断，可以使产科医师和家长避免不必要的监护和急诊剖宫产。

【预后】

　　标准型18-三体综合征预后极差，常在宫内死亡（95%），但胎儿死亡并没有特定孕周，妊娠晚期18-三体男胎的死胎率明显增加。18-三体活产婴儿的平均寿命为3d至2周，55%～66%的18-三体新生儿在出生后1周内夭折，90%在1岁内死亡，5%～10%的患儿可以存活到1岁以上。90%的患儿会有先天性心脏病，18-三体患儿的常见死因是窒息、心肺猝死、先天性心脏病和肺炎。易位型与嵌合型18-三体，国内文献报道15岁易位型18-三体女性患者因青春期精神发育迟缓就诊。也有文献报道32岁嵌合型18-三体男性患者因结婚3年不育就诊。

（赵茜茜　黄婵桃）

第三节　21-三体综合征

【疾病概述】

21-三体综合征，又称先天愚型，由Down在1866年首先描述了该征的临床特征，故21-三体综合征又称唐氏综合征（Down syndrome），是最常见的一种染色体病，其发生概率为每1/690次妊娠，该病常伴有先天结构畸形和认知缺陷。形成的直接原因是人体第21号染色体的三体变异。其染色体核型有3种类型，即标准型、易位型和嵌合型。标准型约占92.5%，患者体细胞染色体有47条，有一条额外的21号染色体，核型为47，XX（或XY）+21，其发生机制为亲代（多为母亲）的生殖细胞在减数分裂时21号染色体不分离，该型临床症状典型而且显著。易位型占2.5%～5%，多为罗伯逊易位，即着丝粒融合，其额外的21号染色体（G组）长臂易位到另一近端着丝粒染色体上，最常见的是D/G易位，D组中以14号染色体为主（图5-3-1）；易位型的核型有多种，最常见的是Dq21q，占全部易位型的54.2%，其次是21qGq，占40.9%，其他易位型占5%；一般易位型的临床症状比标准型要轻些。嵌合型占2.5%～5%，指受精卵在有丝分裂期间21号染色体不分离

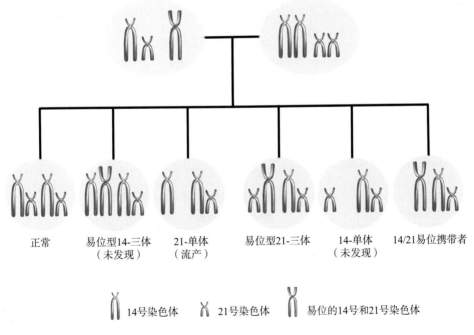

| 正常 | 易位型14-三体
（未发现） | 21-单体
（流产） | 易位型21-三体 | 14-单体
（未发现） | 14/21易位携带者 |

⋏ 14号染色体　⋏ 21号染色体　⋏ 易位的14号和21号染色体

图5-3-1　遗传性易位型21-三体发生原理和父母生育风险模式图

而导致的，因此只是部分而不是所有的细胞存在缺陷，患儿体内含有正常和21-三体细胞两种细胞系，形成嵌合体，核型为46，XX（或XY）/47，XX（或XY）＋21，其临床表现随正常细胞所占百分比而定，但一般较标准型为轻，患儿的智商较其他两型高，临床并发症的发生率也相对较少，如果三体细胞很少，则表现与正常人无异。由于21-三体出现明显的结构畸形者较13-三体及18-三体少得多，因此产前最难检出此征。据报道，仅25%～33%的21-三体胎儿产前超声可检出明显结构异常，血清学可发现60%的21-三体胎儿。NT值增高及先天性心脏发育异常是目前公认的胎儿染色体异常最常用、最敏感和最具特异性的超声指标，主要见于孕11～13周。妊娠早期母血清指标结合超声NT检测，对21-三体综合征的检出率可以达80%～90%。21-三体综合征主要的结构异常有十二指肠闭锁、房室共道、NT增厚或颈褶增厚；另多种超声软指标阳性，提示患21-三体综合征的风险增加，如NT增厚、胎儿颈项皱褶厚度（NF）增厚、鼻骨缺如等（表5-3-1）。超声软指标（soft marker）又称超声指标（ultrasound marker，sonographic marker），是指胎儿超声检查时发现的正常结构图像的变异，不同于结构畸形；因为与染色体异常有一定关联，被用于胎儿染色体非整倍体的筛查。

表5-3-1 21-三体综合征胎儿异常谱

头部异常	轻度脑室扩张
	额叶小
	短头
颜面部及颈部异常	胎儿颈后透明层厚度增厚
	胎儿颈项皱褶厚度增厚
	颈部囊性淋巴管瘤
	颈部水肿
	鼻前皮肤增厚
	额上颌角增大
	舌肥大
	狮子鼻（扁鼻），唇突出，面部轮廓平坦
四肢异常	第5指中节指骨发育不良
	屈曲指，第5指屈曲
	贯通掌
	草鞋足（踇趾与第2趾间距增大）
	肱骨短
	股骨短
	髂骨角增大

续表

心脏异常	房室共道畸形
	室间隔缺损
	心内强回声灶
腹部异常	十二指肠闭锁
	脐膨出
	肠管强回声
	轻度肾盂扩张
胸腔异常	胸腔积液
其他异常	宫内发育迟缓
	羊水过多
	胎儿水肿

临床诊断：该病的特殊面容、手的特点和智能低下虽然能为临床诊断提供重要线索，但是诊断的建立必须有赖于染色体核型分析，因此染色体核型分析和荧光原位杂交（FISH）技术是21-三体综合征的主要实验室检查技术，这两项检查还对21-三体综合征嵌合型的预后估计有积极意义。

产前筛查主要方法：①唐氏筛查是21-三体综合征产前筛选检查的简称。目的是通过化验孕妇的血液，检测母体血清中甲胎蛋白、绒毛膜促性腺激素和游离雌三醇的浓度，并结合孕妇的年龄、体重、孕周等方面判断胎儿患先天愚型、神经管缺陷的危险系数。唐氏筛查时间，妊娠早期：孕9～13周，妊娠中期：孕14～21^{+6}周，最好是在孕16～18周。②绒毛膜取样术属于侵入性检查，即需从发育中的胎盘取得一些细胞样本。接受第一孕期筛检后，若胎儿的NT超过3mm，可考虑直接做绒毛膜取样来检验染色体。③羊膜穿刺检查属于侵入性检查，但其风险比绒毛膜取样术低。透过抽取子宫内羊膜腔的羊水，进行检测，能得知胎儿的染色体是否有异常状况，进而得知有无可能患21-三体综合征。其准确率高达99%以上。④无创产前基因检测是通过采集孕妇外周血（5ml），提取游离DNA，采用新一代高通量测序技术，结合生物信息分析，得出胎儿患染色体非整倍性疾病（21-三体、18-三体、13-三体）的风险率。该方法最佳检测时间为妊娠早、中期，具有无创取样、无流产风险、灵敏度高、准确性高的特点。

【影像学表现】

21-三体可在妊娠早期通过超声检查发现异常。MRI主要是妊娠中晚期评估胎儿中枢神经系统畸形的最佳检查方法，有助于诊断中枢神经系统畸形。

1.心脏异常　21-三体新生儿先天性心脏畸形发生率可高达50%，最常见的畸形为室间隔缺损（图5-3-2）和房室共道畸形，而房室共道畸形是产前常被检出的心脏畸形，小的室间隔缺损通常在产前超声难以发现。其次为房间隔缺损，产前

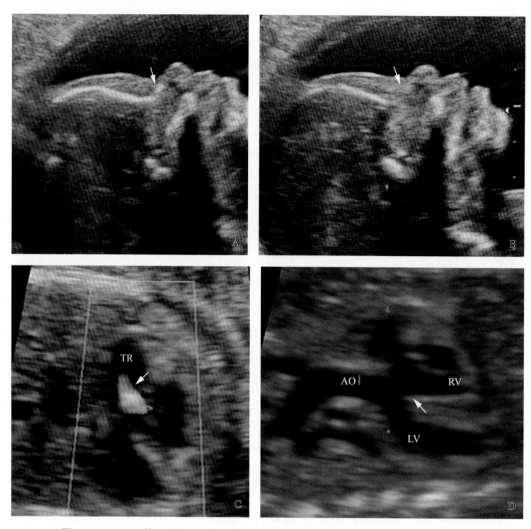

图5-3-2　21-三体；妊娠22周，羊水穿刺染色体检查证实为21-三体综合征胎儿

A、B.鼻骨短小（2.7mm）及部分缺如（白箭）；C.彩色多普勒血流显像（CDFI）示三尖瓣可探及少量反流的彩色血流信号（白箭），TR.三尖瓣；D.室间隔膜部回声失落，缺失约2.1mm（白箭），AO.主动脉，RV.右心室，LV.左心室

诊断也较困难。此外，心包积液增加21-三体危险性，有报道显示26%的21-三体胎儿可出现心包积液。

2.腹部异常　21-三体最常见腹部畸形是十二指肠闭锁（图5-3-3）。虽然仅5%的21-三体胎儿发生十二指肠闭锁，但产前超声检出十二指肠闭锁时，胎儿患21-三体的危险性可高达30%。十二指肠闭锁在孕24周以前由于十二指肠内液体较少、扩张不明显而难以检出，且此时期羊水过多还表现不明显，一般在孕24周以后才能被检出。脐膨出也可在21-三体胎儿中检出，其发生率约为2%。

3.颅脑异常　21-三体胎儿颅脑常见表现为轻度脑室扩张（图5-3-4）、小脑发育不良、额叶减小等。轻度脑室扩张在3%的21-三体胎儿中可见，这可能是大脑出现一定程度的萎缩所致，但大部分21-三体胎儿无脑室扩张表现。

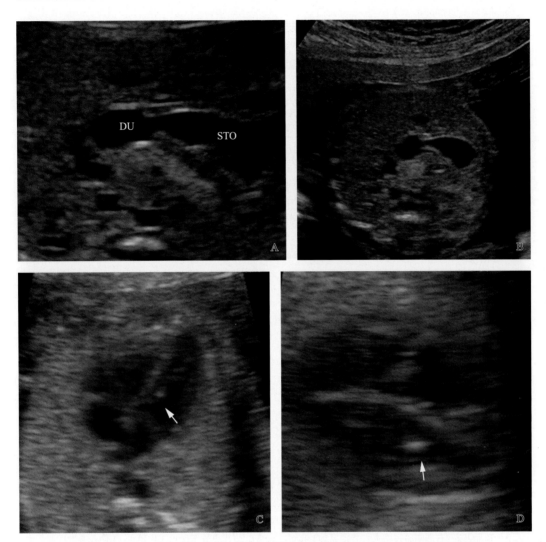

图5-3-3　21-三体，孕25⁺⁴周，羊水穿刺染色体检查证实为21-三体综合征胎儿

A、B.胎儿上腹部横切面可见典型"双泡征"，左侧胃泡（STO）明显扩大，右侧可探及囊状无回声区［梗阻扩张的十二指肠（DU）］，两者间见窦管相通；C、D.该胎儿左心室内见强光点（白箭）

4.颜面部特征　21-三体患儿临床上有特殊面容，如眼距宽、鼻扁平、舌常伸出口外、耳小、表情痴呆，但产前影像很难对这些异常特征一一做出评价。虽然文献已有许多这方面的报道，包括颜面部正中矢状切面上面部轮廓扁平（图5-3-5）、鼻骨发育不良或缺失（图5-3-2，图5-3-4）、鼻前皮肤增厚、额上颌角增大、舌肥大等，但这些超声表现由于与正常表现区别不大，很难作为21-三体综合征的特征性表现进行产前诊断，有待进一步研究。

5. 21-三体潜在的微小病变　由于21-三体综合征出现明显结构畸形的比例较低，如果产前影像诊断仅根据这些畸形来诊断，那么许多21-三体胎儿将被遗漏。因此通过分析和研究产前超声检出的21-三体潜在的微小病变，有助于提高该综合征的检出率。这些微小病变或超声提示如下：①NF增厚（图5-3-6）；②NT增厚

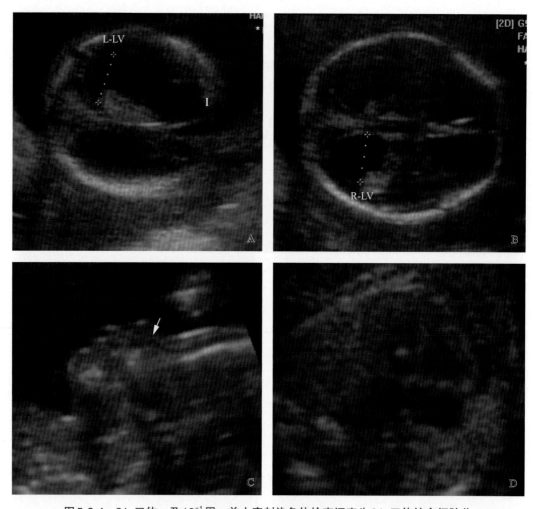

图5-3-4　21-三体，孕19⁺¹周，羊水穿刺染色体检查证实为21-三体综合征胎儿

A、B.胎儿左/右侧侧脑室增宽，分别宽约1.4cm/1.2cm；C.胎儿鼻骨未显示（白箭）；D.胎儿心脏四腔切面，左心室内见强光点　L-LV：左侧侧脑室；R-LV：右侧侧脑室

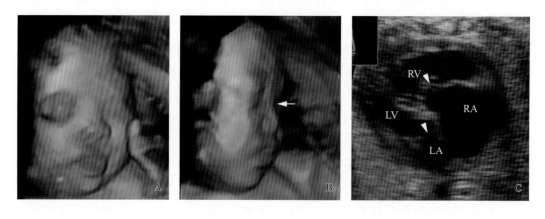

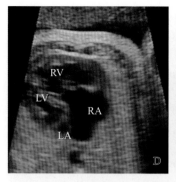
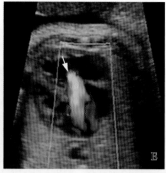
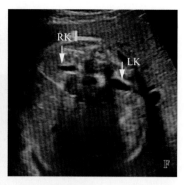

图5-3-5 孕32⁺³周，羊水穿刺染色体检查证实为21-三体综合征胎儿

A、B.胎儿面部轮廓扁平（白箭）；C～E.胎儿心脏发育畸形（三尖瓣下移畸形伴三尖瓣反流），胎儿心脏四腔切面显示"十"字交叉正常结构消失，三尖瓣叶位置偏低，下移至右心室（白箭头），二尖瓣附着点与三尖瓣附着点（白箭）距离7mm。左心房室、右心房室大小不对称，左心房、左心室偏小，右心房增大，右心室变小；E.彩色血流图显示心室收缩期粗大的血流束经三尖瓣反流至右心房（白箭）；F.该胎儿另存在双侧肾盂轻度分离（白箭）。LA.左心房；LV.左心室；RA.右心房；LA.右心室；RK.右肾；LK.左肾

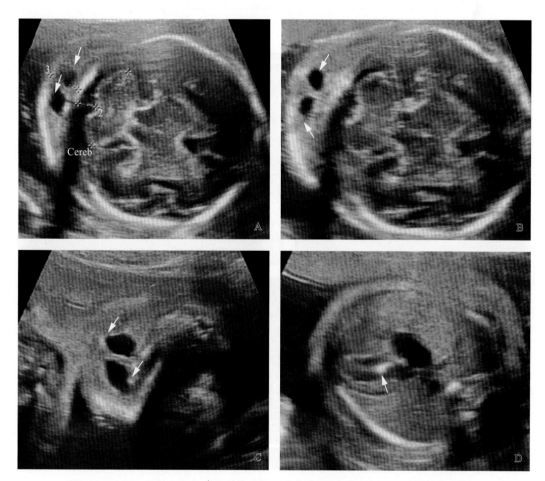

图5-3-6 21-三体，孕25⁺¹周，羊水穿刺染色体检查证实为21-三体综合征胎儿

A～C.胎儿颈后皮肤增厚，厚1.18cm（3），其内可见2个无回声区（白箭），大小分别为1.9cm×1.8cm、1.5cm×0.8cm，边界清（可能为有分隔的囊性淋巴管瘤），2为后颅窝池宽度；D.胎儿左心室内强光点（白箭）。Cereb：小脑

（图5-3-7）；③肠道强回声（图5-3-8，图5-3-9）；④股骨短；⑤肱骨短；⑥小指中节指骨发育不良与屈曲指；⑦踇趾与第2趾间距增大（草鞋足）；⑧轻度肾盂扩

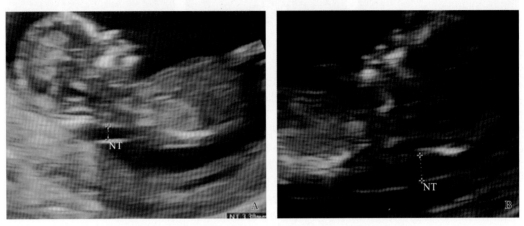

图5-3-7　21-三体，产前均诊断为21-三体综合征胎儿

A.孕12⁺⁶周，图示胎儿NT厚为3.3mm；B.孕13周，图示胎儿NT厚为5.0mm

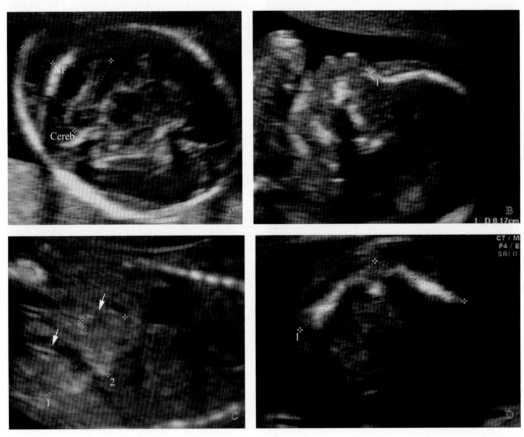

图5-3-8　21-三体，孕18周，羊水穿刺染色体检查证实为21-三体综合征，胎儿多发软指标异常

A.颈后皮肤增厚，NF为7.8mm；B.鼻骨发育不良（1），鼻骨长0.17cm；C.胎儿下腹部肠管回声增强（白箭），范围约2.3cm×1.3cm；D.髂骨角增大，约为114.21°。Cereb.小脑

张（图5-3-5）；⑨心内强回声灶（图5-3-3，图5-3-4）；⑩颜面部表现；⑪轻度侧脑室扩张；⑫髂骨角增大（图5-3-8）；⑬髂骨长度；⑭额叶小；⑮小脑小；⑯耳小；⑰通贯掌；⑱鼻骨发育不良或缺如。

如前所述，21-三体综合征出现严重结构畸形如十二指肠闭锁、房室共道畸形者不多，但许多软指标征象可在产前超声显示，这些软指标在21-三体胎儿发生比例较高，但也可在正常胎儿中出现。如果将21-三体综合征产前超声的各种特征（包括严重结构畸形和软指标征象）联合考虑，与单一超声特征相比，诊断21-三体综合征的敏感度将明显提高。从目前的研究资料看，产前超声检查未发现胎儿异常征象时，患21-三体综合征的危险性可减少40%，但有部分21-三体综合征可能

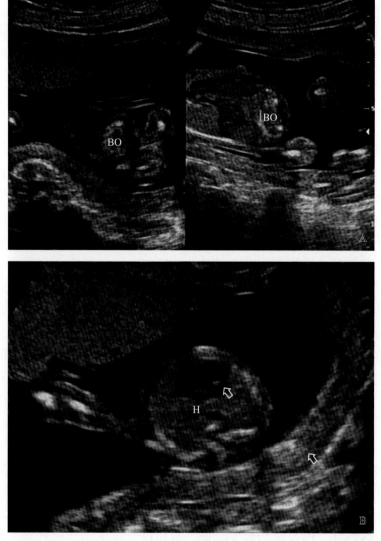

图5-3-9　21-三体，孕16⁺³周，羊水穿刺染色体检查证实为21-三体综合征胎儿

A.胎儿下腹部肠管回声增强，范围约18mm×11mm；B.胎儿左心室内可见局灶性强光点（粗箭）。BO.小肠；H.心脏

会被遗漏。

【预后】

21-三体综合征预后差，表现为智能低下、动作发育和性发育延迟、身材矮小，常伴有先天性心脏病等其他畸形，因免疫功能低下，易患各种感染，白血病的发生率增高10～30倍，如活至成人期，则常在30岁以后出现老年性痴呆症状。对35岁以上的孕妇、30岁以下但生育过21-三体综合征患儿的孕妇或其双亲之一是平衡易位携带者或者嵌合体者应进行产前检查。年龄在30岁以下，且生过21-三体综合征患儿及一级亲属中有21-三体综合征患者或有平衡易位携带者的妇女，应做染色体检查。如孕妇为平衡易位携带者应行产前检查，一旦确诊，即终止妊娠。21/21易位携带者则不应生育。育龄妇女妊娠前后应避免接受较大剂量射线照射，不随便服用化学药物，预防病毒感染。

（刘　香）

第四节　Turner综合征

【疾病概述】

Turner综合征（Turner syndrome），即特纳综合征，又称性腺发育障碍综合征，由Turner在1938年首先描述，指患者染色体核型有一条完整的X染色体，另一条X染色体完全或部分缺失，或X染色体存在其他结构异常，属于性染色体数目和结构异常导致卵巢发育不全，并出现女性第二性征发育不良或完全不发育和某些先天性畸形的一组病症，其发病率为1/2000～1/4000活产女婴，是常见的人类染色体异常疾病之一，它的发病率与孕妇年龄无关。其染色体核型有多种，以45，X为最典型，约占50%，另外30%～40%的患者为嵌合体，其余病例中，10%～20%有X染色体的结构重排，其中最常见的类型是X等臂染色体（X染色体的一臂重复，而另一臂缺失），任何X染色体异常都可以有各种不同的临床表现。临床表现的严重程度不能从核型上推测。胎儿Turner综合征分为致死性（核型为45，X）与非致死性（多为嵌合体等其他核型）两类，10%的Turner综合征胚胎在妊娠早期即流产，在孕12～40周宫内病死率达75%左右，仅有1%可以存活至足月。

女性患者出现以下表现，可考虑诊断Turner综合征。①难以解释的生长落后。②有性腺发育不良表现：缺乏第二性征、青春期发育或初潮延迟、原发性闭经和不育。③具有以下一项或多项临床特征：新生儿期手足水肿、项部皮肤增厚，特殊躯体特征，即颈蹼、后发际低、耳位低、小下颌、肘外翻、指甲发育不良、色素痣、高腭弓、第4掌骨短、脊柱侧凸，先天性心血管异常，如左心异常、主动脉瓣异常、主动脉扩张、主动脉缩窄、主动脉弓延长，肾发育异常，慢性中耳炎，传导性或感音性耳聋，学习障碍特别是视觉空间或非语言技巧障碍等。④染色体核型分析发现有一条X染色体，另一条X染色体完全或部分缺失，或存在其他结构异常，伴或不伴有细胞系嵌合。⑤促性腺激素水平升高，雌激素水平低。⑥盆腔B超提示子宫卵巢发育不良。20%～30%的Turner综合征在新生儿期因出现典型的淋巴水肿、颈蹼、主动脉缩窄而被诊断；35%的Turner综合征因身材矮小，伴或不伴特殊躯体特征而在儿童期被诊断；大多数患者因性发育迟缓、停滞，原发性或继发性闭经，不孕不育，而于青春期或成人期被诊断。

但以下几种情况，不考虑诊断为Turner综合征。①含45，X细胞的个体，但无临床特征，需进一步检查或追踪观察。②核型为45，X/46，XY的男性表型患者。③Xp末端缺失包含*SHOX*基因时，通常会有矮身材和其他Turner综合征相关的骨骼异常。但若无Xp22.3缺失者，发生卵巢功能不全的风险较低，通常不能被诊断为Turner综合征。④Xqter—q24缺失可出现原发性或继发性闭经，但没有身材矮小或其他Turner综合征特征，通常诊断为卵巢早衰。⑤性染色体结构异常的个体是否诊断Turner综合征，需结合临床评估。

【影像学表现】

超声是发现有Turner综合征风险病例的最有用的工具。胎儿Turner综合征的超声表现有：①颈部囊状淋巴管瘤，又称颈部淋巴水囊瘤，为致死性胎儿Turner综合征主要的、特征性表现，一般在孕16～18周能显示，其特点是囊肿位于颈后部，最宽处在颈椎水平，上至后枕部，下至两肩水平，两侧达颈外侧，大小不等，小者5～7cm，大者几乎占据羊膜腔的2/3。囊肿呈椭圆形，壁光滑，轮廓清楚，张力高，有球体感，分为无分隔水囊瘤（主要表现为单房囊状包块，多位于颈前部两侧，体积多较小，易漏诊）和有分隔水囊瘤［表现为多房囊性肿块，内有明显的分隔强回声带（图5-4-1A），有时仅可见中央单一分隔强回声带将囊分为左右两半，囊肿一般较大，最多见于颈背部，偶可位于颈前部，腋窝及纵隔内］。有分隔水囊瘤常合并染色体畸形、心血管畸形及胎儿水肿，最常见的染色体畸形为Turner综合征（45，X），占75%，5%为18-三体综合征，5%为13-三体综合征，15%的胎儿染色体核型无异常。在心血管畸形中最常见的是主动脉缩窄（见于40%以上的Turner综合征胎儿）；胎儿全身水肿表现为胎儿全身皮下组织广泛水肿，呈低回声带（图5-4-1B），在颈部明显增厚增大，似在胎儿全身穿上了一层厚厚的"太空衣"，此即为"太空衣水肿"征，还有胸腔积液、腹水、心包积液。伴发胎儿水肿时，其可在68%以上Turner综合征中出现；心脏畸形发生率约为15%，常见的有主动脉缩窄、主动脉瓣畸形、心脏缺损。②羊水过少或无羊水。③脉络膜丛囊肿。④肾脏畸形，如肾积水、肾发育不全或发育不良、马蹄肾。⑤脐膨出。⑥孕10～13^{+6}周时，Turner综合征（45，X）的胎儿颈后透明层厚度（nuchal translucency，NT）明显高于正常值（＜3mm）；脐带绕颈时NT测量值可出现假性增大。此外，不同染色体异常的胎儿其NT不同。随着NT增加，近

50%的染色体畸形胎儿可被检测出来。多数21-三体胎儿的NT＜4.5 mm，多数13或18-三体胎儿的NT为4.5～8.4mm。而Turner综合征（45，X）胎儿的NT＞8.5mm；⑦Turner综合征（45，X）的胎儿颈项皱褶厚度（nuchal fold，NF）增厚，孕16～18周时NF≥5 mm，孕18～24周时NF≥6 mm为异常。NF目前被认为是妊娠中期最灵敏、最特异的筛查染色体异常胎儿的超声软指标，但孕周、胎位及是否有脐带绕颈等因素都会影响NF的测量。增厚的NF应与颈背部水囊瘤相鉴别。对于孕龄不同的胎儿，可采用NF厚度指数（Nix），公式如下。Nix＝［NF（mm）/双顶径（mm）］×100。Nix测量值不受孕周影响，当Nix＞11时诊断胎儿染色体异常的敏感度为50%、特异度为96%。

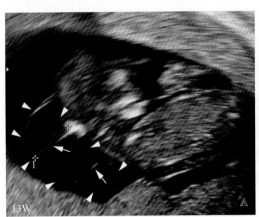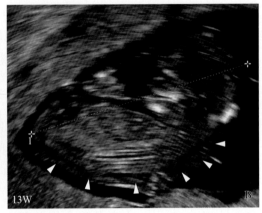

图5-4-1　Turner综合征

妊娠13周（13W），宫内胚胎停育。A.胎儿颈部可见分隔（白箭）无回声区（白箭头），范围约2.7cm×1.9cm，边界清；B.胎儿全身皮肤水肿呈"太空衣水肿"征，皮肤及皮下组织明显增厚（白箭头）

　　妊娠中期超声检查发现胎儿颈部囊状淋巴管瘤、全身水肿、胸腔积液、腹水、NT或NF增厚等异常表现可以提示胎儿Turner综合征（45，X）的可能，要建议患者行羊水穿刺术检查染色体核型以明确诊断。另外，笔者所在医院有一例胎儿超声及MRI检查均提示颅后窝池增宽，其他部位未发现异常，脑内MRI也无其他畸形。出生后检查染色体核型，诊断为Turner综合征嵌合体（图5-4-2），故在发现颅后窝池增宽，而无以上表现时，也应建议羊水穿刺术检查染色体核型，避免漏诊而引发不必要的医疗纠纷。

　　此外，在诊断胎儿颈部囊状淋巴管瘤的同时，需要注意与以下疾病进行鉴别诊断：①颈部囊性疾病，囊状淋巴管瘤为不对称性多房性囊性包块，而颈部囊性疾病包括鳃裂囊肿、甲状舌骨囊肿等，多为囊实性混合性包块，常伴有钙化。②血管瘤，以实性成分居多，有时表现为囊实混合性包块。③脑脊膜膨出，囊状淋巴管瘤与胎儿颅骨光环及脊柱有明显分界，而脑脊膜膨出无明显分界。④神经管缺陷，可通过两侧分隔的无回声区鉴别两者。

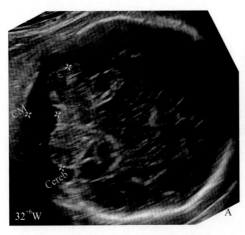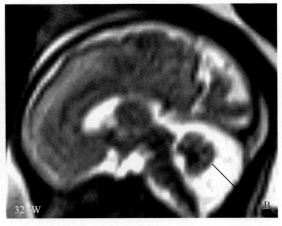

图 5-4-2　Turner 综合征嵌合体，染色体核型为 45，X（38）/47，XXX（14）

妊娠 32^{+6} 周（32^{+6}W），产前超声（A）及 MRI（B）均显示颅后窝池增宽，约 12.5mm，通过超声检查其他部位未发现异常，MRI 显示颅内其他结构未见异常

在产时，外周淋巴水肿需要与 Milroy 水肿（Milroy 病）以及其他与淋巴水肿相关的单基因遗传病鉴别，如复发性胆汁淤积或肠道淋巴管扩张伴随的淋巴水肿。

胎儿 MRI 具有良好的分辨率和可重复性，可以作为产前超声诊断的有力补充。对于在产前超声上显示困难的病例，应进一步行产前 MRI 检查。产前 MRI 能够清晰显示胎儿颈部囊状淋巴管瘤、肾脏畸形、胎儿水肿等病变，但对于心脏畸形的显示欠佳。

【预后】

妊娠期不论出现超声或 MRI 异常，还是血清学筛查异常，准父母都需要与遗传咨询师讨论是否进行侵入性产前诊断。产前染色体核型分析是诊断 Turner 综合征的金标准。一旦染色体分析确诊了 Turner 综合征，由于结局因核型分析不同而不同，则夫妻双方应该与遗传学家讨论远期后果。Turner 综合征主要临床表现为生长落后和性腺发育不良，并伴有一项或多项其他临床表现。其他表现如下：不局限于典型 Turner 综合征的特殊躯体特征，如颈蹼、盾状胸、肘外翻等，还可有其他器官的受累，如骨骼异常（脊柱侧凸、第 4 掌骨短等）、先天性心血管畸形（如左心异常、主动脉瓣异常等）、肾脏畸形、早期感应神经性听力丧失或传导性耳聋、特殊类型神经发育异常及自身免疫性甲状腺炎、乳糜泻等其他 Turner 综合征常见的自身免疫性疾病。该病目前的治疗方法有：①生长激素疗法，可显著改善 Turner 综合征患者的身高；尽早开始治疗，直至青春期早期。②雌激素疗法，绝大多数女孩从青春期 11～12 岁开始接受治疗；雌激素治疗可以帮助乳房发育并改善子宫大小；雌激素应终生服用，直至绝经期。此外，雌激素可有效改善骨密度，两者联用有助于身高增长。

（端木一博　刘希垄）

第五节　三　倍　体

三倍体（triploid）的定义是在配子中存在三套完整的正常单倍体基因组。通常在以下3种情况下可以形成三倍体：①在精母细胞的第一次或第二次减数分裂时染色体不分离，导致多了一套额外的父源性染色体；②在卵母细胞的第一次或第二次减数分裂时染色体不分离，导致多了一套额外的母源性染色体；③一个正常的单倍体卵子双重受精。大多数父源性起源的病例都是双精子受精所致。在三倍体胚胎中可见的核型分布是69，XXX（37%）、69，XXY（60%）或69，XYY（3%）。其高危因素与双亲的生育年龄及某些物理（辐射）、生物（病毒感染）或化学等因素相关。

【疾病概述】

人类三倍体是相对较常见的情况，发生于1%～2%的临床可识别的妊娠。由于染色体异常所致的自然流产病例中，三倍体占约20%。除了Turner综合征（45，X）以外，三倍体和16-三体是最常见的在妊娠早期妊娠产物中诊断出的染色体异常。尽管三倍体胚胎非常常见，但其在活产中的发病率仅为1/10 000。

根据三倍体畸形发生机制分为双雄受精、双雌受精和正常受精后有丝分裂染色体分离失调3种原因。三倍体多发生在自然流产胚胎中。三倍体胎儿多有多发性先天性畸形，几乎覆盖每个器官系统。其主要特征是在妊娠早期即出现明显胎儿宫内生长迟缓，其典型表现为胎儿头部测量在正常范围，但胎儿躯体异常细小，出现明显的头/体不对称。成活到妊娠晚期的少许胎儿常有严重畸形，严重宫内不对称性生长缓慢，胎死宫内，或出生不久即死亡。目前发现胎儿染色体畸变的主要策略是非整倍体筛选试验和胎儿超声检查。筛查试验阳性或超声检查异常者，可通过绒毛活检（CVS）或羊膜穿刺术等技术诊断胎儿三倍体。

【影像学表现】

当前三倍体的影像学检查手段主要为产前超声。但是在超声检查中，没有单一的特征性异常能够确诊三倍体。对于有任何胎盘囊性改变和胎儿异常的情况都应该怀疑有三倍体的可能。三倍体胎儿主要畸形如下：妊娠早期即出现明显宫内生长缓慢；面部畸形包括眼距过宽/小、下颌畸形、小眼畸形等；颅脑畸形包括脑室扩张、Dandy-Walker畸形、胼胝体发育不全、前脑无裂畸形、脑膜膨出等；NT增厚或颈部囊状淋巴管瘤；其他畸形有心脏畸形、肾畸形、足内翻畸形、单脐动脉、羊水过少等，对诊断有帮助的特征性超声表现是第4和第5指之间的并指畸形，超过50%的胎儿有此特征（图5-5-1，图5-5-2）。

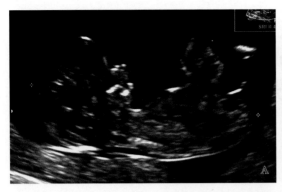 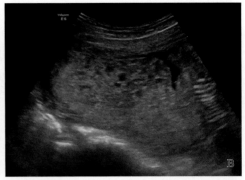

图5-5-1　三倍体胎儿产前超声检查
A.孕12周时头部较大，躯干较小；B.孕13周膜状胎盘

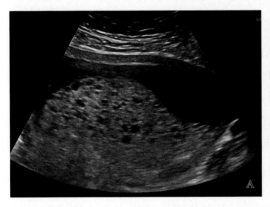 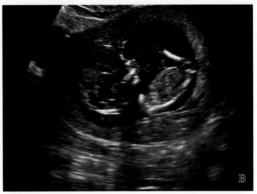

图5-5-2　不同亲本来源的三倍体胎盘
A.妊娠前3个月的囊性胎盘（父源性三倍体）。B.妊娠前3个月的对非对称型胎儿生长受限（母源性三倍体）

【预后】

大多数三倍体胚胎都会以早产告终。很少有三倍体胎儿能活到妊娠中期甚至足月。大多数三倍体病例可以在妊娠的前3个月进行产前诊断。延误诊断可能对妇女的心理和身体健康造成损害，因为三倍体与继续妊娠的孕产妇并发症有关，如不同程度的先兆子痫、阴道出血、甲状腺功能亢进症、妊娠滋养细胞疾病和因胎儿窘迫而进行紧急手术分娩。

国外学者研究认为，根据三倍体额外单倍体的亲本来源，分为父源性三倍体和母源性三倍体，父源性三倍体为发育相对较好的胎儿，有小头畸形或头围正常，并有较大的囊性胎盘。母源性三倍体表现为相对巨头畸形（不对称胎儿生长受限）和非囊性胎盘。父源性三倍体妊娠可能产生更严重的孕产妇并发症；因此，确认三倍体的亲本来源在产前咨询中发挥着至关重要的作用，特别是在终止妊娠机会有限的国家。当继续妊娠时，特别是在三倍体表型不确定的病例中，可能需要对三倍体的亲本来源进行进一步的分子分析，并应认真考虑终止父源性三倍体的妊娠。

（陈传丽　刘希垚）

第六章

磁共振成像在胎儿中枢神经
系统方面的新进展

第一节　磁共振成像新技术在胎儿中枢神经系统方面的应用

随着磁共振成像技术的不断发展，胎儿磁共振成像逐渐成了胎脑发育及相关疾病评估的重要手段。胎脑发育是一个动态、复杂的过程，其结构、神经细胞的移行折叠均可在胎儿磁共振上清晰表现出来。虽然，磁共振成像新技术能够辅助完成胎脑发育的评估及异常的早期诊断，但是在技术上仍存在诸多客观因素的影响。因此，本节就对一些磁共振新技术在胎儿中枢神经系统方面的应用进行简要阐述。

一、磁共振波谱

磁共振波谱（MRS）可以通过检测组织中不同代谢物的存在和浓度来测定脑组织的生物化学改变。由于胎儿位于宫内羊水中，母体的呼吸运动和胎动都会影响MRS的采集。并且MRS的长时间采集（3～5min）会增加胎儿运动的可能性，从而无法准确测量胎儿脑中代谢物的浓度。在MRS采集过程中，任何胎儿运动都会导致体素的空间位置发生变化，有可能会使体素的空间位置置于胎脑外部。这会影响每种代谢物的不同共振频率，从而导致波谱中代表峰之间的差异消失。

胎脑的MRS通常使用单体素MRS采集，包括采用长TE的PRESS序列或短TE的STEAM序列来实现代谢物的测量。

已经有研究证实，正常胎儿在子宫内测量的代谢物浓度与早产儿测量的代谢物浓度是相同的。随着大脑的成熟，N-乙酰天冬氨酸和肌酸水平增加，但肌醇和胆碱水平降低。涉及先天性心脏病胎儿的研究发现，N-乙酰天冬氨酸的增加要比健康胎儿慢，并且经常伴有脑乳酸盐（缺氧的标志物）显示。然而，这些研究所采集的胎儿数量非常有限，需要进一步的工作来确定每个胎龄中每种代谢物的浓度，并确定代谢物水平变化的临床相关性（图6-1-1）。

二、弥散张量成像

弥散张量成像（diffusion tensor imaging，DTI）和纤维示踪成像是一种磁共振

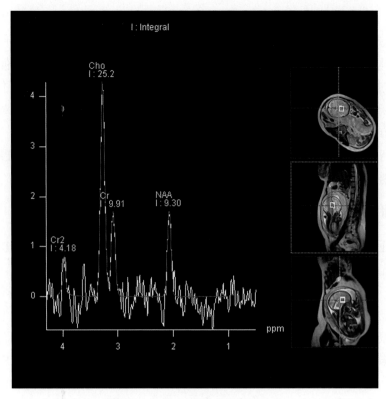

图6-1-1　孕31周胎儿脑 ^{1}H-MRS

波谱扫描野（VOI）位于双侧基底节区，VOI为20mm×20mm×20mm，TE为144ms。Cho.胆碱；Cr.肌酸；NAA.*N*-乙酰天冬氨酸

成像的新方法，能够研究大脑中的神经网络和连接。DTI是DWI的一种延伸，它通过在多个方向上施加扩散敏感梯度场，就可以对每个体素水分子扩散的各向异性做出较为准确的检测。最初认为这种固有的各向异性是由髓磷脂引起的，但现在认为是由轴突周围的膜完整性所致。沿不同轴突或纤维的扩散幅度和方向可以用不同的颜色来表示。通过利用扩散信息，经过复杂的后处理，还可以创建投影到大脑图像上的三维纤维束。DTI的理论价值在于能够证明由于神经连接失败或连接障碍所引起的疾病，如精神分裂症。但胎儿中的DTI应用仍然具有挑战性。Mitter等的一项研究显示，在DTI检查中仅20%的胎儿能够成功绘制纤维束图。在Jakab等进行的可重复性研究中，使用DTI数据进行纤维追踪的30例病例中，胼胝体膝部的纤维追踪（76%）要比脑干的纤维追踪（40%）的成功率高。通过新兴的运动校正方法（如Marami等和Fogtmann等提出的方法），该成功率可能会进一步提高。虽然目前DTI研究面临着诸多的挑战，但是它仍然是可预见的未来的研究工具之一。

三、胎儿成像的运动校正

使用SSFSE序列获取的每个单个成像层面之间由于胎儿运动可能发生的空间

错配，这一问题促进了运动校正方法的发展，该方法可回顾性地应用于MRI数据。使用专门为此目的开发的图像配准软件，可以将一次采集的每个图像层面上的解剖结构边界对齐，以创建完整的无运动数据集。此方法的改进使用了两步过程，该过程除了匹配来自单个方向的层面外，还组合了来自多个不同方向的图像。还可以通过匹配胎儿大脑内不同解剖区域的信号强度，帮助对齐每个层面。这一方法应用于容积重建方法中，能够建立高分辨率三维数据集。成功校正SSFSE序列中胎儿运动的能力导致其在其他IUMRI序列（如DWI、DTI和fMRI）中的应用越来越广泛，从而为研究发育中胎儿的大脑提供了新的视野。

四、胎儿脑容积的测量

已经证明可以使用两种不同的方法对胎儿大脑的生长进行定量分析。一种方法是使用先前描述的运动校正技术创建的胎儿大脑的预定义三维图集。三维图集作为模板，指导使用先进的软件对解剖区域进行自动分割，并计算每个区域的体积。尽管已证明该技术是有效的，但它的作用有限。自动分割方法基于从健康胎儿的影像数据创建的模板，但在胎儿发育未遵循正常的生长轨迹或发育异常的情况下，尚未可靠地应用。用于定量分析的另外一种方法是通过3DFIESTA体积采集来获取胎儿大脑的MRI数据，可以将所得的三维数据通过开源软件识别并手动分割胎儿脑和颅内腔的解剖区域，创建每个解剖区域的标签图，从而使用该信息来创建胎儿大脑的三维表面模型。该软件还能够通过将体素的数量乘以每个感兴趣区域中的体素大小来确定分割出的每个大脑的大小。该方法的主要优点是它不依赖于预定义的模板，因此可用于量化正常发育的胎儿和受结构异常影响的胎儿的大脑大小。目前，已有学者使用这种方法建立一个来自200名胎儿的规范体积数据的数据库，这一信息对于证明出现异常时大脑大小如何变化是至关重要的。

总之，随着快速扫描序列的调整、后处理校正及图像质量的进一步提高，未来MRI新技术在胎儿中枢神经系统方面将会是国内外研究的热点。它将有助于进一步探索、完善胎儿中枢神经系统发育规律和病变机制，实现从研究向临床诊断、产前干预指导的跨越。

（刘希垄）

第二节 神经影像遗传学

影像遗传学（imaging genetics）是影像医学与遗传学相结合而形成的一门新兴交叉学科，该技术主要用于揭示神经精神疾病风险基因的致病机制，理解人脑结构、功能和连接的个体差异等研究领域，又称为神经影像遗传学。

一、神经影像遗传学的概念

狭义的影像遗传学概念是研究遗传变异与影像指标的关联。目前，研究最多的影像指标是反映人脑结构、功能和连接特性的神经影像指标，即神经影像遗传学。借助该方法可以明确遗传变异与人脑结构和功能的关联，即人脑结构和功能特性受哪些基因调控及遗传变异对人脑结构和功能特性的影响。广义的神经影像遗传学概念扩展到研究遗传和环境因素（病因）、人脑结构和功能（中间表型）及行为和脑疾病（外表型）之间的关系，包括两两关系、遗传与环境的交互作用及病因-中间表型-外表型的传递通路研究。遗传变异种类繁多，其中以单核苷酸多态性（single nucleotide polymorphism，SNP）最为常见。

二、神经影像遗传学的研究意义

遗传和环境因素是导致人类行为和患病个体差异的主要原因，但其作用机制多不清楚。尽管离体的细胞学研究和在体的动物学研究可以回答部分机制问题，但是，人类高级认知与情感及其相关疾病无法用动物实验来模拟。因此，影像遗传学尤其适合活体研究遗传和环境因素对人脑高级认知功能和脑疾病的调控机制。一方面，阐明遗传（环境）-人脑结构与功能-认知与情感的正常通路有助于理解导致人类高级功能个体差异的原因，还将为研究疾病中高级功能损害的神经机制和遗传机制提供重要线索。另一方面，阐明遗传（环境）-人脑结构与功能-脑疾病的异常通路有助于神经精神疾病的客观生物学分类、明确遗传变异导致脑疾病的神经机制、发现通路特异性影像评估指标、制订个体化的治疗方案、指导治疗新手段的研发及设计新一代疾病动物模型。总之，神经影像遗传学对认识正常脑功能及开发更为精准的神经精神疾病的诊疗手段具有重要意义。

三、神经影像遗传学的一些基本原则

早期的影像遗传学综述强调了一组基本原则，这些原则被认为是至关重要的，它能够使任何研究发现与给定候选基因的关联最大化。这些措施包括选择候选基因的合理方法，对非遗传因素的仔细控制及可能与目标基因的生物学联系在一起的任务模式的选择。

这些步骤中的第一步涉及识别候选基因中有意义的变异。候选资格是多方面的，包括从临床关联研究［包括连锁、候选基因和全基因组关联分析（genome-wide association study，GWAS）］及从有关大脑发育和功能的相关基础研究中识别候选基因。功能性SNP是最有吸引力的底物，因为它们在基因的生物学上有直接影响。而没有确定功能的标记变体在显示一致效应及判断大脑生理的生物学背景中的可能性较小。与行为研究相比，神经影像学的成本很高，且样本量限制了对显示关联能力的相关影响，故在影像遗传学研究中候选多态性的次要等位基因频率应大于20%。最近，研究位于同一染色体上的基因中的连锁SNP变得很有意义，这就是所谓的单倍型。这种方法可以更好地解析样品中的遗传变异性，并且可以更准确地表征基因的生物学状态，但是由于样品变得更小并且可能使功能等位基因效应稀释，因此它也可能会降低功效。

影像遗传学的第二个关键原则是控制非遗传因素。单个基因对大脑系统的结构和功能的贡献可能很小。但是，非遗传因素（如年龄、性别和智力）及其他协变量（如环境因素）的影响通常很大，并且很容易掩盖较小的基因影响。因此，控制这些非遗传因素是不可避免的，通过使用这些非遗传因素作为协变量，确保基因型组被这些协变量所平衡。考虑到患者人群的内在差异（如药物作用、认知缺陷、吸烟和滥用药物），某些人群已经在健康人群中测试了这些遗传效应。另外，要考虑到种族不同而造成的人口分层，这是非常重要的。因此，许多研究仅限于同一种族的受试者。最后，对于功能性神经影像学研究，还应根据性能水平对各组进行匹配，或者应在结果的分析和解释中考虑到性能。有证据表明，任务执行与fMRI BOLD信号相关联，因此在没有认知变异影响的情况下解决认知过程的生理问题时，必须控制认知。基因型组之间性能的系统差异可能会产生或消除对大脑生理的潜在真正遗传效应。在成像方面，任务表现的差异代表了假分层现象（pseudostratification artifact），类似于人口遗传研究中的种族划分。

在进行影像遗传学研究时，要考虑的第三个原则是对任务的适当选择。由于单个基因的影响很小，即使在控制了非遗传变量和其他混淆变量之后，成像任务也必须使研究的灵敏度和推论的价值最大化。由于对潜在基因效应的解释取决于信息处理模式的有效性，因此最好选择特征明确的模式，这些模式可以有效地作用于外接的大脑区域和系统，并在每个个体中产生可靠的信号，以及显示个体之间的差异。遗传变异与参与执行此类任务的大脑系统的功能有关，不一定局限于特定任务。任何基因不可能仅在一项任务中就显示出与脑功能的关联。因此，许多可靠的激活任务都是经典的神经心理学测试的修改版本［例如，威斯康星卡片分类任务（wisconsin card sorting tast），Sternberg项目识别任务（Sternberg item recognition task）］，它旨在测量对特定行为至关重要的神经系统。最近的模式集中在特定行为或疾病状态（如情绪化的Stroop任务和强迫症）的相互作用上。另外，人们还对静息态BOLD模式的基因效应感兴趣。这是皮质活动组织中遗传决定性状特征的一种潜在有趣的方法，但是由于大脑中的基因效应在多个分析水平上均会产生影响，因此将MRI环境中的静息心理状态变化相关的效应从在大脑功能组织上的真实遗传影响中区分出来将是困难的。

在遗传变异的背景下，有许多问题可以研究，但是在概念上要谨慎。影像遗传学只是假设检验的一种形式。它可以检验广泛的假设（如基因的变异会影响大脑）或非常集中的假设（如与皮质中突触多巴胺减少有关的等位基因将破坏皮质工作记忆活动的调节，正如在皮质多巴胺减少的动物模型中所见）。前者的假设要求对假阳性结果的控制要比后者严格得多。前者类似于全基因组关联遗传研究，该研究测试了基因组中成千上万个变体的影响，而没有任何先验的可能性。后者类似于体内神经元记录，该记录是根据先前的数据预测，在特定条件下测试有关细胞活性的特定生物学假设。功能磁共振成像（fMRI）条件的设计应反映假设的重点和关联的先验概率。脑中表达的大多数基因可能以某种方式影响脑功能。因此，找到与许多基因和许多fMRI模式的关联就不足为奇了。然而，更大的问题是将生理关联与脑部疾病的临床关联（如精神病）相互联系起来。通过fMRI检测到的目标基因与功能性脑表型的关联并不意味着该关联是临床关联的机制。为了建立这种联系，有必要证明fMRI表型本身与精神病风险增加有关。最近的一项GWA研究中发现ZNF804A基因与精神分裂症有关，并且与工作记忆任务期间海马和前额叶皮质活动之间的功能耦合模式相关。尽管数据值得关注，但其与临床遗传关联的神经机制之间的关系尚不清楚。在精神分裂症患者中发现了海马体和前额叶皮质异常耦合的模式，并且在精神病处于高危状态中的受试者（如前驱症状）和首次精神病发作的受试者中这种耦合模式发生了改变。同样有必要证明，这种"连接性"改变的模式在具有较高遗传风险的精神分裂症患者的健康亲属中有增加的趋势。但迄今为止，这些研究尚未完成。

四、神经发育障碍疾病的系统生物学研究进展

神经发育障碍疾病是由脑发育异常引起的行为和认知障碍，并伴有中枢神经系统外的临床特征，如智力低下、癫痫、自闭症和精神分裂症等，其病因可能是生殖细胞或者体细胞突变、表观遗传或环境因素的作用。理解人脑的功能复杂性是目前神经发育障碍疾病遗传解读过程中的重大挑战。GWAS已成功检测出许多影响神经发育障碍疾病的易感位点。然而，大部分遗传变异位于基因的非编码区（non-coding genomic region），而且其功能并不明确。系统生物学（systems biology）是一个试图整合多组学（如细胞信号传送、分子通路、基因组、转录组、表观组和蛋白质组学等）之间的相互关系和相互作用，同时使用数学和信息技术模型以理解生物系统如何行使功能的科学领域。为了理解调控遗传变异导致神经发育障碍疾病的生物学机制，神经科学家们正面对着人脑复杂的分子通路、细胞类型、神经环路及脑结构功能或认知行为等外表型的多层次结构的挑战。

神经发育障碍疾病中的全基因组学、转录组学、蛋白质组学、分子通路及神经环路研究均有利于探索疾病及相关表型的神经生物学机制。设计优良、可重复性强的研究模型允许生物学家和神经科学家们优化其提出的假设，并进一步产生新的假设。在神经生物学中，研究者从单细胞水平至人类行为水平，将分子、基因及其调节元件与更高水平的生物复杂性联系起来，虽然目前并不能根据基因图谱为神经发育障碍疾病提供一个很好的鉴定，但我们确实在逐渐了解这些疾病。虽然这些新发现只是神经系统生物学研究的冰山一角，但关于人脑起源、发育及

功能的研究还将继续。神经系统生物学的研究确实在揭示大脑新机制方面起到了革命性的作用，未来还有很多未知等待我们去继续挖掘。

五、神经影像遗传学研究展望

神经影像遗传学是一个新兴的领域，将影像学方法评估作为定量特征。许多影像表型具有很高的精度，并且易于在各个中心标准化。它们可能还需要一定的样本量检测其关联。与行为或标准诊断方法相比，它们可能更接近疾病的潜在生物学特性，从而使起作用基因更易于识别。

2015年以来，美国、中国等国家相继推出了精准医学计划，依据个人遗传信息为癌症、发育障碍或其他疾病的患者制订个体化医疗方案。由于影像遗传学结合了现代基因组技术和脑影像技术，将为这些计划的实现提供手段。随着神经影像遗传学大数据及研究经验的不断积累，神经影像遗传学必将会为认识人类高级行为个体差异的形成机制及神经发育障碍疾病、神经精神疾病的发病机制做出重要贡献。

（马立超　刘希垄）

第三节　脑发育中的神经可塑性

神经可塑性是一个复杂的过程，在出生前后脑发育的敏感时期会增强，但程度较小，并会持续至整个青春期和成年期。神经可塑性是指中枢神经系统（CNS）在发育成长过程中固有的动态生物学能力，能够根据经验在结构和功能上发生变化，并适应损伤。它是通过调节基因、分子和细胞机制来实现的，能够动态影响突触连接和神经回路的形成，最终导致行为或功能的获得或丧失。然而，可塑性的终点并不总是有益的，也有可能会导致不良结局，这取决于神经病变的性质和程度，以及其所发生时神经发育所处的阶段和稳态调节机制的完整性。

健康发育中的大脑，其神经可塑性表现出异时皮质特异性发育特征（heterochronus cortex-specific developmental profile），并在出生前后大脑发育的"关键和敏感时期"增强，从而能够构建和巩固依赖于经验的结构和功能性大脑连接。最近，许多小儿的中枢神经系统的先天性和后天性小儿疾病都已将异常的神经可塑性模式视为核心病理学，如新生儿缺氧缺血性脑病（neonatal hypoxic ischemic encephalopathy）、脑瘫（cerebral palsy）、癫痫和癫痫性脑病（epilepsy and epileptic encephalopathy）、肌张力障碍（dystonia）、智力障碍（intellectual disabilities）、自闭症谱系障碍（ASD）和神经精神疾病［如注意力缺陷多动障碍（autism spectrum disorders，ADHD）和精神分裂症（schizophrenia）］等。因此，在转化小儿神经调节研究（translational pediatric neuromodulation research）中，关于调节儿童时期大脑异常可塑性模型的相关研究正在迅速发展。

脑发育的神经可塑性模型

发育中的大脑具有神经可塑性反应，而发育成熟的大脑中却并不常见。神经可塑性反应能够使得发育中的大脑适当发育并不断适应。考虑到健康和疾病中这些模式的多面性和相互交织的表现，尝试对发育中的大脑的神经可塑性模式进行分类是一项艰巨的任务。图6-3-1是Fatima等学者总结了他们所建议的儿科神经可塑性分类，其中包括每种模式的选定示例。

为了便于讨论，我们虽然将这些模式划分为多个方框，但是要注意这些模式是重叠的，而不是相互排斥的。

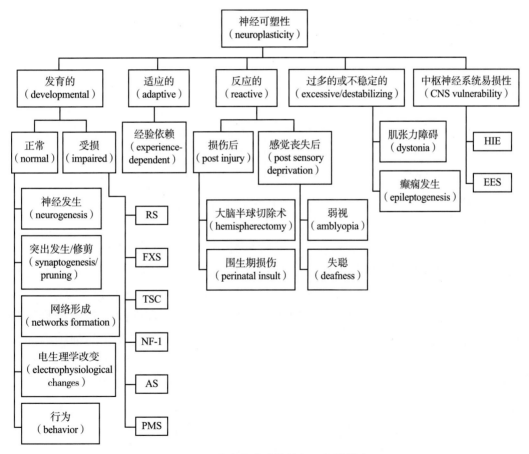

图6-3-1　发育中大脑的神经可塑性模式

RS.Rett Syndrome，Rett综合征；FXS.Fragile X Syndrome，脆性X综合征；TSC.Tuberous Sclerosis Syndrome，结节性硬化综合征；NF-1.Neurofibromatosis 1 Syndrome，神经纤维瘤病-1；AS.Angelman Syndrome，Angelman综合征；PMS.Phelan-McDermid Syndrome，Phelan-McDermid综合征；HIE.Hypoxic Ischemic Encephalopathy，缺氧缺血性脑病；EES.Epileptic Encephalopathy Syndromes，癫痫性脑病综合征

（一）发育的可塑性

1.正常的发育可塑性：从神经元到网络　发育的神经可塑性（developmental neuroplasticity）是一个复杂的由基因编码，时间依赖且有序的成熟过程，它受内在的体内稳态机制密切调节，也受外部环境的影响。发育的神经可塑性是一个包含性术语，涉及神经发生、神经元细胞迁移、突触形成及结构和功能性神经网络的根本变化，导致运动和非运动发展里程碑式的行为习得，并通过学习和记忆适应不断变化的环境。几种机制有助于发育中的大脑的神经可塑性与内稳态之间的复杂平衡，从而使突触和网络的稳定性达到合理的程度。

从生物学的角度来看，神经发生、突触形成和突触修剪（synaptic pruning）是中枢神经系统可塑性的基础。这些生物过程由基因编码在一个时间有限的阶段，称为关键或敏感期，在此期间大脑最容易发生变化。

神经发生在早期胎儿发育中最为突出。其次是稳定的突触形成，该突触形成在孕27周开始，并在出生后前2年加剧，伴随着异时皮层特定成熟模式。例如，在听觉皮层中，最大量的突触形成约在3个月大时出现，而前额皮质在18个月时达到最高。同样，过度依赖活动的突触修剪在听觉皮层中较早完成，而它在前额叶皮层中一直持续至青春期中期。

在分子水平上，中枢神经系统受体经历重大改变，以达到类似成年人的模式，并被认为可以调节发育的关键和敏感时期。γ-氨基丁酸A型（GABAA）、N-甲基-D-天冬氨酸（NMDA）和δ-氨基-3-羟基-5-甲基-4-异恶唑丙酸（AMPA）受体在发育中的大脑中是遵循顺序表达的。GABA能中间神经元在锥体细胞之前发育、成熟、连接并形成模式。同样，NMDA受体发育先于AMPA受体，以便提供神经元沟通和网络形成的基本平台，最后AMPA受体在适当的时间发展，以依赖于经验的长时期增强（LTP）和长时期抑制（LTD）可塑性。此顺序表达不是相互排斥的。

此外，在中枢神经系统，关键期的发育改变会使发育中的大脑更容易受到扰动，其中包括谷氨酸和GABA受精改变其亚基组成，触发级联的细胞内和突触事件。例如，胚胎时大脑富含谷氨酸受体亚基的两种主要类型，即GluN2B和GluN2D。NMDAR亚基的组成在生命的最初几周内修饰。产前占主导地位的GluN2B亚基在一个时间窗内转换为GluN2A亚基，该时间窗在生理上与突触成熟的关键时期和电生理特性的变化导致环路形成和学习能力的获得相吻合。这种发育的转变抑制了过早的突触成熟，表明了其在神经激活和经验依赖性突触可塑性中的关键作用。在出生后早期，GABA受体的功能会发生类似的"转换"。

在结构上，与年龄和性别相关的大脑体积变化已得到广泛描述，包括头围、皮层厚度和表面积皮质、皮质下和小脑解剖结构。使用DTI技术观察到的个体白质纤维束水平上的微结构变化也显示出与年龄和特定的纤维束成熟相关的空间变化。人类皮质发育的动态映射（dynamic mapping）被假设能够暂时反映突触形成和突触修剪水平的变化。

在网络层面上，对婴幼儿的静息状态功能MRI（rsfMRI）研究显示出与年龄相关的大脑功能结构的发育模式。Gao等对143名2岁内的受试者进行了rsfMRI检查。扫描结果显示，在新生儿中已建立的初级网络类似于成人模式，且受试者间的变异性最小；而高阶大规模关联网络显示出年龄和性别相关的成熟特征，在2岁时具有更高的连通性和同步性，且受试者间具有更多地变化。同一研究小组研究了遗传因素对单胎、单卵双生和双卵双生之间的网络形成的影响，发现存在个体间变异性随年龄增长而增长的趋势，且遗传共享程度降低。换句话说，单卵双胞胎显示出个体间变异性比双卵双胞胎和单胞胎更多，这表明内在遗传因素影响着网络连接和对经历依赖的可塑性的敏感性。

正电子发射体层成像（PET）对大脑葡萄糖代谢的研究也支持异时皮质特定成熟的观察，该研究显示出独特的年龄依赖性代谢模式。例如，在新生儿期，葡萄糖代谢在感觉运动皮质、扣带回和内侧颞叶皮质、丘脑、基底节、脑干和小脑蚓部最明显。在2～3个月大时，葡萄糖代谢的增加转移到顶叶、枕叶和颞叶皮质及基底节和小脑半球。额叶皮层的葡萄糖代谢的增加在约8个月大时出现。此外，局部大脑对葡萄糖的利用率在出生时与至4～5岁时大脑相比增加了2倍。该比率一直稳定到9～10岁，并在16～18岁开始下降到成人水平。这些研究结果表明，内在因素是主要功能网络形成的"主干"，而大型关联网络则更受环境输入和经验的影响。更重要的是，初级和大型关联网络似乎都显示出对时间敏感的"准备状态"以成熟为成人模式。

使用经颅磁刺激（TMS）已经确定了儿童运动皮质电生理学在特定年龄段典型和非典型发育轨迹的体内特征。在健康儿童中，已经报道了与年龄相关的运动阈值、沉默期延迟和持续时间、中枢运动传导时间、半球间抑制/促进和经胼胝体抑制的变化模式，这些变化与运动行为的发展轨迹相关。尽管受到研究数量和方案设计的限制，但是使用磁脑描记法（MEG）研究参与发育中的大脑认知过程的特定年龄神经元网络振幅的动力学已用来描记典型的和非典型的大脑发育。

总而言之，发育的神经可塑性的底物跨越分子改变、细胞适应、皮质电生理变化及结构和功能性神经元网络的组建，并在大脑发育的时间敏感时期被强烈表达。

2.受损的发育可塑性：遗传性疾病阻碍了可塑性　病理状态会干扰正常的发育动态平衡或诱导异常的发育神经可塑性，从而导致异常的神经生理和行为表现。不同的异常"可塑性模式"已经涉及许多儿童神经系统疾病。例如，异常的树突棘结构可塑性与Rett综合征、智力障碍和癫痫有关。突触修剪过度或不足的障碍已被描述为某些神经行为障碍（如青春期发作的精神分裂症）的基本病因。来自遗传关联研究的数据表明，许多认知发育障碍均具有谷氨酸能突触的结构或功能病理学,这些发生在突触形成和修剪的关键时期,并持续超过那些关键时期,从而因LTP和LTD受损导致活动依赖性可塑性的功能障碍。表6-3-1总结了在大脑发育的某些遗传性疾病中异常可塑性机制的多层次表现(从基因到皮质电生理)。

表6-3-1 某些遗传性疾病的异常发育可塑性:从基因到皮质电生理

疾病/基因缺陷	可塑性受损机制	兴奋/抑制性失衡	TMS的临床皮质电生理学和可塑性
RS/*MeCP2*	异常稳态突触缩放	↑↑谷氨酸和NMDA受体密度,LTP受损,缺少LTD	↓CMCT
FXS/*FMR1*	树突可塑性的延迟成熟并稳定和树突棘密度增加	晚期LTP受损和依赖mGluR的LTD失调,GABA受体下调	TBS后类似LTP/LTD的可塑性受损 无症状携带者中GABAA介导的参数减少/缺失
TSC/*TSC1*和TSC2	不良的树突棘修剪和树突棘密度增加	LTP异常升高,mGluR介导的LTD受损	无可用数据
AS/*UBE3A*	限制树突棘的生长和成熟并降低突触密度	AMPA介导的可塑性受损,mGluR反应介导的LTD上调	无可用数据
PMS/*SHANK3*	降低AMPA和NMDA受体的膜表达	活动依赖性LTP受损	无可用数据
NF-1	树突棘密度降低,突触形态异常	抑制神经元突触前GABA释放的异常增加导致LTP受损	运动学习过程中GABA介导的抑制异常
DYT1/*TOR1A*	不良的小脑突触发生	LTP异常增加且未能诱导LTD	皮质过度兴奋性,ICI、SP和RI降低。LTP和LTD过度响应

RS.Rett syndrome, Rett综合征;FXS.fragile X syndrome, 脆性X综合征;TSC.Tuberous Sclerosis syndrome, 结节性硬化综合征;AS.Angelman syndrome, Angelman综合征;PMS.Phelan-McDermid syndrome, Phelan-McDermid综合征;NF-1.neurofibromatosis 1, 神经纤维瘤病-1;DYT1.early onset generalized torsion dystonia, 早发性全身性扭转肌张力障碍;LTP.long term potentiation, 长时程增强;LTD.long term depression, 长时程抑制;CMCT.central motor conduction time, 中枢运动传导时间;TBS.theta burst stimulation, θ爆裂刺激;ICI.intra cortical inhibition, 皮质内抑制;SP.silent period, 沉默期;RI.reciprocal inhibition, 相互抑制;mGluR.代谢型谷氨酸受体

(二)适应性可塑性:重组以促进或改善适应性功能

长期以来一直认为发育中的大脑相比于发育成熟的大脑具有本质上更大的可塑性,这源于许多有关儿童学习和记忆能力增强的临床观察,其表现为儿童能够更有效地学习第二语言;从早期音乐实践中可以看出,他们能容易获得复杂的运动技能;并且可以从严重的脑损伤中恢复过来,如半球切除术后可以恢复总体运动技能。

依赖于经验的结构性突触可塑性在发育的大脑中很丰富,被认为代表了学习和记忆形成的神经生物学底物。它通过树突生长、轴突和树突棘生长、末端膨

大、突触形成和消除的综合机制来促进突触可塑性的形成。越来越多的证据表明，此类活动是细胞特异性的，并发生在运动、躯体感觉和视觉皮层中。此外，谷氨酸介导的NMDA和AMPA受体的变化支持长时期增强（LTP），并与记忆形成和巩固有关。

新的学习过程是随时间动态变化的，并被存储在的突触网络中，甚至在成年人中，旧的突触被更新的突触网络所取代，从而使一些记忆被遗忘，并且根据经验获得了新的突触。Schanck等进行的一项研究中，研究了504名年龄在9～60岁的受试者的皮质厚度与智力的关系，发现在较年轻组皮质变薄与较高的智力有关。这种关联在成人中被逆转，较高的智力与皮层厚度增加相关，这在左上额叶皮层、上运动区、Rolandic岛盖、岛叶和（前）楔状叶最明显。皮质厚度的这种与年龄依赖的结构可塑性被认为是与智力依赖的神经发育的中介。换句话说，皮层结构的变化永远不会完成，并且会依赖智力而继续发展。

音乐训练形式的熟练学习已被证明可以在青少年甚至老年人的大脑中诱导结构可塑性。童年时期的音乐实践导致更稳定的脑干听觉信噪比。而且，弦乐器的演奏和演奏的年龄与手指在对侧半球所代表的皮质的扩展相关。在一项通过基于体素的形态计量分析的研究中，比较了管弦乐手与非音乐家的Broca区域的岛盖部和三角部的灰质体积（GMV），该分析显示，GMV的增加与音乐表演的年限有关，这可能表示依赖于使用的结构可塑性是通过密集的音频运动技能获得的。

（三）感觉丧失或中枢神经系统损伤后的反应性可塑性

可塑性的重要形式是慢性感觉剥夺或脑损伤后的功能依赖性可塑性。众所周知，双侧先天性耳聋的婴儿会发生听觉皮质重组和视觉跨模态代偿性可塑性。如Sharma等的案例研究所报道，这种跨模态可塑性可以通过人工耳蜗逆转。单眼感觉剥夺后视觉皮质V1区域皮质重组的神经生物学和生理学证据也已建立。临床上相关的现象是弱视，这是在疾病早期由于双眼视觉输入异常继发的视力障碍，迫使大脑"忽视"了患眼的输入，因此如果不及时治疗会导致单眼视力障碍（弱视）。

在顽固性癫痫半球切除术后的小儿患者中可能观察到了发育中的大脑反应性可塑性的例子。研究表明，在接受半球切除术的患者中，功能恢复存在年龄相关性，年龄较小患者的功能恢复要好于年龄较大的患者。反应性机制在大多数情况下是适应性的，在运动环路中可塑性涉及皮质内和皮质间重组及同侧皮质脊髓束的发育，这被认为是半球间失衡的结果。有趣的是，运动功能的恢复也根据癫痫的个体发生而有所不同。在van der Kolk等的一项研究中，35例儿童接受半球切除术后的长期运动功能恢复的模式，在儿童的发育病因学（developmental etiology）和那些稳定的获得性或进行性病因学（progressive etiologies）之间是有所不同的。结果的异质性可能与"可塑性能力"的差异有关，在这种能力中，具有发育病因的儿童与具有获得性稳定或进行性病因的儿童相比，它具有内在功能障碍的可塑性机制。

半脑切除术后的可塑性并不局限于运动环路。有强有力的证据表明，即使在进行左侧半球切除术，接受性和表达性语言可以重新组织，也可以重塑躯体感觉纤维束、视觉和听觉回路。有趣的是，半球切除术后不同大脑区域似乎具有独特的"可塑性"。例如，尽管在受试者中语言和总体运动恢复更为普遍，但精细的运动控制和言语恢复却难以捉摸，无论手术年龄或手术方面如何。

目前正在努力评价TMS在指导癫痫和肿瘤切除手术中的术前使用。尽管有限，但将导航的TMS与金标准电皮质刺激进行比较的数据发现运动标测（motor mapping）的准确性没有差异。此外，与功能磁共振成像相比，术前使用TMS绘制的皮质脊髓束投射图（单侧或双侧）可以更准确地预测半球切除术后的手运动结果。

反映可塑性的另一个常见且重要的例子是围生期脑部损伤后的皮质重组。有趣的是，围生期脑部受伤后脑损伤的方式因孕龄、在此期间发生损伤时的神经发育阶段及可塑性机制的完整性而异。皮质脊髓束在妊娠晚期显示出较早的成熟状态，使其容易遭受选择性地围生期损伤。已有充分地报道显示发育的依赖阶段会提高了某些脑区的易损性。在早产儿（妊娠小于34周）中，以脑室周围白质软化和出血为形式的脑室周围白质损伤是最常见的MRI表现，而在足月儿中，基底节、皮质-皮质下损害和局灶性皮质梗死更为常见。这些对时间敏感的选择性损伤模式确立了小儿脑瘫（cerebral palsy，CP）的病理差异，以及皮质畸形和遗传综合征。

那么，在小儿脑瘫中早期脑部损伤是如何影响皮质脊髓束发育，以及"克服"该损伤涉及哪些可塑性机制呢？为了更好地理解这一点，我们需要仔细研究正常的运动发育。许多动物和人类研究已经很好地表示了运动皮质的发育是由基因编码的轴突诱导分子/配体（EphA4/EphrinB3）驱动的，并且在产前和围生期的关键时期通过与活动依赖的可塑性进行完善。在发育的早期，运动皮层将双侧投射到脊髓运动神经元，随后在α运动神经元上两个投射之间的活动依赖的突触竞争，最终导致同侧投射近乎完全撤回和对侧投射增强。

大量研究表明，胎龄和皮质脊髓束发育阶段有关的损伤时期，以及病变的位置和结构特征均可影响皮质脊髓束的投射模式，进而影响运动结果。这种对时间敏感的重组能力还可以在基底节、经胼胝体运动纤维、丘脑皮质传入投射、语言和视觉系统中看到。

（四）过度的/不稳定的可塑性（脱离稳态的重组）

1.肌张力障碍　是一种运动障碍，其特征在于主动肌和拮抗肌的间歇性或持续性共同激活导致异常的运动或姿势。儿童肌张力障碍的现象描述和病因学分类已经有描述。早期肌张力障碍，如肌张力障碍性脑瘫，会对儿童的生活造成特别严重的影响，干扰正常的活动和参与。例如，与强化运动训练有关的局灶性肌张力障碍（特定于任务的肌张力障碍）和原发性单基因肌张力障碍（如DYT1）均属于与过度（不稳定）可塑性有关的肌张力障碍。

2.癫痫发生：过度的不受控制的可塑性的一种形式　癫痫发生是癫痫研究中充分研究的现象。它基本上指的是警报分子（alerted molecular）和细胞信号传导、突触传递和网络重连的级联反应，将未发作癫痫的环路转变为自发的周期性发作的自给发生器，导致癫痫病情发展或癫痫发作后进展。许多因素被描述为致癫痫性损伤，包括颅脑外伤、局灶性皮质发育不良、肿瘤、中枢神经系统感染、缺氧-缺氧性损伤、高热性惊厥甚至癫痫发作状态。然而，对控制癫痫发生的遗传和表观遗传病因的认识得到了越来越多人的认可，如癫痫遗传综合征。

在临床上，定义癫痫源性疾病的标志是介于损害和首次无故发作之间的潜伏期。换句话说，需要时间将初始环路转变为致癫痫的环路。尽管难以描述患者的特征，但癫痫的动物模型为这一阶段提供了宝贵的见解。围绕这个阶段的重大变化包括神经炎症、神经退行性病变、神经胶质增生、神经发生和轴突出现异常，以及警报基因的表达和表观遗传调控。随后，致癫痫转化的诱导机制包括改变神经兴奋性的兴奋/抑制平衡有利于去极化，通过形成新的兴奋性谷氨酸能突触，以及由于GABA能突触的丧失导致抑制性补体输入减弱，最终导致癫痫发作阈值降低。而且，细胞内氯化物浓度［Cl^-］的持续增加有利于GABA能神经元的去极化（而不是超极化）状态，这有助于癫痫发作的发生。最后，癫痫发作期间网络发生了重大的结构重组，导致异常网络的形成，这种异常网络是通过突触传递的分子和细胞变化及复发性癫痫发作对局部和大规模网络连接性的干预来巩固的，这可能有助于解释癫痫发作的进展和难治性。

从中枢神经系统损害开始到首次无故的复发癫痫之间的潜伏期一直是一个值得研究的领域。针对此阶段涉及的不同要素被认为是可预防癫痫发生的。值得注意的是，潜伏期在患者（基因成型和表观遗传调控）、中枢神经系统损伤的性质（TBI与高热惊厥与缺氧缺血性损伤）和损伤年龄（可能与大脑发育的敏感和关键时期及可塑性的稳态调节机制的成熟有关）之间不同。因此，在没有深入了解脑损伤可塑性反应的引物、修饰剂和调节剂的基础上，去确定抗癫痫治疗干预措施的开始时间和持续时间，这在临床上是具有挑战性的。

由于癫痫发生的不良下游影响，研究人员正在寻找一种能够可靠地测量癫痫发生方面的生物标志物，以便于诊断和治疗随访。目前，很少的生物标志物在临床上进行研究，包括MRI/PET成像上的海马结构和功能变化，MEG上的病理性高频振荡，使用TMS的皮质兴奋性。从理论上讲，使用这些生物标志物可以客观地评估确定难治性癫痫高危患者并评估抗癫痫发生治疗的成功率。

（五）可塑性作为大脑的"致命弱点"使其更易受损

1.缺氧缺血性脑病　我们之前已经讨论了一些分子和细胞机制，这些机制可以增大和增强发育中的大脑的可塑性，从而使其成熟和发育。在缺氧缺血性脑病（HIE）的情况下，面对大脑能量危机，这些相同的机制可能成为大脑的"致命弱点"。

新生儿HIE的特征是过度的神经元兴奋，临床上会转化为临床和亚临床性癫痫发作，背景脑电图活动异常，以及包括脑瘫、癫痫和认知障碍在内的神经系统障碍。新生儿HIE的病理生理学复杂，临床护理是多方面的，并在文献中有很好的综述。

尽管谷氨酸介导的兴奋性毒性在中枢神经系统可塑性中具有广泛的营养作用，并且在缺血耐受（缺血预处理）中具有潜在作用，但它是HIE伴随缺血引起的炎症、线粒体损伤及氧化应激引起的神经元损伤的公认机制。缺氧缺血性损伤后谷氨酸受体（AMPA、NMDA受体和mGluR）异常过度活动会立即引起潜在的细胞外和细胞内事件级联反应，从而导致神经传递和突触功能障碍，少突胶质细胞损伤和神经元死亡，从而导致运动和感觉通路的异常"成形（sculpting）"。此外，HIE可能会损害大脑神经元和血管发育的表观遗传调控因子，从而导致异常的可塑性，表现为神经血管耦合异常（distorted neuro-vascular coupling）和大脑发育不良。

兴奋性谷氨酸神经递质回路对新生儿缺氧缺血性损伤的年龄依赖的选择易损性的证据已得到充分证实。新生儿脑中受影响的典型区域是中央沟周围区域、后壳核和腹侧丘脑，它们通过含谷氨酸的神经元通路相连。这些途径中谷氨酸介导的活性增加可能与癫痫发作和HIE婴儿中注意到的脑电图异常活动有关。

通过减轻引起兴奋性毒性、炎症和细胞凋亡的机制，从缺氧缺血性损伤中拯救初期的大脑，是新生儿学和新生儿神经病学的主要研究领域。

2.癫痫性脑病综合征（epileptic encephalopathy syndrome，EES）　癫痫性脑病是一种电子临床综合征（electroclinical syndrome），在癫痫发作后出现或恶化的脑病特征的可能性很高。癫痫性脑病的本质是抑制癫痫活动可以改善认知和行为。癫痫过程的结果或两者的结合可能是表面上脑病来源的根本原因。

癫痫性脑病在婴儿期和儿童期更为常见和严重。EES根据发病年龄分为3组：新生儿［早期肌阵挛性脑病、大田原综合征（Ohtahara syndrome）］、婴儿（伴有局灶性癫痫发作的癫痫病、West综合征和Dravet综合征）和儿童（Lennox-Gastaut综合征、癫痫性脑病在睡眠期间持续不断的波动和Landau-Kleffner综合征）癫痫性脑病综合征。尽管EES具有独特的症状，但它们具有抗药性及严重的认知和行为障碍的特征。

在癫痫性脑病中，我们要注意两个重要的可塑性相关概念。首先，发育中的大脑"增强"易感性的概念；其次，癫痫发作对神经发育和可塑性导致认知障碍的机制的影响。

尽管神经调节领域在成年人脑部疾病中显示出有希望的技术、诊断和治疗进展，但其在儿科神经系统疾病和神经发育疾病中的应用仍处于婴儿期。越来越多的儿科案例研究和临床试验正在涌现，希望能够为进行大规模临床应用建立所需的支持证据。

神经调节的器官是不同的，并且皮质、皮质下和脊髓靶点的变化取决于主要的病理过程及对神经网络、通路和突触的下游影响。我们认为，改变神经可塑性机制的神经调节是一个包容性术语，应包括行为、药理学、电学和生物学方法。在发育中的大脑里这些方法中的每一种都倾向于与可塑性的多个成分（或水平）相互作用，可能影响不同的调节机制，并最终对行为结果产生不同的影响。

我们认为，发育中大脑中这些相互作用的基础是在发育过程中协调神经元及网络反应的关键和敏感期的时空分布。对于小儿神经病学和神经发育障碍领域的研究人员和临床医师来说，关键时期和敏感时期神经可塑性的不同模式和提高可塑性的独特特征是重要的概念。这些概念需要在儿科神经调节的背景下进行系统检查。我们认为，健康和疾病中大脑发育的关键和敏感时期可以为神经调节干预措施创造"机会"，并可能增强可塑性反应及改善临床结果，这在发育成熟的大脑中并不常见。

（刘希奎　许乙凯）

参 考 文 献

1. 张恒，宁刚. 《美国胎儿影像指南（2014）》胎儿MRI检查部分解读［J］. 中华妇幼临床医学杂志（电子版），2017，13（3）：276-280.

2. 宋燕，宁刚. 《2017 ISUOG实践指南：胎儿MRI操作》解读［J］. 现代临床医学，2019，45（5）：377-381.

3. 李胜利，罗国阳. 胎儿畸形产前超声诊断学［M］. 北京：科学出版社，2017.

4. 蔡萍，李志超，王健. 胎儿磁共振成像诊断图谱［M］. 北京：人民军医出版社，2017.

5. 陈丽英，蔡爱露. 胎儿影像诊断学［M］. 北京：人民卫生出版社，2014.

6. 杨朝湘. 胎儿中枢神经系统MRI诊断手册［M］. 广州：暨南大学出版社，2019.

7. 邹煜，楼芬兰. 胎儿MRI产前诊断［M］. 北京：人民卫生出版社，2019.

8. 刘鸿圣. 胎儿磁共振影像诊断学［M］. 北京：人民卫生出版社，2018.

9. 李继承，曾园山. 组织学与胚胎学［M］. 北京：人民卫生出版社，2018.

10. （美）斯考特. W. 阿特拉斯. 中枢神经系统磁共振成像（第3版）［M］. 郑州：河南科技出版社，2011.

11. （美）芊迟主编. 李笑天，杨慧霞主译. 胎儿学：诊断与治疗（FETOLOGY: Diagnosis and Management of the Fetal Patient）. 北京：人民卫生出版社，2012：849-854.

12. 韩诗远，李永宁. Chiari畸形的解剖学特点与分型［J］. 中国脊柱脊髓杂志，2020，30（4）：372-378.

13. 李胜利，顾莉莉. 胎儿硬脑膜窦畸形的产前诊断与预后［J］. 中华医学超声杂志（电子版），2013，10（7）：517-521.

14. 张冬梅，侯莉，叶才为. 脉络丛囊肿胎儿产前超声图像分析［J］. 中华医学超声杂志（电子版），2015，12（10）：812-815.

15. 杨冬梅，庞丽红，李敏清，等. 胎儿脉络丛囊肿55例临床分析［J］. 广西医科大学学报，2015，32（5）：834-835.

16. 徐庆玲，王淑荣，颜廷红. 新生儿室管膜下囊肿的超声表现及临床意义［J］. 医学影像学杂志，2013，23（5）：675-677.

17. 程广，朱铭，覃文华，等. 胎儿窦汇区硬脑膜窦畸形并血栓形成三例［J］. 影像诊断与介入放射学，2015，24（2）：169-171.

18. 姚庆荣，彭丽珊，金晓倩，等. 产前超声诊断胎儿Galen静脉瘤六例分析［J］. 中国妇产科临床杂志，2017，18（3）：253-254.

19. 伍玉晗，陈欣林，赵胜，等. 产前超声结合磁共振成像诊断Galen静脉动脉瘤样畸形［J］. 中华医学超声杂志（电子版），2017，14（11）：857-861.

20. 杨柳，喻萍，陈翔，等. 多小脑回畸形的分子遗传学研究进展［J］. 中华神经医学杂志［J］，2016，15（8）：852-855.

21. 路涛，陈加源，吴筱芸，等. 儿童皮质发育畸形的MRI诊断［J］. 中华妇幼临床医学杂志（电子版），2015，11（3）：318-322.

22. 康敏，陶元萍，王世琦，等. MRI在胎儿大脑皮质发育畸形产前诊断中的价值［J］. 中国临床医学影像杂志. 2019，30（7）：481-486.

23. 刘晓燕. 皮质发育畸形的分类概要［J］. 中华实用儿科临床杂志，2018，33（24）：1841-1844.

24. 齐晖，高丽，范宏业，等. 脑裂畸形35例患儿临床、影像学特征及随访研究［J］. 中华实用儿科临床杂志，2017，32（4）：300-303.

25. 范慧敏，张国君，杨小枫. 脑皮质发育不良致痫的神经电生理机制研究进展［J］. 中华医学杂志，2016，96（45）：3696-3698.

26. 齐旭红，郭惠平，温智勇，等. 脑灰质异位症的MRI诊断［J］. 脑与神经疾病杂志，2011，19（5）：355-358.

27. 袁飞，刘银社，赵军. 3.0T MR脑灰质成像在脑灰质异位中的应用［J］. 实用放射学杂志. 2011，27（8）：1129-1132.

28. 刘斋，何丽，王伟秀，等. 半侧巨脑畸形的临床及MRI诊断（附5例报告并文献复习）［J］. 中国临床医学影像杂志，2014，25（8）：538-541.

29. 王云芙，刘俊，茆静. 半侧巨脑畸形的产前超声诊断价值［J］. 中国优生与遗传杂志. 2016，24（8）：95-96，119.

30. 金征宇. 放射学高级教程（第2版）［M］. 北京：中华医学电子音像出版社，2018：34.

31. 朱克然，王琍琍，王杨，等. MRI检测小脑延髓池宽度对胎儿后颅凹异常的评估价值［J］. 西南国防医药，2017，27（12）：1293-1295.

32. 张娟，杨会杰，骆战辉. 超声诊断胎儿小脑延髓池扩张79例临床分析［J］. 中国实用神经疾病杂志，2015，18（12）：94-95.

33. 张锡纲，裘华兴，蒋宁，等. MR评价胎儿后颅窝池扩张的临床价值［J］. 中国优生与遗传杂志，2016，24（6）：93，81.

34. 徐振宏，黄柏青，陈少华，等. 胎儿小脑延髓池扩张的临床预后及意义［J］. 中国超声医学杂志，2012，28（12）：1120-1122.

35. 武玺宁，姜玉新，孟华，等. 胎儿颅内囊肿的分类及产前超声诊断［J］. 中华医学超声杂志（电子版），2013，10（7）：525-527.

36. 开治国，李蕾，刘信礼. 胎儿Dandy-Walker综合征的MRI研究［J］. 临床放射学杂志，2012，31（8）：1153-1155.

37. 席东海. 颅内蛛网膜囊肿的诊断和治疗［J］. 大家健康（学术版），2015，9（14）：125-126.

38. 李利玲，汪向红，刘妮英，等. 孕妇TORCH感染与不良妊娠结局的相关性研究［J］. 中华医院感染学杂志，2016，26（12）：2831-2833.

39. 张晓波，顾依群，卢利娟，等. 胎儿颈部水囊状淋巴管瘤尸体解剖40例观察［J］. 中华病理学杂志，2014，43（3）：173-176.

40. 杨军涛. 11～13+6孕周超声软指标与胎儿染色体异常的关系研究进展［J］. 继续医学教育，2016，30（12）：92-93.

41. 余旭东，杨文忠，夏凤，等. MRI联合超声诊断胎儿结节性硬化症［J］. 放射学实践，2015，30（10）：1044-1048.

42. 王子干，李丽，刘锦钰，等. 母体结节性硬化症症与胎儿心脏多发性横纹肌瘤超声表现一例［J/CD］. 中华医学超声杂志（电子版），2013，10（3）：240-243.

43. 蒲育栋，苏焕厚，等. 唐氏综合征产前诊断指征分析［J］. 中国优生与遗传杂志，2017，25（1）：82-83.

44. 石晓梅，方群，陈宝江，等. 超声软指标在筛查胎儿21-三体综合征中的应用［J］. 中华妇产科杂志，2013，48（2）：81-85.

45. 张丽丽，梁青，邓学东，等. 孕11～13+6周超声检测胎儿鼻骨和颈项透明层的临床研究［J］. 中华医学超声杂志（电子版），2013，10（7）：554-559.

46. 端琪，赵小虎，孙莉. 孕早期颈项透明层厚度测量在胎儿产前诊断中的应用分析［J］. 上海医学影像，2013：22（1）：30-32.

47. 安娜. 胎儿染色体异常与产前诊断指征关系的研究［D］. 吉林大学，2016.

48. Werner Heron，Daltro Pedro，Fazecas Tatiana，et al. Neuroimaging findings of congenital toxoplasmosis，cytomegalovirus，and Zika virus infections：acomparison of three cases［J］. Journal of Obstetrics and Gynaecology Canada，2017，39（12）：1150-1155.

49. Averill Lauren W，Kandula Vinay VR，Akyol Yakup，et al. Fetal brain magnetic resonance imaging findings in congenital cytomegalovirus infection with postnatal imaging correlation［J］. Seminars In Ultrasound，CT，And MRI，2015，36（6）：476-486.

50. Calvo-Garcia，Maria A. Guidelines for scanning twins and triplets with US and MRI［J］. Pediatric Radiology，2016，46（2）：155-166.

51. Chartier Andre L，Bouvier Monique J，McPherson Danielle R，et al. The safety of maternal and fetal MRI at 3T［J］. American Journal of Roentgenology，2019，213（5），1170-1173.

52. Barth R，Victoria T，KlineFath B，et al. ISUOG Guidelines for fetal MRI：a response to 3T fetal imaging and limited fetal exams［J］. Ultrasound in Obstetrics & Gynecology，2017，50（6）：804-805.

53. Patenaude Y，Pugash D，Lim K，et al. The use of magnetic resonance imaging in theobstetric patient［J］. J Obstet Gynaecol Can，2014，36（4）：349-363.

54. Akasaka M，Kamei A，Araya N，et al. Assessing temporal brain metabolite changes in preterm infants using multivoxel magnetic resonance spectroscopy［J］. Magn Reson Med Sci，2016，15（2）：187-192.

55. Bercury KK，Macklin WB. Dynamics and mechanisms of CNS myelination［J］. Dev Cell，2015，32（4）：447-458.

56. Branson Helen M. Normal myelination：apractical pictorial review［J］. Neuroimaging Clinics of North America，2013，23（2）：183-195.

57. Deoni SC，Mercure E，Blasi A，et al. Mapping infant brain myelination with magnetic resonance imaging［J］. J Neurosci，2011，31（2）：784-791.

58. Dubois J，Dehaene-Lambertz G，Kulikova S，et al. The early development of brain white matter：A review of imaging studies in fetuses，newborns and infants［J］. Neuroscience，2014，276（12）：48-71.

59. Heath F，Hurley SA，Johansen-Berg H，et al. Advances in noninvasive myelin imaging［J］. Dev Neurobiol，2018，78（2）：136-151.

60. Kulikova S，Hertz-Pannier L，Dehaene-Lambertz G，et al. Multi-parametric evaluation of the white matter maturation［J］. Brain Structure and Function，2015，220（6）：3657-3672.

61. Loh KB，Ramli N，Tan LK，et al. Quantification of diffusion tensor imaging in normal white matter maturation of early childhood using an automated processing pipeline［J］. European Radiology，2012，22（7）：1413-1426.

62. Mackay AL，Laule C. Magnetic resonance of myelin water：an in vivo marker for myelin［J］. Brain Plasticity，2016，2（1）：71-91.

63. Nave K，Werner HB. Myelination of the nervous system：mechanisms and functions［J］. Annual Review of Cell and Developmental Biology，2014，30（1）：503-533.

64. Sled JG，Nossin-Manor R. Quantitative MRI for studying neonatal brain development［J］. Neuroradiology，2013，55（2）：97-104.

65. Taylor MJ，Vandewouw MM，Young JM，et al. Magnetic resonance spectroscopy in very preterm-

born children at 4 years of age: developmental course from birth and outcomes [J]. Neuroradiology, 2018, 60（10）: 1063-1073.

66. Singh S, Garge S. Agenesis of the corpus callosum [J]. J Pediatr Neuroaci, 2011, 5（1）: 83-85.

67. Sundarakumar Dinesh K, Farley Sarah A, Smith Crysela M, et al. Absent cavum septum pellucidum: a review with emphasis on associated commissural abnormalities[J]. Pediatric Radiology,2015,45(7): 950-964.

68. Nataliya Di Donato, Sara Chiari, Ghayda M. Mirzaa, et al. Lissencephaly: expanded imaging and clinical classification [J]. Am J Med Genet A, 2017, 173（6）: 1473-1488.

69. Lana Vasung, Arthur Rezayev, Hyuk Jin Yun, et al. Structural and diffusion MRI analyses with histological observations in patients with lissencephaly [J]. Frontiers in Cell and Developmental Biology, 2019, 124（7）: 2-10.

70. Naidich TP, Griffiths PD, Rosenbloom L. Central nervous system injury in utero: selectedentities [J]. Pediatric Radiology, 2015, 45（3 Supplement）: 454-462.

71. Griffiths PD. Schizencephaly revisited [J]. Neuroradiology, 2018, 60（9）: 945-960.

72. Nabavizadeh SA, Zarnow D, Bilaniuk LT, et al. Correlation of prenatal and postnatal MRI findings in schizencephaly[J]. American Journal of Neuroradiology, 2014, 35（7）: 1418-1424.

73. Faiella A, Brunelli S, Granata T, et al. A number of schizencephaly patients including 2 brothers are heterozygous for germline mutations in the homeobox gene EMX2 [J]. Eur J Hum Genet,2016,5（4）: 186-190.

74. Samanta D. Contactin-associated protein-like（CNTNAP）2 gene mutation in a patient with bilateral schizencephaly [J]. Acta Neurologica Belgica, 2017, 117（1）: 1-2.

75. Crino PB. Polymicrogyria and GRIN1 mutations: altered connections, altered excitability [J]. Brain, 2018, 141（3）: 622-623.

76. Klostranec Jesse M, Chen Long, Mathur Shobhit, et al. A theory for polymicrogyria and brain arteriovenous malformations in HHT [J]. Neurology, 2019, 92（1）: 34-42.

77. Nagaraj Usha D, Hopkin Robert, Schapiro Mark, et al. Prenatal and postnatal evaluation of polymicrogyria with band heterotopia [J]. Radiology Case Reports, 2017, 12（3）: 602-605.

78. Maillard Camille, Cavallin Mara, Piquand Kevin, et al. Prenatal and postnatal presentations of corpus callosum agenesis with polymicrogyria caused by EGP5 mutation [J]. American Journal of Mmedical Genetics. Part A, 2017, 173（3）: 706-711.

79. Roberto Spreafico, Laura Tassi. Cortical malformations [J]. Handbook of Clinical Neurology, 2012, 108（3）: 535-557.

80. Palmini André, Holthausen Hans. Focal malformations of cortical development: a most relevant etiology of epilepsy in children [J]. Handbook of Clinical Neurology, 2013, 111（3）: 549-565.

81. Manganaro Lucia, Saldari Matteo, Bernardo Silvia, et al. Bilateral subependymal heterotopia, ventriculomegaly and cerebellar asymmetry: fetal MRI findings of a rare association of brain anomalies [J]. Journal of R adiology Case Reports, 2013, 7（11）: 38-45.

82. Mandelstam SA, Leventer RJ, Sandow A, et al. Bilateral posterior periventricular nodular heterotopia: a recognizable cortical malformation with a spectrum of associated brain abnormalities [J]. AJNR Am J Neuroradiol, 2013, 34（2）: 432-438.

83. Donkol RH, Moghazy KM, Abolenin A. Assessment of gray matter heterotopia by magnetic resonance imaging [J]. World J Radiol, 2012, 4（3）: 90-96.

84. Scola E, Sirgiovanni I, Avignone S, et al. Fetal development of the corpus callosum: insights from a

3TDTI and tractography study in a patient with segmental callosal agenesis［J］. Neuroradiol J，2016，29（5）：323-325.

85. Kousa Youssef A，du Plessis Adré J，Vezina Gilbert. Prenatal diagnosis of holoprosencephaly［J］. Am J Med Genet. 2018，178（2）：206–213.

86. Winter Thomas C，Kennedy Anne M，Woodward Paula J. Holoprosencephaly：a survey of the entity，with embryology and fetal imaging［J］. Radiographics，2015，35（1）：275-290.

87. Jethwani Dilip P，Mahadevan Anita，Ramamurthy BS，et al. Septo-optic dysplasia：an autopsy study of a 23-week fetus［J］. Clinical Neuropathology，2012，31（1）：44-50.

88. Stoodley CJ，Valera EM，Schmahmann JD. Functional topography of the cerebellum for motor and cognitive tasks：an fMRI study［J］. NeuroImage. 2012. 59（2）：1560-1570.

89. Bornstein E，Goncalves Rodrıguez JL，Alvarez Pav on EC，et al. First-trimester sonographic findings associated with a dandy-walker malformation and inferior vermian hypoplasia［J］. J Ultrasound Med. 2013. 32（10）：1863–1868.

90. Harada Takashi，Uegaki Takashi，Arata Kazuya，et al. Schizencephaly and porencephaly due to fetal intracranial hemorrhage：areport of two cases［J］. Yonago Acta Medica，2017，60（4）：241-245.

91. Masselli GM，Gabriele. MRI of fetal and maternal diseases in pregnancy［M］. CH：Springer，2016.

92. Mancarella C，Delfini R，Landi A. Chiari malformations［J］. Acta Neurochir Suppl，2019，125（13）：89-95.

93. Vurdem ÜE，Acer N，Ertekin T，et al. Analysis of the volumes of the posterior cranial fossa，cerebellum，and herniated tonsils using the stereological methods in patients with Chiari type I malformation［J］. The Scientific World Journal，2012（1）：1-7.

94. Werner H，Gasparetto TD，Daltro P，et al. Typical lesions in the fetal nervous system：correlations between fetal magnetic resonance imaging and obstetric ultrasonography findings［J］. Ultrasonography，2018，37（3）：261-274.

95. Ivashchuk G，Loukas M，Blount JP，et al. Chiari Ⅲ malformation：a comprehensive review of this enigmatic anomaly［J］. Child's Nervous System，2015，31（11）：2035-2040.

96. Azahraa Haddad F，Qaisi I，Joudeh N，et al. The newer classifications of the chiari malformations with clarifications：An anatomical review［J］. Clinical Anatomy，2017，31（3）：314-322.

97. Chapman T，Mahalingam S，Ishak GE，et al. Diagnostic imaging of posterior fossa anomalies in the fetus and neonate：part 2，Posterior fossa disorders［J］. Clin Imaging，2015，39（2）：167-175.

98. Spazzapan P，Milosevic Z，Velnar T. Vein of Galen aneurismal malformations - clinical characteristics，treatment and presentation：Three cases report［J］. World Journal of Clinical Cases. 2019，7（7）：855-862.

99. Paladini D，Deloison B，Rossi A，et al. Vein of Galen aneurysmal malformation（VGAM）in the fetus：retrospective analysis of perinatal prognostic indicators in a two-center series of 49 cases［J］. Ultrasound in Obstetrics & Gynecology，2017，50（2）：192-199.

100. Humera Fayyaz，Junaid Rafi. TORCH screening in polyhydramnios：an observational study［J］. The Journal of Maternal-Fetal & Neonatal Medicine，2012，25（7）：1069-1072.

101. Eran Bornstein，José Luis Goncalves Rodríguez，Erika Carolina Álvarez Pavón，et al. First-trimester sonographic findings associated with a Dandy-Walker malformation and inferior vermian hypoplasia［J］. Journal Of Ultrasound In Medicine，2013，32（10）：1863-1868.

102. Poretti Andrea，Boltshauser Eugen，Doherty Dan. Cerebellar hypoplasia：differential diagnosis and diagnostic approach［J］. American Journal of Medical Genetics. Part C，Seminars in Medical

Genetics, 2014, 166C（2）: 211-226.

103. Tally Lerman-Sagie, Daniella Prayer, Sophia Stöcklein, et al. Fetal cerelellar disorders［J］. Handbook of Clinical Neurology, 2018, 155（3）: 3-23.

104. Ayumi Murakami, Mio Tanaka, Rieko Ijiri, et al. A morphometric study to establish criteria for fetal and neonatal cerebellar hypoplasia: A special emphasis on trisomy 18［J］. Pathology International, 2016, 66（1）: 15-22.

105. Massoud M, Cagneaux M, Garel C, et al. Prenatal unilateral cerebellar hypoplasia in a series of 26 cases: significance and implications for prenatal diagnosis［J］. Ultrasound in Obstetrics & Gynecology, 2014, 44（4）: 447-454.

106. Cevey-Macherel M, Forcada GM, Bickle GM, et al. Neurodevelopment outcome of newborns with cerebral subependymal pseudocysts at 18 and 46 months: a prospective study［J］. Arch Dis Child, 2013, 98（7）: 497-502.

107. Atalay S, Aypar E, Ucar T, et al. Fetal and neonatal cardiac rhabdomyomas: clinical presentation, outcome and association with tuberous sclerosis complex［J］. Turk Pediatr, 2011, 52（5）: 481-487.

108. Prabowo AS, Anink JJ, Lammens M, et al. Fetal brain lesions in tuberous sclerosis complex: TORC1 activation and infammation［J］. Brain Pathol, 2013, 23（1）: 45-59.

109. Williams GM, Brady R. Patau Syndrome［M］. Treasure Island（FL）: StatPearls Publishing, 2019.

110. Cereda A, Carey JC. The trisomy 18 syndrome［J］. Orphanet Journal of Rare Diseases, 2012, 7（1）: 81.

111. Radhakrishnan Periyasamy, Nayak Shalini S, Shukla Anju, et al. Facial profile and additional features in fetuses with trisomy 21［J］. Clinical Dysmorphology, 2018, 27（4）: 126-129.

112. Asha KR, Lakshmiprabha S, Nanjaiah CM, et al. Craniofacial anthropometric analysis in Down syndrome［J］. Indian J Pediatr, 2011, 78（9）: 1091-1095.

113. Vos FI, de Jong-Pleij EA, Bakker M, et al. Fetal facial profile markers of Down syndrome in the second and third trimesters of pregnancy［J］. Ultrasound Obstet Pynecol, 2015, 46（2）: 168-173.

114. Ashoor G, Syngelaki A, Wagner M, et al. Chromosome-selective sequencing of maternal plasma cell-free DNA for first-trimester detection of trisomy 21 and trisomy 18［J］. Am J Obstet Gynecol 2012, 206（4）: 322. e1-5.

115. Diana Massalska, Julia Bijok, Alicja Ilnicka, et al. Triploidy-variability of sonographic phenotypes［J］. Prenatal Diagnosis, 2017, 37（8）: 774-780.

116. Berger-Kulemann V, Brugger PC, Pugash D, et al. Prayer MR spectroscopy of the fetal brain: is it possible without sedation?［J］ Am J Neuroradiol. 2013, 34（2）: 424-431.

117. Mitter C, Prayer D, Brugger PC, et al. In vivo tractography of fetal association fibers. PloS One, 2015, 10（3）: e0119536.

118. Jakab A, Tuura R, Kellenberger C, et al. In utero diffusion tensor imaging of the fetal brain: a reproducibility study［J］. NeuroImage: Clinical, 2017, 15（6）: 601-612.

119. Gravholt CH, Andersen NH, Conway GS, et al. Clinical practice guidelines for the care of girls and women with Turner syndrome: proceedings from the 2016 cincinnati international Turner syndrome meeting［J］. Eur J Endocrinol, 2017, 177（3）: G1-G70.

120. Marami B, Salehi SSM, Afacan O, et al. Temporal slice registration and robust diffusion-tensor reconstruction for improved fetal brain structural connectivity analysis［J］. NeuroImage, 2017,

156（2）：475-488.

121. Fogtmann M，Seshamani S，Kroenke C，et al. A unified approach to diffusion direction sensitive slice registration and 3-D DTI reconstruction from moving fetal brain anatomy［J］. IEEE Transactions on Medical Imaging，2014，33（2）：272-289.

122. Kuklisova-Murgasova M，Quaghebeur G，Rutherford MA，et al. Reconstruction of fetal brain MRI with intensity matching and complete outlier removal［J］. Medical Image Analysis，2012，16（8）：1550-1564.

123. Kainz B，Steinberger M，Wein W，et al. Fast volume reconstruction from motion corrupted stacks of 2D slices［J］. IEEE Transactions on Medical Imaging. 2015，34（9）：1901-1913.

124. Gholipour A，Rollins CK，Velasco-Annis C，et al. A normative spatiotemporal MRI atlas of the fetal brain for automatic segmentation and analysis of early brain growth［J］. Scientific Reports，2017，7（1）：476.

125. Hutter J，Christiaens D，Schneider T，et al. Slice-level diffusion encoding for motion and distortion correction［J］. Medical Image Analysis. 2018，48：214-229.

126. Ferrazzi G，Murgasova MK，Arichi T，et al. Resting state fMRI in the moving fetus：a robust framework for motion，bias field and spin history correction［J］. Neuroimage，2014，101（1）：555-568.

127. Wright R，Vatansever D，Kyriakopoulou V，et al. Age dependent fetal MR segmentation using manual and automated approaches［C］//MICCAI workshop on Perinatal and Paediatric Imaging. 2012：97-104.

128. Gholipour A，Estroff JA，Barnewolt CE，et al. Fetal brain volumetry through MRI volumetric reconstruction and segmentation［J］. International Journal of Computer Assisted Radiology and Surgery，2011，6（3）：329-339.

129. Scott JA，Habas PA，Kim K，et al. Growth trajectories of the human fetal brain tissues estimated from 3D reconstructed in utero MRI［J］. International Society for Developmental Neuroscience，2011，29（5）：529-536.

130. Wright R，Kyriakopoulou V，Ledig C，et al. Automatic quantification of normal cortical folding patterns from fetal brain MRI［J］. NeuroImage，2014，91（1）：21-32.

131. Kyriakopoulou V，Vatansever D，Davidson A，et al. Normative biometry of the fetal brain using magnetic resonance imaging［J］. Brain Structure and Function，2017，222（5）：2295-2307.

132. Link Daphna，Braginsky Michael B，Joskowicz Leo，et al. Automatic Measurement of Fetal Brain Development from Magnetic Resonance Imaging：New Reference Data［J］. Fetal diagnosis and therapy，2018，43（2）：113-122.

133. Griffiths PD，Jarvis D，McQuillan H，et al. MRI of the foetal brain using a rapid 3D steady-state sequence［J］. The British Journal of Radiology. 2013，86（1030）：20130168.

134. Fedorov A，Beichel R，Kalpathy-Cramer J，et al. 3D Slicer as an image computing platform for the quantitative imaging network［J］. Magnetic Resonance Imaging，2012，30（9）：1323-1341.

135. Jarvis D，Akram R，Mandefield L，et al. Quantification of total fetal brain volume using 3D MR imaging data acquired in utero［J］. Prenatal Diagnosis，2016，36（13）：1225-1232.

136. Jarvis D，Griffiths PD. Clinical applications of 3D volume MR imaging of the fetal brain in utero［J］. Prenatal Diagnosis，2017，37（6）：55.

137. Hibar Derrek P，Stein Jason L，Renteria Miguel E.，et al. Common genetic variants influence human subcortical brain structures［J］. Nature，2015. 520（7546）：p. 224-229.

138. Annapurna Poduri，Daniel Lowenstein．Epilepsy genetics--past，present，and future［J］．Curr Opin Genet Dev，2011，21（3）：325-332.

139. Welter Danielle，MacArthur Jacqueline，Morales Joannella，et al.，The NHGRI GWAS Catalog, a curated resource of SNP-trait associations［J］．Nucleic Acids Res，2014，42（Database issue）：D1001-1006.

140. Barr CL，Misener VL．Decoding the non-coding genome：elucidating genetic risk outside the coding genome［J］．Genes，Brain and Behavior，2016，15（1）：187-204.